Gerd Mantl, Evelyn Bremberger

Menschen in Ausnahmesituationen und psychosozialen Krisen

Akutbetreuung in Theorie und Praxis

Gerd Mantl, Evelyn Bremberger

Menschen in Ausnahmesituationen und psychosozialen Krisen

Akutbetreuung in Theorie und Praxis

Mag. Gerd Mantl, MSc ist Klinischer Psychologe, Gesundheitspsychologe und Psychotherapeut (Integrative Therapie) mit Spezialisierungen in Säuglings-, Kinder- und Jugendlichenpsychotherapie sowie Notfallpsychologie in freier Praxis. Er war u. a. in der psychosozialen Akutbetreuung, in einem Krisenzentrum sowie in der Behandlung von Suchterkrankungen tätig.

Mag.a Evelyn Bremberger ist Klinische Psychologin und Gesundheitspsychologin. Sie arbeitete im Strafvollzug, als Teamleitung der Familien- und Jugendgerichtshilfe, als Amtssachverständige des Landes Niederösterreich im Bereich Kinder- und Jugendhilfe sowie in der psychosozialen Akutbetreuung. Sie leitet das Kinderschutzzentrum »die möwe« in St. Pölten.

Bibliografische Information der Deutschen Nationalbibliothek
Die Deutsche Nationalbibliothek verzeichnet diese Publikation in der Deutschen Nationalbibliografie; detaillierte bibliografische Daten sind im Internet über http://dnb.d-nb.de abrufbar.

1. Auflage 2024

facultas Universitätsverlag, Stolberggasse 26, 1050 Wien, Österreich

Umschlagbild: © ipopba – iStock
Lektorat: Mag.ª Verena Hauser, www.schreibgut.at, Wien
Covergestaltung und Satz: Ekke Wolf, typic.at, Wien
Druck und Bindung: finidr, Tschechien
Printed in the EU
ISBN 978-3-7089-2422-9 (Print)
ISBN 978-3-99111-828-2 (E-Pub)

Inhalt

1 Einleitung

Dieses Buch behandelt Betreuungsdokumentationen aus dem Alltag der Notfallpsychologie, welche im Sinne einer Theorie-Praxis-Verschränkung aufgebaut sind und sich mit wiederkehrenden Thematiken im Einsatzgeschehen vor Ort befassen, wobei verschiedene theoretische Aspekte beleuchtet werden.

Sollten Ähnlichkeiten mit bestehenden institutionellen Abläufen, Personen oder Praktiken in der Ausübung erkennbar sein, so sind diese zufällig. Sie resultieren aus der eigenen praktischen Tätigkeit und Erfahrung. Die dargestellten Betreuungsdokumentationen haben in einer ähnlichen Art tatsächlich stattgefunden, wobei mehrere Ereignisse und Interventionen zusammengefasst und bewusst abgeändert wurden. Um die Feststellung der Identität der Betroffenen auszuschließen sowie die Verschwiegenheitspflicht der Autor:innen im Sinne ihres Berufsgesetzes zu wahren, wurden Institutionen und Personen pseudonymisiert bzw. anonymisiert.

Bei sich wiederholenden Interventionen oder theoretischen Rahmenbedingungen wird auf jene Seite verwiesen, welche diese bereits beinhaltet. Von der Bezeichnung »Fallbeispiele« wurde von den Autor:innen bewusst Abstand genommen, da hierbei der Fokus zwar auf einzelne Situationen gelegt werden kann, zeitgleich jedoch oft Personen oder Familien selbst als »Fälle« bezeichnet werden. Um den Umstand der Entpersonalisierung zu verhindern, wird daher von »Betreuungsdokumentationen« gesprochen.

Zu Beginn jeder Betreuungsdokumentation findet sich ein kurzes Inhaltsverzeichnis, welches die umrissenen Thematiken kurz benennt und so bei Bedarf ein schnelles Finden spezifischer Inhalte ermöglicht. Das Stichwortverzeichnis am Ende des Buches soll ebenfalls die Navigation durch die Kapitel erleichtern.

Der Aufbau der Betreuungsdokumentationen ist größtenteils gleichbleibend und fungiert somit – wie eine gedankliche Folie – als Orientierung, wobei nicht immer alle Punkte abgehandelt werden:

- Auftragsklärung und telefonische Erstintervention (inkl. Klärung der Fragestellung, der Rahmenbedingungen und des Betreuungskontextes)
- Vorgeschichte der Betroffenen (wenn erhebbar)
- Gespräche und psychosoziale Interventionen
- beschreibende Phänomenologie, Skalen und Checklisten
- Stabilisierung und Abschluss
- Diskussion und Reflexion

Anfangs werden jeweils die Rahmenbedingungen und der Betreuungskontext erklärt, damit ein besseres Verständnis für die Vorgehensweise der psychosozialen Fachkräfte entstehen kann und sich die Leser:innen auch atmosphärisch besser in die Situation einfühlen können. Danach wird bzw. werden die Betreuungsdokumentation(en) dargestellt. Es wird außerdem aufgezeigt, wie einzelne Schritte geplant und welche Betreuungsziele formuliert wurden. Gespräche mit den Angehörigen sowie Interventionen werden thematisiert und die theoretische Verknüpfung wird dargelegt. Danach folgt, wenn dies im Kontext der Betreuungsdokumentation sinnvoll ist, eine Auseinandersetzung mit den aktuellen Möglichkeiten und Einschränkungen der Diagnostik bzw. von Screeningverfahren. Abschließend werden die Ergebnisse der Interventionen sowie die Entwicklung der Angehörigen im Rahmen der Stabilisierungsphase beschrieben und die gewählten psychologischen Maßnahmen kritisch reflektiert.

Im Sinne einer Theorie-Praxis-Verschränkung werden immer wieder kurze Theorie-Inputs mit Verweis auf Standardwerke der Krisenintervention und Notfallpsychologie gesetzt. Es baut somit auf einer theoretisch fundierten Basis (bzw. einer bereits stattgefundenen fachlich-theoretischen Auseinandersetzung) auf, ersetzt jedoch keinesfalls die Lektüre theoretischer Einführungen in die abgehandelten Thematiken. Ziel der Autor:innen war es, ein praxisbezogenes »Fallbuch« zu kreieren, welches eine bewusste Auseinandersetzung mit und Einfühlung in die darin enthaltenen Thematiken sowie eine damit einhergehende vermehrte Selbstreflexion fördert. Um den Leser:innen ein Verständnis für die Vorgänge vor Ort während des Einsatzes, aber auch für die Betroffenen als Individuen mit deren ganz spezieller Situation zu vermitteln, werden das Einsatzgeschehen und die vorgefundenen Lebenskulissen detailliert beschrieben. Dies geschieht vor dem Hintergrund des Problems, dass es an »jedem tatsächlichen Geschehen potenziell unendlich viel zu beschreiben [gibt]. Sprachliche Beschreibungen und Vorstellungen sind zu wenig detailliert, um das, was tatsächlich geschieht oder geschehen wird [bzw. geschah], in allen Einzelheiten akkurat zu repräsentieren.« (Keil, 2000, S. 92)

Es muss erwähnt werden, dass die psychosoziale Akutbetreuung von Menschen in Ausnahmesituationen durchaus herausfordernd sein kann. Nach Lasogga (2008) müssen daher bei der Arbeit im Rahmen einer psychosozialen Akutbetreuung gewisse Kriterien erfüllt werden. Außerdem sollte das eigene Handeln nicht unreflektiert sowie stets begründbar geschehen. Im Bedarfsfall ist ein Austausch im Rahmen einer Supervision ratsam, um eine Außenperspektive einzuholen, denn so ist gesichert, dass

> *»die Psychotherapeutin/der Psychotherapeut ihren/seinen Beruf nach bestem Wissen und Gewissen und unter Beachtung der Entwicklung der Erkenntnisse der Wissenschaft [ausübt]. […] Daraus folgt, dass*

> *die regelmäßige berufsbegleitende Supervision der psychotherapeutischen Tätigkeit im Hinblick auf die Qualitätssicherung dieser Tätigkeit für notwendig erachtet wird. [...] Die Supervisandin/der Supervisand soll über die Reflexion ihres/seines psychotherapeutischen Handelns mit Hilfe der Supervisorin/des Supervisors ihre/seine psychotherapeutischen Fähigkeiten weiterentwickeln und Neues integrieren können.«* (BMSGPK, 2021, S. 17)

Die eben genannten Aussagen zur Supervision betreffen Psycholog:innen, Fachkräfte für Soziale Arbeit und weitere Personen in der psychosozialen Akutbetreuung gleichermaßen.

Obgleich davon ausgegangen wird, dass die Leser:innen bereits theoretisch vorgebildet sind oder sich mit den Themen auseinandergesetzt haben, legen die Autor:innen nahe, sich einen Überblick über die dem Buch zugrundeliegenden Basiswerke zu verschaffen (u.a. Gerngroß, 2014; Hausmann, 2021; Juen & Kratzer, 2012; Karutz & Lasogga, 2016; Lasogga & Gasch, 2008; Lasogga & Münker-Kramer, 2021; Mitchell, Everly, & Müller-Lange, 2019; Prein, 2019; Sonneck, Kapusta, Tomandl & Voracek, 2012; Walraven-Thissen, 2021).

ACHTUNG: TRIGGERWARNUNG!

In diesem Buch werden folgende Ereignisse oder Situationen thematisiert: plötzlicher Todesfall nach schwerer Krankheit, Gasexplosion eines Mehrparteienhauses samt Brandereignis, Mord (Gewaltverbrechen), Suizid, psychiatrische Krise, soziale Krise, Amputation (mit Todesfolge nach Unfall) sowie multifaktorielle Problemlage (mit Suizidversuch durch Medikamentenintoxikation).

Diese Berichte können auf Menschen, die sich in einer Krise befinden oder diesbezüglich persönliche Erfahrungen gemacht haben, möglicherweise retraumatisierend oder schwer belastend wirken. Negative Reaktionen, schwierige Gefühle, Erinnerungen oder Flashbacks können hierbei getriggert bzw. ausgelöst werden. Wenn Sie sich verzweifelt fühlen oder Hilfe benötigen, sprechen Sie mit anderen Personen, Ihrer Supervisorin/Ihrem Supervisor oder Ihrer Psychotherapeutin/Ihrem Psychotherapeuten darüber.

Zusätzlich zur gesetzlich verpflichtenden Supervision sollten sich psychosoziale Fachkräfte in der Akutbetreuung mit folgenden Fragen zur Selbstreflexion, eventuell im Rahmen mehrerer Selbsterfahrungseinheiten, konfrontieren:

- Welche (Lebens-)Krisen habe ich bereits erfolgreich bewältigt? Wie reagiere ich in einer Krise?
- Gibt es Verhaltensweisen oder Gedanken, die mich immer wieder an einer erfolgreichen Krisenbewältigung oder Veränderung der krisenhaften Situation hindern oder gehindert haben?
- Gab es bereits Krisen, die ich trotz meines stützenden sozialen Netzwerks nicht bewältigen konnte?
- Mit welchen Belastungen oder Überforderungen bin ich aktuell in meinem Leben konfrontiert?
- Was hilft mir, zu entspannen, oder gibt mir Kraft?
- Habe ich richtige Freundschaften? Habe ich ein stützendes soziales Netzwerk?

Wenn Sie mit Menschen arbeiten, die von plötzlichen Todesfällen oder Suiziden betroffen sind, sollten Sie sich zusätzlich folgende Fragen stellen (angelehnt an Reichel, 2018):

- Welche Gedanken und Gefühle haben Sie bezüglich Ihres eigenen Sterbens/des eigenen Todes?
- Haben Sie sich schon einmal von einem verstorbenen Menschen verabschiedet?
- Wie alt wollen Sie werden und wie stellen Sie sich ein ideales Sterben vor?
- Von wie vielen Menschen wissen Sie, dass diese bereits Suizidgedanken hatten?
- Als Sie zuletzt von einem Suizid gehört haben: Woran haben Sie gedacht und was haben Sie gefühlt? Gibt es eventuell sogar Parallelen zum eigenen Leben?
- Wie würden Sie sich selbst suizidieren?
- Können Sie sich pure Hoffnungslosigkeit vorstellen? Wie lange hält das ein Mensch aus?
- Sie erfahren von einem guten Freund, dass dieser kürzlich einen Suizidversuch überlebt hat. Wie verändert sich Ihre Haltung gegenüber diesem Menschen?

Kostenlose Notfall-Kontakte

Sollten Sie akut und unkompliziert Hilfe benötigen, stehen Ihnen folgende Hilfseinrichtungen in Österreich kostenlos zur Verfügung:

Opfernotruf: Die Hotline **0800 112 112** ist 365 Tage im Jahr, rund um die Uhr, eine zentrale Anlaufstelle für Opfer von Straftaten in Österreich. Verbrechensopfer benötigen als erste Unterstützung jemanden, der bereit ist, zuzuhören. Die Mitarbeiter:innen der »WEISSER RING Verbrechensopferhilfe« hören zu und wissen, wie weitergeholfen werden kann.
https://www.weisser-ring.at/

Telefonseelsorge: Die Telefonseelsorge ist unter **142** an 365 Tagen im Jahr, rund um die Uhr, erreichbar. Die Telefonseelsorge Österreich ist eine österreichweite Organisation der römisch-katholischen und evangelischen Kirchen (und in Vorarlberg ein privater Verein). Das Team setzt sich aus für die Telefon- und Onlineberatung ausgebildeten Berater:innen zusammen.
https://www.telefonseelsorge.at/

Ö3-Kummernummer: Die Ö3-Kummernummer ist täglich von 16 bis 24 Uhr unter **116 123** erreichbar. Sie versteht sich als Erstanlaufstelle für Menschen in persönlichen Notlagen (u. a. Liebeskummer, Depression, schwere Krankheiten, tragische Schicksale). Je nach Problem kann schon ein Gespräch helfen, oft wird aber auch an eine spezialisierte Beratungsstelle weitervermittelt.
https://oe3.orf.at/kummernummer/

Rat auf Draht: Die Nummer ist unter **147** ohne Vorwahl aus ganz Österreich rund um die Uhr, anonym und kostenlos erreichbar. Sie bietet eine Anlaufstelle bei Problemen, Fragen und in Krisensituationen für Kinder, Jugendliche und deren Bezugspersonen.
https://www.rataufdraht.at/

Frauenhelpline: Sie ist täglich rund um die Uhr unter **0800 222 555** oder online unter frauenhelpline.at erreichbar. Die Frauenhelpline gegen Gewalt bietet Informationen, Hilfestellungen, Entlastung und Stärkung – auch in Akutsituationen.
https://www.frauenhelpline.at/

AKUTteam NÖ: Die Alarmierung ist jederzeit über den Notruf **144** oder die AKUTteam-NÖ-Hotline **0800 144 244** möglich. Das AKUTteam NÖ ist eine soziale Einrichtung des Landes Niederösterreich zur Unterstützung von Menschen, die von plötzlichen Schicksalsereignissen betroffen sind. Das AKUTteam NÖ arbeitet in Kooperation mit den Kriseninterventionsteams der Ret-

tungsorganisationen in NÖ und der Notfallseelsorge. Ein Telefonat oder eine Betreuung vor Ort wird bei Bedarf zu Verfügung gestellt.
https://akutteam.at/

Kriseninterventionszentrum: Das Zentrum hilft unter **01 406 95 95** von Montag bis Freitag, 10 bis 17 Uhr, bei der Bewältigung von akuten Krisen und Krisen mit hohem Suizidrisiko und/oder bei drohender Gewalt. Erstgespräche können ohne Voranmeldung geführt werden.
https://kriseninterventionszentrum.at/

Männernotruf: Dieser ist täglich rund um die Uhr unter **0800 246 247** oder online unter maennernotruf.at erreichbar. Der Männernotruf bietet Männern in Krisen- und Gewaltsituationen eine erste Ansprechstelle.
https://maennernotruf.at/

2 Psychosoziale Akutbetreuung: Rahmenbedingungen und Betreuungskontext

Die vorliegenden Betreuungsdokumentationen geben psychosoziale Akutbetreuungen wieder, welche im Idealfall eingebunden in ein multiprofessionelles Team stattfinden. Dieses Team besteht aus Fachkräften für Klinische Psychologie, Psychotherapie sowie Soziale Arbeit. Übergeordnet gibt es einen organisatorischen Träger, welcher das multiprofessionelle Team koordiniert und entsprechende Betriebsmittel (z. B. Handy, Bekleidung) zur Verfügung stellt. Er ist im Anlassfall über eine Hotline rund um die Uhr alarmierbar und veranlasst entsprechende Fallübergaben. In den dargestellten Betreuungsdokumentationen wird vom Idealfall ausgegangen, dass ein solcher Träger vorhanden ist und eine Alarmierung normalerweise über andere Einsatzorganisationen, Spitäler, Ärzt:innen, Behörden oder Privatpersonen erfolgt. Ziel des organisatorischen Trägers sowie der psychosozialen Akutbetreuung ist es, Menschen in Krisensituationen rund um die Uhr rasche und kostenfreie psychosoziale Betreuung zukommen zu lassen, wobei zur Erhaltung des Rahmens einer Akutbetreuung ein Setting mit einer Dauer von bis zu 10 Stunden angedacht werden kann. Das übergeordnete wie gemeinsame Ziel von multiprofessionellen Teams der Krisenintervention (KI-Teams) sowie psychosozialen Akutbetreuung ist die Unterstützung von Menschen in psychosozialen Krisen, die durch plötzliche und unerwartete Ereignisse ausgelöst wurden (z. B. nach Gewalttaten oder plötzlichen Schicksalsschlägen).

In Österreich werden verschiedene Ansätze im Rahmen der Krisenintervention und psychosozialen Akutbetreuung verfolgt, wobei die Unterscheidung zwischen Laienhelfer:innen (im ersten Fall) und psychosozialen Fachkräften vorzunehmen ist, um psychosoziale Unterstützung wie Begleitung nach bestem Wissen und Gewissen anzubieten.

Im oben dargestellten Idealfall sollten in der psychosozialen Akutbetreuung folgende Fragen bereits vor der Fallübergabe geklärt sein bzw. im Hintergrund sowohl durch den fachlichen Hintergrunddienst am Telefon als auch dem/der aufsuchenden psychosozialen Fachkraft bedacht werden:

- Was ist in den letzten Tagen passiert? Gibt es Einsätze, die mit dem aktuellen Einsatz in Verbindung stehen? Ist etwas »offen«, das mich betreffen könnte?
- Gibt es bereits bestehende Einsätze? Habe ich einen Termin geplant, welcher im zeitlichen Konflikt mit dem aktuellen Einsatz steht?

- Bei einem akuten Einsatz:
  - Welche Kollegin/welcher Kollege befindet sich in der Nähe und hat zeitliche Ressourcen?
  - Wie lautet die »Überschrift« des Einsatzes? In welche Einsatzkategorie fällt dieser Einsatz? Wie lautet die Einsatzindikation?
  - Wo findet der Einsatz statt? (Adresse der Betroffenen überprüfen! Diese muss nicht mit der Alarmierungsadresse übereinstimmen. Genauen Ort angeben, eventuell buchstabieren lassen.)
  - Finden gängige Navigationsprogramme (z. B. Google Maps) die Adresse? Was befindet sich in der Nähe? Wie finde ich den betreffenden Einsatzort im Idealfall?
  - Wer ist die meldende Kontaktperson? Wie lautet die Telefonnummer? In welcher Verbindung steht die Kontaktperson zur betroffenen Person?
  - Was ist genau passiert? Details nennen. Worauf ist im Speziellen zu achten? Liegt für den Zeitraum, bis jemand vor Ort sein kann, eine Selbst- oder Fremdgefährdung vor? Ist der Einsatzort – vor allem bei Gewalttaten – bereits »sicher«?
  - Sind Kinder involviert? Wenn ja, wie alt sind diese?
  - Ist ein soziales Netzwerk vor Ort vorhanden? Gibt es soziale Unterstützung? Habe ich die meldende Person ausreichend beruhigt und gestärkt? (Empowerment! Perspektive aufzeigen, z. B. Bekanntgabe, dass die psychosoziale Fachkraft bereits unterwegs ist)
  - Ist bzw. war ein Team der Krisenintervention (KI-Team) vor Ort? Warum (nicht)? Warum braucht es eine psychosoziale Fachkraft?
  - Will die betroffene Person auch eine Unterstützung durch die psychosoziale Fachkraft? (Wenn nein, dann darf aufgrund der Berufsgesetze für Psycholog:innen sowie Psychotherapeut:innen nicht behandelt werden!)
  - Wurde erwähnt, ob sich die Betroffenen in psychologischer, psychotherapeutischer oder psychiatrischer Behandlung befinden?
  - Nimmt die betroffene Person regelmäßig Psychopharmaka oder andere Medikation ein, die sich auf den Bewusstseinszustand der Person auswirken könnten (z. B. bei Diabetes, erhöhtem Blutdruck)?
  - Ist die betroffene Person möglicherweise von (Re-)Traumatisierungen betroffen?
  - Innerhalb welches Zeitraums soll die Betreuung durch die psychosoziale Fachkraft stattfinden? (Dringlichkeitsabschätzung!) Ist aufgrund der Problematik eine Klinische Psychologin/ein Klinischer Psychologe bzw. ein:e Klinische:r Psychotherapeut:in oder ein:e Sozialarbeiter:in zu involvieren? Ist eine Intervention telefonisch oder vor Ort indiziert?

- Bei Einsatzende:
  - Habe ich mir zeitnah Notizen gemacht und alles dokumentiert?
  - Ist eine Fallübergabe an eine andere Berufsgruppe erforderlich? Welche Informationen braucht die Kollegin/der Kollege von mir?

Wenn die psychosoziale Fachkraft Einsätze bei den Betroffenen vor Ort durchführt, sind die nachfolgenden Fragen ebenfalls zentral:

- Hat das eigene Kraftfahrzeug noch genügend Treibstoff bzw. Strom?
- Ist die Einsatzbekleidung bereit? Ist mein Notfall-Rucksack vollständig befüllt und bereit?
- Ist meine Mappe (diverse Folder, Visitenkarten etc.) für den Einsatz griffbereit und befüllt?
- Habe ich eine Lademöglichkeit für das Handy im Kraftfahrzeug (Powerbank, eigener Ladestecker, Zigarettenanzünder bei alten Kfz)?

2.1 Fachliche theoriegestützte Herangehensweise und Haltung psychosozialer Fachkräfte

Psychosoziale Akutbetreuung[1] umfasst die zielgerichtete Betreuung von Menschen auf vorrangig psychologischer und sozialer Ebene, die von potenziell traumatischen Ereignissen betroffen sind. Solche Akutinterventionen haben laut Hausmann (2021) das Ziel, »grundsätzlich vorhandene Bewältigungsmöglichkeiten zu aktivieren und die betroffenen Personen in die Lage zu versetzen, die Aufgaben und Belastungen in weiterer Folge aus eigener Kraft zu bewältigen« (S. 149). Mittels Akutinterventionen wird in den Stunden und Tagen nach diesem Ereignis geklärt, was die betroffene Person tun muss, was sie jetzt und in der darauffolgenden Zeit braucht und wer oder was der betroffenen Person in den nächsten Tagen hilft.

Ein Kernstück der psychosozialen Akutbetreuung bildet die Krisenintervention, also eine psychosoziale und emotionale Erste Hilfe, durch multiprofessionelle Teams (Einsatzkräfte, Laienhelfer:innen der Krisenintervention und psychosoziale Fachkräfte). Die Krisenintervention sollte frühzeitig, in der Kontaktanzahl begrenzt sowie in örtlicher Nähe zum belastenden Ereignis stattfinden und einfache, unkomplizierte wie konkrete Interventionen beinhalten, welche direkt und zielgerichtet zur Stabilisierung sowie Linderung der Symptomatik eingesetzt werden.

1 Die Definition einer psychosozialen Akutbetreuung wurde im Sinne einer Abgrenzung zur klassischen Krisenintervention festgelegt, wobei dies in Anlehnung an Hausmann (2021) sowie Mitchell, Everly und Müller-Lange (2019) und an die Österreichische Plattform Krisenintervention/Akutbetreuung (2009) geschah.

THEORIE-INPUT

Psychosoziale Fachkräfte sollten im Team vorab ein **Handlungsmodell** (angelehnt an Ciompi, 1993; Schnyder & Sauvant, 1993; Sonneck, 2000) diskutieren, nach welchem es im Rahmen der Akutbetreuung zu folgenden Schritten kommt:

- Kontaktaufnahme und Terminfindung
- Herstellen einer kurzfristigen, stabilisierenden Arbeitsbeziehung
- Wahrnehmen, Erfassen und erster Versuch eines Verstehens der (Krisen-)Situation der betroffenen Person
- Problemanalyse und Erhebung des Arbeitsauftrags sowie erste Zieldefinition
- Erfragen von für die Krisensituation potenziell relevanten anamnestischen Informationen
- Stabilisierung, gemeinsames Aushalten sowie Entlastung (Linderung der Symptomatik)
- Förderung der Funktions- und Handlungsfähigkeit, (Re-)Aktivierung von (bekannten) Bewältigungsstrategien
- Aktivierung des sozialen Umfelds und interpersonaler Ressourcen zur Unterstützung
- Aufbau und Entwicklung von neuen bzw. alternativen Bewältigungsstrategien und Lösungen
- Erstellen eines Handlungs- sowie Notfallplans
- abschließender Rückblick und Bilanz (nicht zwingend mit den Betroffenen, sondern auch durch Intervision und Supervision/Fallbesprechungen)

Im Regelfall nehmen Einsatzkräfte und Laienhelfer:innen der Krisenintervention einmalig Kontakt zu den Betroffenen auf, während psychosoziale Fachkräfte im Rahmen der Akutbetreuung mehrmalige Kontakte anbieten können. Die Inanspruchnahme beruht in jedem Fall auf Freiwilligkeit und bedarf im Rahmen einer Betreuung durch eine psychosoziale Fachkraft der Zustimmung der Betroffenen (Hinweis: Berufsgesetz für Psycholog:innen/Psychotherapeut:innen).

Krisenintervention erfolgt als psychosoziale Erste Hilfe in der Akutphase durch geschulte Laienhelfer:innen; die weitere fachliche psychosoziale Betreuung und damit einhergehende Akutinterventionen werden von psychosozialen Fachkräften durchgeführt. Im Rahmen einer sogenannten Akutbetreuung wird bis zur Stabilisierung der betroffenen Personen mit Einzel- und Gruppengesprächen sowie der Unterstützung des nahen Umfelds (z. B. Familie) gearbeitet. Eine längerfristige Begleitung (z. B. bei prolongierten Trauerreaktionen, besonders belastenden Situationen sowie Ereignissen) oder langfristige psychologische/psychotherapeutische Behandlung (von z. B. Traumafolgen, psychischen Erkrankungen, Rehabilitation/Reintegration) erfolgt nicht mehr

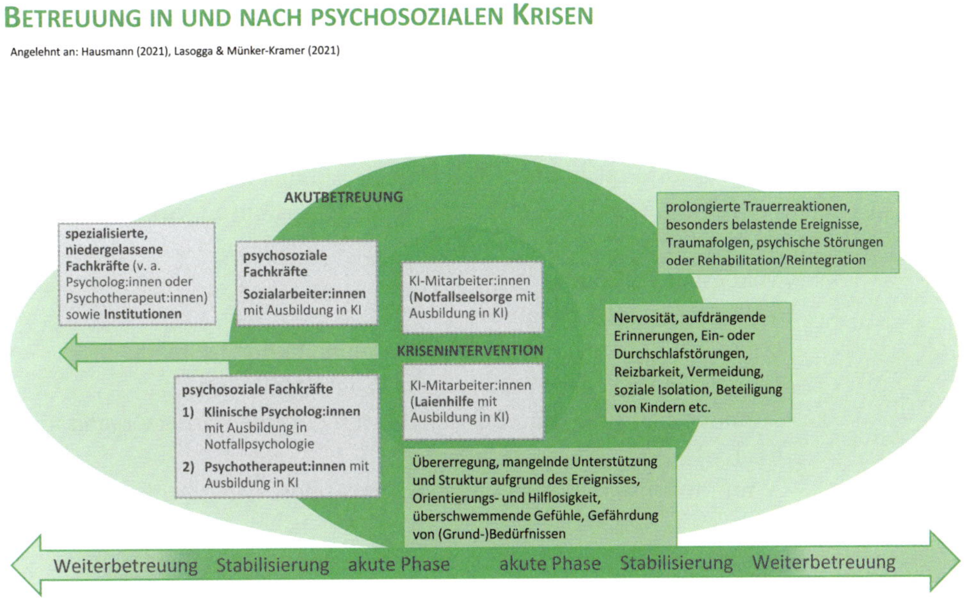

Abbildung 1: Betreuung in und nach psychosozialen Krisen (angelehnt an Hausmann, 2021 sowie Lasogga & Münker-Kramer, 2021), siehe auch Anhang A

im Rahmen der Akutbetreuung. Dies bedarf einer Empfehlung und weiterführender Angebote spezialisierter Fachkräfte (v. a. niedergelassener Psycholog:innen oder Psychotherapeut:innen) sowie Institutionen.

Im Rahmen der Akutbetreuung schließt dies somit komplexe, langfristig orientierte Vorgehensweisen aus, die auf Heilung, Persönlichkeitsentwicklung oder begleitende Alltagsbewältigung der Betroffenen ausgerichtet sind, sowie länger andauernde, nachsozialisierende Beziehungserfahrungen, wie sie bei psychotherapeutischen Verfahren eingesetzt werden. Stattdessen werden im Rahmen einer stabilisierenden, professionellen Beziehung einfache, kurzfristig orientierte Akutinterventionen eingesetzt. Die Qualität guter Akutbetreuung durch psychosoziale Fachkräfte bildet sich in einem raschen »Überflüssigwerden« der Betreuung ab, da die Wünsche der Betroffenen damit optimal unterstützt werden. Der Grundsatz »So viel wie nötig, so wenig wie möglich« stellt somit zusammen mit einer professionellen Haltung einen Standard in der psychosozialen Akutbetreuung dar. Ein weiteres Qualitätsmerkmal der Akutbetreuung durch psychosoziale Fachkräfte bildet das hohe Maß an Flexibilität – nämlich für die Betroffenen unter den aktuellen Bedingungen die adäquaten

Maßnahmen wählen und modifizieren zu können (angelehnt an Hausmann, 2021 sowie Lasogga & Münker-Kramer, 2021: siehe Abb. 1 oder Anhang A).

Wer als psychosoziale Fachkraft im Rahmen der psychosozialen Akutbetreuung tätig werden möchte, hat spezifische Voraussetzungen zu erfüllen. Im Leitfaden der Österreichischen Plattform Krisenintervention/Akutbetreuung (2009, S. 10) finden sich diesbezüglich folgende Ausführungen):

- »Mindestalter 25 Jahre
- Höchsteintrittsalter 60 Jahre
- körperliche Eignung, entsprechende Mobilität und Flexibilität
- Mindeststandards der Ausbildungen/Tätigkeiten:
  - mindestens fünf Jahre Einsatzerfahrung in einer Einsatzorganisation oder […]
  - mindestens zwei Jahre Tätigkeit im psychosozialen Bereich«

Möchte eine Person als psychosoziale Fachkraft tätig sein, bedarf es zusätzlich einer Ausbildung in klinischer Psychologie (mit vorangegangenem abgeschlossenem Psychologiestudium) und/oder in Psychotherapie, wobei die jeweilige psychotherapeutische Methode den Fokus nicht nur auf einzeltherapeutische Langzeitbehandlungen legen sollte. Des Weiteren sollten nach Abschluss einer Zusatzausbildung in Krisenintervention, Notfallpsychologie oder Psychotraumatologie mindestens drei Jahre Berufserfahrung vorhanden sein, da nur so der erforderliche Qualitätsstandard und ein Handeln nach bestem Wissen und Gewissen im Sinne der Betroffenen möglich ist. An dieser Stelle ist zu erwähnen, dass ein im Rahmen des Universitätsstudiums der Psychologie, des Fachhochschulstudiums der Psychotherapie oder der Sozialen Arbeit absolviertes einzelnes Modul oder Semester zum Thema Krisenintervention, Notfallpsychologie oder Psychotraumatologie definitiv nicht ausreicht, um im Rahmen der psychosozialen Akutbetreuung tätig zu sein (selbst Laienhelfer:innen haben, im Vergleich, nach Abschluss einer Kriseninterventionsausbildung mehr theoretische und praktische Erfahrung in diesem Bereich vorzuweisen).

Darüber hinaus sollte zur Feststellung der persönlichen Eignung vor der Tätigkeit im Rahmen der psychosozialen Akutbetreuung ein umfassendes Assessment bestehend aus Fragebögen unter anderem zur Persönlichkeitsstrukturierung sowie Stressverarbeitung, Fallvignetten und Gesprächen mit der fachlichen Leitung (je nach Profession) durchgeführt werden.

Die psychosozialen Fachkräfte müssen außerdem bereit sein, im Sinne der Eigenverantwortlichkeit tätig zu sein (vgl. § 35, Absatz 3 Psychologengesetz 2013 sowie § 1, Artikel 1 Psychotherapiegesetz und des Berufskodex in der aktuellen Version 2020 des Bundesministeriums für Soziales, Gesundheit, Pflege und Konsumentenschutz). Diesbezüglich ist für die freiberufliche, aber auch angestellte Berufsausübung von Klinischen Psycholog:innen und Psychotherapeut:innen die Berechtigung, eigenverantwortlich handeln zu dürfen, zentral – und zwar ohne Abhängigkeit von einer Anordnungsbefugnis durch Dritte. Dadurch ist die Verantwortung für das eigene Handeln zudem uneingeschränkt selbst zu übernehmen. Eine fachliche Weisung durch eine vorgesetzte Person ist somit »beschränkt und erschöpft sich in einer Richtlinienweisungskompetenz für grundsätzliche Vorgaben hinsichtlich der Durchführung von Behandlungen und Beratungen, etwa im Hinblick auf die einzusetzenden Mittel« (Kierein, o. D., S. 2). Die Durchführung der Behandlung selbst bleibt jedoch jedenfalls fachlich weisungsfrei. Das Wohl der Betroffenen muss gewahrt sein, weshalb aufgrund einer eigenen fachlichen Einschätzung von fachlichen Vorgaben abgewichen werden darf, wenn diese eine Gefährdung der Person darstellen würden. Klinische Psycholog:innen und Psychotherapeut:innen sind daher in der Pflicht, etwaige Weisungen hinsichtlich des Wohles der Betroffenen zu prüfen, wobei eine ebensolche bei fachfremden Vorgesetzten verstärkt durchgeführt werden muss (vgl. ebd.). Im Idealfall ist die vorgesetzte Person für psychosoziale Fachkräfte eine Klinische Psychologin/ein Klinischer Psychologe oder ein:e Klinische:r Psychotherapeut:in, da diese Berufsgruppen im Vergleich zu den Fachkräften der Sozialen Arbeit strenge(re)n Berufsgesetzen unterliegen. Doch auch Fachkräfte der Sozialen Arbeit müssen sich um die Weiterentwicklung der eigenen Kompetenz bemühen sowie verantwortungsvoll handeln und das eigene Verhalten im Sinne ethischer Aspekte reflektieren. So ist zum Beispiel eine psychosoziale Akutbetreuung durch eine:n Sozialarbeiter:in ohne Zustimmung der betroffenen Person ethisch in höchstem Maße bedenklich.

Zusätzlich sollten psychosoziale Fachkräfte ein hohes Maß an Einfühlungsvermögen aufweisen, sie sollten belastbar sein und über einen hohen Grad an Selbstreflexions- sowie Abgrenzungsfähigkeit verfügen. Auch das Erkennen der eigenen sowie der professionellen Grenzen ist unabdingbar. Die bereits weiter oben genannte Flexibilität sollte auch in Bezug auf die Bereitschaft zu Wochenend-, Feiertags- und Nachtdiensten sowie zur Durchführung möglicherweise unplanbarer Einsätze bestehen (so können Einsätze vereinzelt auch mehrere Stunden andauern oder auch kurz vor Ende der Dienstzeit erforderlich sein).

Da sowohl die Notfallpsychologie als auch die Psychotraumatologie verhältnismäßig ›junge‹ wissenschaftliche Disziplinen sind, werden diese stetig weiterentwickelt und erfordern von den psychosozialen Fachkräften, nicht nur aufgrund der gesetzlichen Vorgaben, die Bereitschaft zu regelmäßiger Fort- und Weiterbildung. Dadurch kann im Rahmen der psychosozialen Akutbetreuung theoriegeleitetes praktisches Vorgehen State of the Art gewährleistet werden. Regelmäßige Supervision und Intervision ermöglichen außerdem eine Erweiterung der persönlichen wie fachlichen Kompetenzen, auch in Bezug auf psychohygienische Bewältigungsstrategien.

An dieser Stelle soll die Bedeutung der Selbstreflexion psychosozialer Fachkräfte abermals genannt sowie kurz umrissen werden, wobei diese zumindest in Ansätzen durch vorangegangene Selbsterfahrung gewährleistet werden kann, bei welcher Selbstreflexion und -exploration im Vordergrund stehen. Die Arbeit mit Menschen in Ausnahmesituationen konfrontiert psychosoziale Fachkräfte mit wichtigen, existenziellen Fragen, wofür es vorab (und auch laufend) einer Auseinandersetzung mit sich selbst bedarf, damit vorhandene ›blinde Flecken‹ oder eigene Anteile nicht die Betreuung der in dieser Situation höchst sensiblen und verletzlichen Menschen negativ beeinflusst. Eigenes Erleben und Verhalten muss erkannt und allenfalls auch verändert werden können.[2]

Im Leitfaden der Österreichischen Plattform Krisenintervention/Akutbetreuung (2009) findet sich zudem die Definition der grundlegenden Voraussetzungen einer fachlichen wie organisatorischen Leitung im Rahmen der psychosozialen Akutbetreuung, des Aufbaus eines fachlichen Hintergrunddienstes und der erwartbaren Kostenfaktoren zum Aufbau eines psychosozialen Akutbetreuungsteams.

Im Zuge der grundlegenden Haltung psychosozialer Fachkräfte soll der Mensch in Anlehnung an Petzolds (2003, S. 116) Konzept des Ko-respondenzmodells in seiner Ganzheit (Körper, Gefühle, Gedanken) immer vor dem Hintergrund des jeweiligen Kontextes und Kontinuums, also in seinem raumzeitlichen Zusammenhang über das Hier und Jetzt bzw. Heute hinausgehend, unter Berücksichtigung eines lebenslangen Lern- und Entwicklungsprozesses gesehen werden. Letztlich trägt der Betroffene »in jedem Moment seiner Gegenwart die Ereignisse der Vergangenheit und die Möglichkeit seiner Zukunft in sich« (Petzold, 1974k, S. 316, zitiert nach Leitner, 2010). Die aktuelle Krise wird dabei immer mit dem Hintergrund eines Menschen betrachtet, welcher sich in seinem Wesen in fortwährender Entwicklung befindet (vgl. Leitner, 2010).

2 Für Psychotherapeut:innen sind im Rahmen des psychotherapeutischen Propädeutikums mindestens 50 Stunden an Selbsterfahrung und im Fachspezifikum mindestens 200 Stunden an Lehrtherapie bzw. Selbsterfahrung vorgeschrieben (ÖBVP, o. D.). Klinische Psycholog:innen müssen zumindest 76 Einheiten Selbsterfahrung zur Erlangung der Berufsberechtigung nachweisen können (BMSGPK, 2022).
Ein Berufsgesetz existiert für Sozialarbeiter:innen nicht, ein Selbsterfahrungsprozess, begleitet durch Klinische Psycholog:innen oder Psychotherapeut:innen, ist nicht verpflichtend. Im Idealfall sollten Fachkräfte für Soziale Arbeit daher in solch einem spezifischen Berufssetting, wie es die psychosoziale Akutbetreuung ist, zumindest 76 Einheiten an Selbsterfahrung, wie sie für Klinische Psycholog:innen vorgeschrieben sind, erfüllen.

2.2 Ziele und Hintergründe der Tätigkeiten psychosozialer Fachkräfte

Ein grundlegendes Ziel im Rahmen der Akutbetreuung stellt die Erststabilisierung der Betroffenen in der akuten Krisensituation auf einer psychosozialen Ebene dar. Dabei soll die selbstständige sowie unabhängige Funktions- und Handlungsfähigkeit der Betroffenen gestärkt werden, die akute (stressbezogene) Symptomatik sowie Beeinträchtigungen sollen möglichst vermindert werden. Vorhandene Ressourcen der Betroffenen sind hierbei miteinzubeziehen. Ziele sind hierbei eine Verbesserung der Stressbewältigung, die Unterstützung von psychisch besonders stark belasteten Personen, eine Einschätzung des psychischen Zustandes (inkl. psychologischer Triage, notfallpsychologischer Interventionen), Information und Psychoedukation sowie eine Unterstützung durch die berufsspezifischen Tätigkeiten und Methoden der Sozialen Arbeit (v.a. Einzelfallhilfe oder Case Management) und eine Weitervermittlung an professionelle Folgeangebote. Zusätzlich wird immer darauf geachtet, dass betroffene Kinder altersgerecht unterstützt werden.

Die Betroffenen werden darüber hinaus je nach Bedarf auch bei der Suche nach weiterführenden Betreuungs- und Hilfsangeboten unterstützt.

THEORIE-INPUT

Aufgrund der dargestellten Inhalte sind psychosoziale Fachkräfte im Sinne der psychosozialen Akutbetreuung zu involvieren, wenn eine reine Krisenintervention durch Laienhelfer:innen keine ausreichende psychische Erste Hilfe darstellt. Dies trifft insbesondere zu, wenn bei den betroffenen Personen nur unzureichende Ressourcen vorhanden sind, das Ereignis als sehr intensiv erlebt wird, vorangegangene Belastungen in der Lebensgeschichte zusätzlich belastend wirken oder rund um das Ereignis zusätzliche soziale wie existenzielle Umbrüche oder andere erschwerende Faktoren hinzukommen. Die betroffenen Personen sind dann in vielen Fällen so weit überfordert, dass die gegenwärtigen bzw. gewohnten Bewältigungsmöglichkeiten nicht mehr ausreichen und eine fachliche Akutbetreuung erforderlich wird.

Es sollte immer dann eine psychosoziale Fachkraft hinzugezogen werden, wenn es zu Symptomen wie aufdrängenden Erinnerungen, Reizbarkeit, abrupt wechselnden Emotionen oder Gefühlen von innerer Teilnahmslosigkeit kommt. Auch bei Ein- oder Durchschlafstörungen, Konzentrationsschwierigkeiten, Vermeidung von bestimmten Orten oder Personen, Rückzug vom sozialen Umfeld und bei einer Beteiligung von Kindern sowie vielem mehr ist eine Laienhilfe, also eine kurzfristige Krisenintervention, nicht ausreichend. Gründe

dafür sind das Auftreten einer Vielzahl von Risikofaktoren und der Wegfall potenzieller Schutzfaktoren, wodurch Folgeerkrankungen bei fehlender fachlicher Betreuung mit einer höheren Wahrscheinlichkeit auftreten.
Eine reine Krisenintervention durch Laienhelfer:innen greift auch dann zu kurz, wenn belastende Reaktionen länger anhalten oder psychosoziale Veränderungen erst später sichtbar werden. Auch hier bedarf es einer fachlichen Betreuung durch spezialisierte Fachkräfte.

Betrachtet man die aktuell gültigen Ansätze in der Literatur (u. a. Hausmann, 2021; Mitchell, Everly & Müller-Lange, 2019), ist aufgrund der erhöhten Komplexität oder auch der potenziell traumatischen Qualität bei nachfolgenden Einsatzarten eine psychosoziale Fachkraft zu involvieren:

- medizinische Notfälle oder plötzliche Todesfälle (Verkehrsunfall, Unfall/Tod am Arbeitsplatz, Todesfälle und Unfälle im öffentlichen Raum)
- plötzlicher Kindstod/plötzlicher Tod im Kindes- und Jugendalter/Kindernotfälle
- Unfälle mit Schwerverletzten oder Todesfolge
- Suizide, Suizidandrohungen und -versuche zur Betreuung von Betroffenen oder Angehörigen, erweiterter Suizid
- Gewalttaten (Überfall, Geiselnahme, Mord/Mordversuch, Vergewaltigung etc.), Einsätze mit Spezialeinheiten oder mit hohem Grad an medialem Interesse
- akute Krisen im familiären Bereich
- Elementarereignisse (z. B. Hochwasser, Großbrände)
- Betreuung von Angehörigen vermisster Personen (oder Suchaktionen, z. B. ältere Person abgängig)
- komplexe Schadensereignisse, Großschadensereignisse und (Natur-)Katastrophenereignisse
- Hilfe für Helfer:innen in Akutsituationen oder nach subjektiv belastenden Einsätzen, welche durch das Peer-System nicht abgefangen werden können

Die Betreuung bzw. der Rahmen des Settings kann sehr unterschiedlich gestaltet sein. Akutbetreuungen finden unter anderem am Ereignisort, im Einfamilienhaus, aber auch in von Institutionen zur Verfügung gestellten Räumlichkeiten statt. Es gilt, die einzelnen Settings und Rahmenbedingungen sowie deren etwaige Vor- und Nachteile zu kennen. Im Betreuungsmittelpunkt können Einzelpersonen, aber auch Gruppen stehen, wobei hier intra- bzw. interpersonelle (Gruppen-)Dynamiken zu berücksichtigen sind.

3 Betreuungsdokumentation 1: Kinder und Jugendliche als Angehörige nach einem plötzlichen, natürlichen Todesfall

Themenüberblick

- Befähigung und Psychoedukation von primären Bezugspersonen
- Überbringung einer Todesnachricht an Kinder
- Grundregeln im Umgang mit trauernden Kindern
- Akutinterventionen der Akutbetreuung
- Traumafolgen bei Kindern
- Negative Notfallfolgen und posttraumatisches Wachstum

Diese Betreuungsdokumentation schildert den Alltag der Notfallpsychologie bei Kindern hinsichtlich spezieller zu beachtender Aspekte. Sie befasst sich mit einem Einsatz nach einer tödlichen Tumorerkrankung einer Mutter, welche ihren Ex-Mann und ihrer beider Tochter hinterließ. Als ein aufmerksamer Verwandter bemerkte, dass sich der Ex-Mann überfordert fühlte, die Todesnachricht an die Tochter zu überbringen, dachte er an den Einsatz eines Notfallpsychologen und kontaktierte ein Team psychosozialer Fachkräfte.

Die grundlegende Fragestellung war, wie der Vater nach der Übermittlung der Todesnachricht wieder dazu befähigt werden könne, in der Situation selbst zu agieren, diese zu ›managen‹ und seine Funktionen im Umgang mit den kindlichen Reaktionen zu erfüllen. Es sollte des Weiteren geklärt werden, ob und inwiefern die Tochter problematische Akutreaktionen aufweist, welche einer weiteren Betreuung bedürfen.

Vordergründig wird auf die Gespräche, Interventionen sowie Erkenntnisse in Zusammenhang mit der Tochter und deren Vater eingegangen, wobei auch die wesentliche Rolle des Lebensgefährten thematisiert wird. Die wiedergegebenen Informationen stammen großteils von dem Vater, die Setting-Örtlichkeit war deren Wohnung. Das Gespräch vor der Überbringung der Todesnachricht an die Tochter (Versterben der Mutter aufgrund einer Tumorerkrankung) fand im Rahmen eines Spazierganges in der Nähe der Wohnung nur mit dem Vater statt.

Im Rahmen der Akutbetreuung kam es zu folgenden Kontakten (siehe auch Zeitstrahl in Anhang B):

Fachlicher Hintergrunddienst:

- Einsatzübernahme und telefonische Abklärung (Dauer: 27 min)
  - Alarmierung: »Todesfall aus dem häuslichen Bereich – Mutter nach Krebserkrankung verstorben«
  - Beschreibung: »Betreuung der 12-jährigen Tochter. Mutter ist nach Krebserkrankung verstorben. Ex-Mann und Vater fordert Unterstützung durch psychosoziale Fachkräfte an, da er nicht weiß, wie man seiner Tochter diese Nachricht am besten überbringt.«

Klinische Psychologie:

- Ersteinsatz vor Ort (Dauer: 1 h 30 min): Tag 1 – 2 h nach der Alarmierung
- Telefonat (Dauer: 26 min): 3 Tage nach der Alarmierung
- Telefonat (Dauer: 16 min): 2 Wochen und 4 Tage nach der Alarmierung
- Telefonat (Dauer: 18 min): 3 Wochen und 3 Tage nach der Alarmierung
- Schlussbericht nach 3 Monaten, 2 Wochen und 4 Tagen nach der Alarmierung
- Telefonat (Dauer: 49 min): 5 Monate und 4 Tage nach der Alarmierung
- Es kam zu zwei weiteren Telefonaten im Abstand von ca. drei Monaten und ca. einem Jahr, im Zuge derer der Ex-Mann und Vater über die aktuelle Situation informierte und sich für die Betreuung bedankte.

3.1 Auftragsklärung und telefonische Erstintervention

Nachdem mir vom fachlichen Hintergrunddienst der Einsatz telefonisch übergeben wurde, rufe ich direkt den Vater an und vereinbare mit ihm die weitere Vorgehensweise.

Dieser ist am Telefon ruhig, hat eine leicht zittrige Stimme und etwas sprunghafte Gedanken. Im Großen und Ganzen wirkt er jedoch sehr strukturiert. Er bittet um eine möglichst baldige Betreuung, da die Mutter des Kindes während der Nacht im Krankenhaus verstorben sei, worüber er am heutigen Morgen vom Krankenhaus informiert worden sei. Die Tochter sei aktuell in der Schule, komme jedoch jeden Moment nach Hause und er wolle ihr die Todesnachricht direkt überbringen, wisse allerdings nicht wie, weshalb er professionelle Unterstützung in Anspruch nehmen möchte. Aus diesem Grund begebe ich mich unmittelbar zum Ersteinsatz vor Ort. Ich frage den Vater, ob die Möglichkeit bestehe, vorab ein Gespräch in Abwesenheit der Tochter zu führen. Er bejaht dies und wir gehen in der Nähe spazieren, da die Tochter bereits nach Hause gekommen ist.

MERKE!
Das Vorab-Gespräch war insofern wichtig, da es in Anlehnung an Juen et al. (2017) mein vorrangiges Ziel war, die Eltern bzw. die Bezugsperson, in diesem Fall den Vater des Kindes, vorzubereiten und die Überbringung der Todesnachricht gut vorzubesprechen. Im Rahmen der akuttraumatischen Situation soll als notfallpsychologische Akutintervention die Bezugsperson befähigt werden, in der Situation selbst zu agieren, diese zu ›managen‹ und ihre Funktionen im Umgang mit den kindlichen Reaktionen zu erfüllen.

Ich erkläre dem Vater, dass das auftretende Spektrum an Reaktionen sehr groß sein könne, da nach Erhalt der Todesnachricht Grundannahmen über sich selbst und die Welt zerstört sein können. Konkret sind dies nach Janoff-Bulman (1989) die Gutartigkeit der Welt, die Sinnhaftigkeit der Welt und der Selbstwert. Der Tod einer nahen Bezugsperson passt nicht in das kindliche oder jugendliche Verständnis, wobei eine Tumorerkrankung zudem ›böse‹ ist und es wenig Sinn ergibt, dass die vermutlich junge Mutter an diesem stirbt.

In diesem Zusammenhang übermittle ich dem Vater wichtige Informationen, die an Lasogga (2008) angelehnt sind: Zum Beispiel können Gefühle wie Verzweiflung oder Hilflosigkeit in einen gesteigerten Redefluss oder Aktionismus münden. Auch Leugnen oder aber Wut und Aggressivität sind möglich. Die in Lasogga genannte erhebliche Belastung beim Überbringer der Todesnachricht wird von dem Vater offen thematisiert, wobei er große Unsicherheit und Angst empfindet. Er wolle nichts falsch machen und die richtigen Worte finden. Vorab konnte erhoben werden, dass der Vater Informationen zum Todeszeitpunkt, -ort und -ablauf sowie zum derzeitigen Aufenthaltsort der verstorbenen Mutter hat – sie befindet sich noch im Krankenhaus und der Bruder der Verstorbenen hat zuletzt mit ihr gesprochen. Es besteht die Möglichkeit, die Verstorbene in den kommenden zwei Tagen zu einer persönlichen Verabschiedung aufzusuchen.

Dem Vater ist es außerdem wichtig, dass er, sein Lebensgefährte und ich der Tochter die Todesnachricht gemeinsam im Garten überbringen. Er hat am gleichen Abend nichts mehr vor, der Lebensgefährte hat hingegen mehrere Termine. Ich gebe ihm den Hinweis, dass nach der Überbringung der Todesnachricht Zeit sehr wichtig sei, weshalb er alle Termine absagt.

Dem Vater teile ich mit, dass er über »die Mutter« und nicht »den Leichnam« oder »die Tote« sprechen sowie direkt und in kurzen, klaren Sätzen die Todesnachricht überbringen solle. Die Tochter werde Zeit zur Verarbeitung der Information benötigen, etwaige offene Fragen seien so gut als möglich zu beantworten und Reaktionen zu beobachten. Auch die Möglichkeit, dass die Tochter die Situation eventuell verlassen oder ihre Ruhe haben möchte, spreche ich an. Ich übergebe dem Vater einen an Karutz et al. (2017) und Juen, Warger und Nindl (2015) angelehnten Folder.

THEORIE-INPUT

Der Folder umfasst die zentralen Grundregeln im Umgang mit trauernden Kindern:

- Offenheit und erlauben, Fragen zu stellen (offen über das Ereignis und die verstorbene Person sprechen, Erinnerungen teilen, von den Fragen der Kinder leiten lassen, mehrere kleine Gesprächsangebote setzen, Fragen ehrlich beantworten, den Tod begreifen helfen)
- Hilfe beim Abschiednehmen und der Erinnerung (Rituale wie Kerzen, Briefe oder Bilder, gemeinsames Sprechen über die verstorbene Person)
- Alltagsroutinen und Spielen (Zeit zum Spielen lassen, Handlungsbögen zu Ende führen)
- Handlungs- und Entscheidungsmöglichkeiten für das Kind eröffnen (Teilnahme an der Beisetzung, sofern erwünscht, und auch Möglichkeit, diese frühzeitig zu verlassen; mithelfen und eigene Entscheidungen treffen lassen)
- Zuwendung sowie Sicherheit geben und Grenzen setzen (Zuwendung und Aufmerksamkeit erhöhen, ruhig und konsequent Grenzen setzen, Raum für Gefühle geben, sicheren Ort gestalten, einen Teil der Gefühle mit dem Kind teilen, zukünftige Erziehungs- und Wohnsituation thematisieren)

Zudem informiere ich den Vater über höchst individuell verlaufende Trauerreaktionen (Baer & Frick-Baer, 2008), um so im Rahmen der ohnehin belastenden Situation ›Druck herauszunehmen‹ und die Situation bzw. Reaktion zu normalisieren. In diesem Zusammenhang thematisiere ich abermals das mögliche Reaktionsspektrum eines Kindes, welches unter anderem ein vermehrtes Zuwendungsbedürfnis, Aggression, Trotzverhalten, Regression, sozialen Rückzug, Übererregtheit, unkontrollierbare Erinnerungen oder aber Vermeidung umfassen kann.

Auch auf die Besonderheiten der kindlichen bzw. jugendlichen Trauerreaktion gehe ich ein (Hausmann, 2021; Juen et al., 2015; Karutz et al., 2017). Im konkreten Einsatz wird die 12-jährige Tochter betreffend darauf hingewiesen, dass Jugendliche in ihrem Alter bereits ein realistisches Verständnis vom Tod haben, also wissen, dass der Tod unabwendbar, irreversibel, universal und manchmal auch unvorhersehbar ist. Im konkreten Fall war der Tod jedoch absehbar und die Tochter wurde, laut Auskunft des Vaters, bereits auf diese

Möglichkeit vorbereitet. Ich betone auch den Umgang mit eventuell entstehenden Gefühlen, da viele Jugendliche diesbezüglich Schwierigkeiten aufweisen und Veränderungen nur schwer ausgehalten werden können. Eine kurzfristige Ausblendung der Gefühle ist durch Spiel oder bewusste ›Ignoranz‹ möglich. Weiters thematisiere ich Schwierigkeiten Jugendlicher, über eigene Gefühle zu sprechen, wobei sie unter Umständen auch in der Schule nicht – aufgrund der neu entstandenen ›Andersartigkeit‹ – aus dem Klassenverband hervorgehoben werden wollen. Dennoch sind Gleichaltrige sowie die Einhaltung der Struktur (also der Schulbesuch und die Aufrechterhaltung der Freizeitaktivitäten) wichtig, wobei die entsprechenden Kontakte nicht behindert, sondern im Gegenteil gefördert werden sollen. Schließlich spreche ich auch ein etwaiges Auftreten von Risikoverhalten an.

Letztlich war es zentral, dass sowohl das kindliche als auch das jugendliche Spektrum an Trauerreaktionen sowie Bewältigungsstrategien thematisiert wurden, da ein Lebensalter von 12 Jahren sowohl kindliche als auch jugendliche Reaktionen und Strategien beinhalten kann.

3.2 Vorgeschichte der Betroffenen

Tag 1 – 2 h nach der Alarmierung: Ersteinsatz vor Ort (Dauer: 1 h 30 min)

Der 46-jährige Vater erzählt, er sei beruflich viel auf Reisen, was bis vor kurzem kein Problem dargestellt habe, da die Tochter bei ihrer Mutter gelebt habe. Der Vater ist nun seit zwei Jahren mit seinem Lebensgefährten in einer Beziehung, wobei sie innerhalb der nächsten vier Monate einen gemeinsamen Wohnsitz begründen wollen. Der Lebensgefährte bringt zwei Kinder im Jugendalter in die Beziehung mit, welche im Rahmen der Intervention jedoch nicht betreut werden.

Der Vater lebt seit mehreren Jahren von der Mutter des Kindes getrennt. Es sei anfangs im Rahmen der Trennung zu einem Rosenkrieg gekommen, dieser habe aber mit einer Kinderpsychologin gut bewältigt werden können, so der Vater. Die Hinzuziehung einer Anwältin habe er jedoch nicht verhindern können, und er habe dadurch »sehr viel Geld« an die Mutter des Kindes verloren. Dies sei für ihn bis zu einem gewissen Grad in Ordnung gewesen, da er seiner Tochter alles ermöglichen wollte und die Chance haben wollte, sie zu sehen, ohne dass sie vor Gericht »zusätzlich aussagen« musste. Er habe die Tochter über zwei Jahre nicht sehen können, obwohl beide Eltern die Obsorge innehatten.

Der Vater erzählt, er verfüge über mehrere gute Freunde, welche ihn in dieser schwierigen Phase gestützt hätten. Die Kinderpsychologin habe er damals kontaktiert, um sich hinsichtlich der Gewährleistung des größtmöglichen Wohls der Tochter beraten zu lassen. Vor allem der Lebensgefährte sei eine große Stütze für ihn und habe in den letzten beiden Jahren geholfen, so gut er konnte. Er meint, dass beide noch keine Erfahrung mit der Überbringung einer Todesnachricht gemacht hätten und Angst vor möglichen negativen Reaktionen der Tochter hätten. Dies ist kritisch, da die Tochter erst seit kurzem wieder beim Vater lebt.

Die Tochter habe mehrere Freund:innen in der Schule. Sie sei im Zuge der Ehescheidung der Eltern zu ihrer Mutter gezogen, welche sich ungefähr 40 Kilometer vom ursprünglich gemeinsamen Wohnsitz entfernt niedergelassen habe. Laut Vater hatte die Tochter damals keine Wahl, die Mutter habe das so gewollt. Seitdem es der Mutter gesundheitlich schlechter gegangen sei, habe die Tochter nun beim Vater gelebt, sie habe ihre Kindheitsfreunde getroffen und sie hätten sich gleich wieder verstanden, nun gehe sie mit ihnen immer Volleyballspielen. Die Lehrer seien ihr trotz schlechter Noten und mehrerer Klassenbucheinträge positiv gesinnt, unter Umständen müsse sie das Jahr dennoch wiederholen. Aktuell lerne sie für eine Schularbeit in Englisch und einen Physiktest. Generell habe die Tochter ein Problem mit der Schule, da sie sich hier an konkrete Regeln und Strukturen halten müsse, welche von der Mutter kritisiert worden seien. Auch zu Hause komme sie mit manchen Regeln, wie zum Beispiel einer zeitlichen Begrenzung der Konsolenspieldauer, kaum zurecht. Sie sei dann immer »wie ausgewechselt und nicht wiederzuerkennen«. Mit den beiden Kindern des Lebensgefährten des Vaters versteht sie sich gut, diese sind schon öfters zu Besuch gewesen.

Die Mutter des Kindes habe immer eine sehr alternative Sichtweise gehabt und »versucht, gegen das System zu arbeiten«. So habe sie zur Behandlung ihrer Erkrankung auch ausschließlich alternative und zum Teil der Schulmedizin entgegenstehende Methoden in Anspruch genommen, wobei ihr die Tochter dies von Anfang an übelgenommen habe, da sie den fortschreitenden Verfall miterleben musste. Laut dem Vater ist die Mutter »immer ein Sturkopf« gewesen, sie habe erzieherisch zum Teil genau das Gegenteil von ihm gemacht und er habe die letzten Jahre immer wieder Schwierigkeiten gehabt, wenn er seine Tochter sehen wollte. Erst vor zwei Wochen habe die Tochter zum Vater ziehen dürfen, da das Pankreaskarzinom der Mutter bereits sehr weit fortgeschritten war und metastasierte. Der Vater hat Angst, dass die Angehörigen der Mutter ihn nicht am Begräbnis teilnehmen lassen – wenn die Tochter dies möchte, wird er dennoch teilnehmen. Er sei immer als ein Sündenbock dargestellt worden, dies werde erneut so sein, auch bezüglich des Todes.

Der Vater erzählt, der Lebensgefährte sei schrittweise in das Leben der Tochter eingeführt worden, in vier Monaten solle eine gemeinsame Patchworkfamilie entstehen, wobei dies für alle Beteiligten passend sei. Der Lebensgefährte verfügt über mehrere Freund:innen und Arbeitskolleg:innen zur Stütze, wobei er das Gefühl hat, mit diesen bei Bedarf über alles sprechen zu können.

3.3 Gespräch mit der Tochter und psychosoziale Interventionen

Nach dem Gespräch mit dem Vater, in dem die genannten konkreten Informationen vermittelt und Empfehlungen ausgesprochen wurden, werden die Tochter und der Lebensgefährte aufgesucht. Im Mittelpunkt der gemeinsamen Arbeit stehen oben genannte Punkte, weshalb auf eine wiederholende Darstellung verzichtet wird. Ressourcenförderung und potenzielle Problembewältigung stellen ebenfalls zentrale Punkte dar. Bei Bedarf sind konkrete Techniken oder Strategien zu vermitteln, wie die Tochter einen Umgang mit auftretenden Belastungen nach der Überbringung der Todesnachricht finden kann.

3.3.1 Gespräch mit der Tochter

Die Tochter begibt sich zum Zeitpunkt meines Eintreffens mit ihrem Vater in das Haus und ist sichtlich angespannt, weshalb der Lebensgefährte sie zu uns bittet. Die Tochter starrt den Vater an und fragt: »Was gibt's?« Dieser teilt ihr kurz und bündig mit, dass »die Mutter gestorben« sei, sie den Tumor nicht überlebt habe, obwohl die Ärzt:innen alles unternommen hätten, um sie zu heilen. Der Vater beginnt dabei zu weinen und auch dem Lebensgefährten steigen Tränen in die Augen.

Die Tochter ist kurz davor zu weinen, blickt dann jedoch auf ihre Hose, danach ernst hoch und fragt, ob es sonst noch etwas gebe. Der Vater spricht über seine Gefühle und meint, dass die Tochter über alles sprechen könne, wenn sie wolle – dieses Angebot wird von ihr im aktuellen Moment jedoch ausgeschlagen. Der Vater fragt auch, ob die Tochter »die Mutter« nochmals sehen möchte, dies wird von ihr verneint. Auf meine Nachfrage hin meint der Vater, dass eine Entscheidung diesbezüglich bis morgen Nachmittag möglich sei, dann müsse er im Krankenhaus Bescheid geben. Die Tochter spricht den Wunsch aus, nun für die Schule zu lernen, der Vater blickt mich fragend an und ich sage, dass es in Ordnung sei, wenn sie das wolle.

Ich unterhalte mich dann noch mit dem Vater und dem Lebensgefährten über die Geschehnisse, normalisiere, indem ich darauf hinweise, dass alle Reaktionen »normale Reaktionen eines normalen Menschen auf ein nicht normales Ereignis bzw. nicht normale Umstände« (Hausmann, 2021, S. 330) sind, und gebe Raum für Fragen. Den Vater interessiert vor allem der Umgang mit seiner Tochter in den nächsten Tagen, in der Schule und auch wie er richtig Grenzen setzt. Wir besprechen noch mögliche Szenarien der nächsten Tage.

Nach ungefähr einer halben Stunde kommt die Tochter zurück und fragt den Vater, wann sie jetzt endlich gemeinsam lernen könnten. Wir vereinbaren noch einen telefonischen Termin in den nächsten Tagen und ich verabschiede mich.

3.3.2 Gestaltung der Arbeitsbeziehung

Dieses Treffen blieb das einzige persönliche. In der Folge bot ich telefonische Kontakte an, die nach Bedarf vereinbart wurden. Dem Vater des Kindes war es ein Anliegen, mich bei auftretenden Fragen kontaktieren zu können; mir war es wichtig, dass er die Möglichkeit hatte, mich bei Bedarf jederzeit anzurufen. Ich teilte ihm mit, dass ich eventuell aufgrund anderweitiger Termine nicht sofort abheben könne, aber sobald es mir möglich sei, zuverlässig zurückrufe. Der Vater zeigte diesbezüglich Verständnis und war für die Möglichkeit, jederzeit anrufen zu können, sehr dankbar, da auf diese Weise die Ausübung seiner beruflichen Tätigkeit nicht eingeschränkt bzw. behindert wurde.

Die psychosoziale Akutbetreuung und weitere Stabilisierung umfassten insgesamt eine Dauer von knapp einem Monat. Zu Beginn der Sommerferien beabsichtigte der Vater, erneut in Verbindung zu treten. Er plante, über mögliche Rückschläge ebenso zu berichten wie über alltägliche Ereignisse, die er grundsätzlich als normal empfand. Dabei strebte er an, Gewissheit zu erhalten, dass die Entwicklung seiner Tochter keinen nachteiligen Einfluss erfahren hatte. Sein Bedürfnis nach Rückversicherung von der psychosozialen Fachkraft bezog sich darauf, sicherzustellen, dass diese als normal empfundenen Ereignisse tatsächlich im Rahmen des Erwarteten lagen. Darüber hinaus bat der Vater um eine weiterführende Betreuung bei Bedarf und auf Wunsch. Letzteres gewährleistete ich, indem ich dem Vater meine Unterstützung bei der Suche einer Nachbetreuung bei einem potenziell auftretenden Wunsch zusicherte. Auch dies wurde dankend angenommen.

MERKE!
An dieser Stelle soll darauf hingewiesen werden, dass die psychosoziale Akutbetreuung komplexe, langfristig orientierte Vorgehensweisen, die auf Heilung oder Persönlichkeitsentwicklung ausgerichtet sind, sowie länger andauernde, nachsozialisierende Beziehungserfahrungen, wie sie zum Beispiel bei verschiedenen psychotherapeutischen Verfahren eingesetzt werden, ausschließt. Stattdessen werden im Rahmen einer stabilisierenden, professionellen Beziehung einfache, kurzfristig orientierte Akutinterventionen eingesetzt.

3.3.3 Emotionale Reaktionen und Verhalten während der akuten Phase

Der Lebensgefährte des Vaters hat keinen speziellen Bezug zur Mutter des Kindes, jedoch triggert der frühe Tod Teile seiner persönlichen Lebensgeschichte. Dies erzählt er mir, während die Tochter anwesend ist, als ich ihn darauf anspreche, dass ihn der Todesfall ebenfalls sehr zu berühren scheint. Er meint, dass seine Mutter an einem Tumor verstorben sei, als er wenige Jahre alt war. Er habe damals nicht an der Beisetzung teilnehmen dürfen und seine Trauer sei innerhalb der Familie kaum gesehen worden. Zur Erklärung: Hier ging ich kurz auf das Ereignis ein, stellte dann jedoch wieder den Bezug zur Gegenwart und zur momentanen Situation her (vgl. hierzu einige praxisnahe Beispiele in Hausmann, 2021).

Bei der Tochter ist viel Wut, aber auch Traurigkeit vorhanden. Zum Vater und zu dessen Lebensgefährten hat sie einen guten, offenen Kontakt, wobei der Vater wahrnimmt, dass ihm das Setzen von Grenzen aktuell schwerfällt. Der Vater beobachtet, dass seine Tochter einerseits aktiv den Kontakt sucht und die Struktur braucht, also Normalität (gemeinsames Lernen) will. Andererseits will sie ihre Ruhe haben und schickt den Vater weg, als dieser nach ihr sieht. Sie ist dabei sehr wütend und fragt, warum sich »die Mutter« nicht durch die Schulmedizin helfen lassen wollte, möchte dann jedoch wieder für sich sein. Sie flüchtet sich somit in die Struktur, welche ihr Sicherheit vermittelt (dies hat der Vater ähnlich beobachtet und stimmt mir zu).

Der Vater zeigt sich im Vorgespräch anfangs sehr rational und gefasst. Als er im Verlauf des Gespräches meint, dass es ihm für seine Tochter sehr leidtue, dies erleben zu müssen, kann er dann auch ein wenig weinen. Zur Mutter des Kindes ist er emotional sehr distanziert, dennoch ist er hinsichtlich der Gefühle seiner Tochter ihrer Mutter gegenüber empathisch. Im Gespräch mit der Tochter weint er dann und sagt dieser auch, warum. Nach dem Gespräch mit seiner Tochter hat er Tränen in den Augen und fühlt sich erleichtert. Ich bestärke ihn in seiner Rolle als Vater und sichere ihm zu, dass das Gespräch so weit gut verlaufen sei.

3.3.4 Akutinterventionen

Hausmann (2021) nennt auf Basis einer Vielzahl von Arbeiten und Expert:innengesprächen zehn Akutinterventionen. Diese Interventionen beziehen sich auf Verhaltens- und Erlebensbereiche, die durch potenziell traumatische Ereignisse beeinflusst sein können. Sie werden insbesondere im Kontext der akuten psychosozialen Betreuung angewendet. Als Basis dient hier eine positive Beziehung zur betroffenen Person, welche durch Achtung, Wertschätzung,

Vertrauen und Wärme gekennzeichnet ist. Auf die konkreten Akutinterventionen wird nicht im Detail eingegangen, aber sie werden nachfolgend genannt, um ein grobes Bild der Betreuung zu zeichnen:

THEORIE-INPUT

10 **Akutinterventionen** der Akutbetreuung (Hausmann, 2021, S. 166)

- zuhören
- beruhigen
- orientieren
- informieren und Fragen klären
- mit Gefühlen umgehen
- Handlungsfähigkeit aktivieren
- Selbstbild stabilisieren
- soziale Kontakte aktivieren
- nächste Schritte vorbereiten
- Akutbetreuung beenden

3.3.5 Stabilisierung der Tochter

Ich erklärte dem Vater, dass Jugendliche zum Teil anders auf auftretende Notfälle reagieren können als Erwachsene und Kinder, z. B. indem sie ›cool‹ bleiben, Gedanken und Gefühle vor allem mit Gleichaltrigen teilen. Dies kann den Eindruck vermitteln, dass bereits alles gut verarbeitet und nicht so schlimm gewesen ist. Dennoch kann es mit Zeitverzögerung zum Auftreten von Reaktionen kommen. Auch ein Verstärken des Leidens – beispielsweise durch häufiges Nachfragen – oder aber eine Verlängerung des Ausnahmezustandes – unter anderem durch Fernbleiben von der Schule und damit einhergehend das Fehlen von Struktur, Sicherheit und Normalität – können auftreten (Hausmann, 2021).

THEORIE-INPUT

Traumafolgen bei Kindern (Juen, 2017; Hausmann, 2021)

- Klammern, verstärktes Bindungsverhalten
- spezifische und generalisierte Ängste
- Fragen über das Geschehene und den Tod
- Flashbacks, Albträume, Schlafstörungen
- irrationale Schuldgefühle

- verminderte Schulleistungen
- grobe Verfälschung bei wiederholtem Erzählen
- Regression (z. B. Einnässen)
- sozialer Rückzug, Vermeidung, Isolation
- Aggression und geringe Impulskontrolle

Diese Symptome können sowohl bei Kindern als auch bei Jugendlichen auftreten, wobei die Betonung auf der Möglichkeit liegt. Das Kind bzw. der/die Jugendliche kann auch keines dieser Symptome zeigen. Zur Stabilisierung kann hier allgemein beigetragen werden, indem man Sicherheit vermittelt, mehr Zuwendung gibt, hilft, das Geschehene kognitiv zu erfassen und somit zu verstehen, sowie den Gefühlen Raum gibt.

Bei Jugendlichen kann es zu einem Mischverhalten bzw. -erleben kommen, wobei sowohl kindliche als auch erwachsene Reaktionsmuster erkennbar sein können. Viele versuchen »ihrem jugendlichen Ich-Ideal entsprechend stark und ›cool‹ zu sein, was in den Tagen und Wochen nach einem Notfall oft nicht gelingt« (Hausmann, 2021, S. 268). Die Nähe zu Gleichaltrigen, der Peer-Group, wird immer bedeutender, es kann zu einer erhöhten Risikobereitschaft hinsichtlich Gewalt, Alkohol- oder Drogenkonsum kommen. Neben den speziellen kindlichen Reaktionen kann es auch zu Zukunftsängsten, negativen Einstellungen, depressiven Symptomen und Versuchen des Ausagierens kommen. Zudem ist oft auch ein verstärktes Autonomiebestreben sichtbar. Dies teilte ich dem Vater auch so mit und achtete auf eine Ressourcenaktivierung. Zur Identifizierung förderlicher Ressourcen fragte ich die Tochter, vor allem aber ihren Vater, was sie gerne mache, das jetzt im Rahmen des Geschehenen auch realisierbar sei. Besonders das gemeinsame Volleyballspielen mit den Freund:innen stand hier im Mittelpunkt. Außerdem wurden Tochter und Vater wiederholt darin bestärkt, Aktivitäten zu unternehmen und letztlich aktiv zu handeln.

3.3.6 Checkliste Interventionen

Psychosoziale Fachkräfte sollten für dokumentarische Zwecke eine Checkliste mit durchgeführten Interventionen führen. Nachfolgend sind die Interventionen im Rahmen der dargestellten Betreuungsdokumentation angegeben. Die vollständige Checkliste der Interventionen findet sich in Anhang C.

Sicherheitsfördernde Interventionen

- Unterstützung bei der
  - Überbringung von Todesnachrichten
  - Suche und Zusammenstellung von wichtigen Dokumenten
  - Begleitung/Hilfestellungen im Kontakt mit Bestattung
- Informationen zu Setting und weiteren Schritten
- Weitergabe von Visitenkarten, Foldern und Kontaktadressen

Ruhe fördernde Interventionen

- aktives Zuhören, Verständnis zeigen, nachfragen, Strukturierung
- Verbalisierung von Erlebtem
- emotionale Ausdrucksmöglichkeiten fördern
- Normalisierung der Gefühle und Situationen (z. B. Symptome als Bewältigungsstrategie benennen)
- Psychoedukation und Hilfestellungen im Umgang mit (Trauma-)Reaktionen
- Bereitstellung von Informationen
- Förderung von Abstand und Distanzierung
- Bearbeitung und Entlastung von Schuld-/Schamgefühlen

Selbstwirksamkeit fördernde Interventionen

- Planung der nächsten Tage und Schritte
- Förderung der Handlungsfähigkeit und Wiedergewinnung von Kontrolle
- Ressourcenaktivierung/-aufbau
- Förderung von Selbstfürsorge und Fürsorge für andere
- Rituale

Verbundenheit fördernde Interventionen

- Einbindung in tragfähige soziale Netzwerke
  - Familie
  - Freund:innen

3.4 Beschreibende Phänomenologie, Skalen und Checklisten

In den klinisch-psychologischen Gesprächen war der Vater offen, zugänglich und mitteilsam. Er sprach einzelne Inhalte ausführlich bzw. detailliert an und wirkte, trotz der langen Phase ohne Kontakt zur Tochter, gut über ihren Zustand informiert sowie reflektiert. Seine Stimmung war etwas gedrückt und es waren Momente der Wut erkennbar.

Die auf Grundlage der Gespräche mit Vater und Tochter festgestellte Symptomatik (inklusive Schweregrad, Dauer und Verlauf) wies bei der Tochter auf keine psychische Störung hin, sodass von keinen Auffälligkeiten mit krankheitswertigem Charakter auszugehen war, welche die Betreuung beeinflussten. Dies wurde mit Hilfe des Kapitels V (F – psychische und Verhaltensstörungen) des ICD-10-GM 2024 (BfArM, 2023) im Sinne einer beschreibenden Phänomenologie ermittelt. Auch in den Nachfolgekontakten konnte eine psychiatrische Diagnose ausgeschlossen werden.

MERKE!
Es muss an dieser Stelle angemerkt werden, dass eine Klassifizierung nach deskriptiv-phänomenologischen Gesichtspunkten, wie dies im ICD-10 erfolgt, nur durch Klinische Psycholog:innen und/oder Gesundheitspsycholog:innen, Psychotherapeut:innen sowie Humanmediziner:innen erfolgen darf. Im Rahmen der psychosozialen Akutbetreuung ist weiters darauf zu achten, dass Menschen in Ausnahmesituationen begegnet wird und diese Begegnungen nur von kurzer Dauer sind. Diagnosen können einen stigmatisierenden Effekt haben, weshalb aufgrund eben genannter Perspektiven ausschließlich Verdachtsdiagnosen zu stellen sind. Laienhelfer:innen haben dies zu unterlassen.

Psychosoziale Fachkräfte sollten für diagnostische sowie dokumentarische Zwecke eine Checkliste mit Risiko- und Schutzfaktoren verwenden. Diese ist mit Hilfe aktueller Fachliteratur und Wissen aus der Erfahrung heraus sowie unter Einbezug von externen Expert:innen regelmäßig zu adaptieren und zu erweitern, um dadurch einen Bedarf an Weiterbetreuung oder aber eine Stabilisierung besser identifizieren zu können. Von der Vielzahl von möglichen Risiko- und Schutzfaktoren wurden innerhalb der Betreuungsdokumentation nur jene in die verwendete Liste aufgenommen, die sich auch im Rahmen einer psychosozialen Akutbetreuung unproblematisch erheben lassen. Nachfolgend sind diese – bezogen auf die dargestellte Betreuungsdokumentation, speziell die Tochter betreffend – angeführt. (Es werden dabei nur jene Risiko- und Schutzfaktoren erwähnt, welche tatsächlich erfüllt sind. Die vollständige Checkliste der Risiko- und Schutzfaktoren, mit Verweis auf die Fachliteratur, welcher diese entnommen wurden, findet sich in Anhang D.)

Allgemeines

- psychiatrische/psychotherapeutische Vorgeschichte

Schutzfaktoren

- Alltagsstruktur vor der Krisensituation
- unterstützendes soziales Netzwerk
- positives Selbstkonzept/internale Kontrollüberzeugung
- Zukunftsorientierung und Fokus auf Aufgaben
- Offenheit für Unterstützung
- Akzeptanz der Veränderung/des Verlustes

Risikofaktoren

- Personenfaktoren
  - mangelnde Erfahrung/niedriger Entwicklungsstand/begrenztes Verständnis
- Situationsfaktoren
  - Informationsdefizit/kaum Informationen zur aktuellen Situation
- Akutreaktionen
  - Erschütterung grundlegender Werte und Überzeugungen

Aufgrund der angeführten Risikofaktoren in Kombination mit den Schutzfaktoren bildete sich im Rahmen der stattgefundenen Betreuung ein Zustand ab, welcher als nicht kritisch zu bewerten war und durch die Familie gut bearbeitet werden konnte.

3.5 Stabilisierung und Abschluss

Da die Stabilisierungsphase noch andauerte und noch nicht beendet war, wurde gemeinsam mit dem Vater entschieden, die Weiterführung der Betreuung, zumindest im Hintergrund, beizubehalten. In der Folge wurden mit dem Vater mehrere Telefonate geführt.

Telefonat (Dauer: 26 min): 3 Tage nach der Alarmierung

Im ersten Gespräch ruft der Vater auf dem Heimweg von seiner Arbeit an. Er meint, dass seine Tochter zuhause sei und er dort nicht frei sprechen könne. Er berichtet von den letzten Tagen, welche sehr gut gewesen seien. Die Tochter konzentriere sich aktuell auf die Schule und lerne sehr viel. Auch in der Schule habe man den Tod der Mutter bekannt gegeben, die Lehrer seien diesbezüglich etwas überfordert – dies enttäusche ihn, er habe sich »mehr erwartet«. Solange es für seine Tochter nötig sei, werde er sich weiter auf das Lernen mit ihr konzentrieren. Die Tochter erzähle derzeit Geschichten aus der Vergangenheit mit der Mutter, man erinnere sich an positive Momente und dies werde von beiden auch positiv erlebt. Der Vater fragt, ob es sinnvoll wäre, die Tochter in ein Sommercamp zu schicken, da er sich nicht so viel Urlaub nehmen könne. Ich stimme dem zu, sofern die Tochter dies wolle und an der Entscheidung beteiligt sei. Er möchte der Tochter im Sommer auch eine externe Intensiv-Schulnachhilfe in der Dauer von einer Woche ermöglichen, um sich auf das neue Schuljahr vorzubereiten. Auch hier verweise ich auf die Einbeziehung der Tochter. Ich bestärke ihn erneut in seiner Vaterrolle und wir planen die nächsten Tage mit der Tochter. Es werden zudem mögliche Reaktionsmuster thematisiert.

Telefonat (Dauer: 16 min): 2 Wochen und 4 Tage nach der Alarmierung

Beim zweiten Telefonat berichtet der Vater, dass es der Tochter an sich gut gehe, sie jedoch die letzten Tage vermehrt traurig und eher verschlossen gewesen sei, da kommenden Montag die Beisetzung erfolge. An sich sei sie »gut drauf«, habe auch bessere Noten als sonst, treffe sich häufig mit Freund:innen und unternehme in ihrer Freizeit gerne viel. Wenn sie nach Hause komme, sei sie meistens allein, dies störe sie jedoch nicht – dennoch will es der Vater ansprechen. Die Tochter möchte am Wochenende einen Abschiedsbrief schreiben, bei der Gestaltung der Beisetzung habe es nicht viel Spielraum gegeben, da das Bestattungsunternehmen bindende Vorgaben hatte. In diesem Zusammenhang erwähne ich nochmals die große Bedeutung von Ritualen und weise darauf hin, dass die Tochter der Mutter mit dem Brief etwas mitgeben und ein möglicherweise heilsames Abschiedsritual durchführen könne. Vater und Tochter entzünden nun regelmäßig eine Kerze und sprechen über die Mutter.

In Bezug auf die Beisetzung bespreche ich mit dem Vater auch, dass es wichtig sei, alles gut vorzubereiten und zu besprechen. Bei der Beisetzung selbst soll seine Tochter möglichst viel Zeit zur Verabschiedung haben, Rituale sollen möglich sein, und wenn sie möchte, soll sie die Situation auch jederzeit verlassen können (vgl. dazu Shah, 2017). Auch wenn die Tochter die Freiheit und Eigenständigkeit in ihrer Freizeit nach der Schule schätzt, möchte der Vater ihr auch das Gefühl vermitteln, dass sie nicht allein ist, weshalb er vermehrt etwas mit ihr unternimmt. Er erzählt außerdem, dass ein ehemaliger Kollege der Mutter einen Brief an die Tochter schreiben wolle, welchen er vorab lesen und damit vieles neutral erklären könne. Diesen Brief gemeinsam zu lesen, könne er sich ebenfalls vorstellen, sofern er nicht das Gefühl habe, dass seine Tochter dies überlaste.

Telefonat (Dauer: 18 min): 3 Wochen und 3 Tage nach der Alarmierung

Beim dritten Gespräch ruft der Vater erneut an und meint, dass er sich wieder melden wollte. Die Tochter und er hätten beschlossen, miteinander über die aktuellen Gegebenheiten und die Ereignisse der letzten Wochen zu sprechen. Das offene, gemeinsame Gespräch werde von beiden sehr geschätzt. Die Prüfungen seien gut verlaufen, heute habe die letzte stattgefunden und die

Tochter werde das Schuljahr, nach aktuellem Stand, positiv abschließen. Ich spreche mit dem Vater über den weiteren Verlauf. Er möchte weiterhin auf die Bedürfnisse seiner Tochter achten, dennoch Grenzen wahren. Die Beisetzung sei eine Herausforderung gewesen, da viele Familienmitglieder der Mutter ihm nicht die Hand gegeben und auch die Tochter beinahe ignoriert hätten. Diese habe es bemerkt, sei aber bei ihm geblieben, und sie hätten »das gemeinsam durchgestanden«. Den Brief habe die Tochter mit ins Grab gegeben. Ihr gehe es nun besser. Sie würden zeitweise über die Mutter sprechen, die Tochter berichte jedoch nicht nur Positives, sondern verbalisiere auch deutlich negative, wütende Gedanken. Der Lebensgefährte werde in der nächsten Zeit vermutlich mit seinen beiden leiblichen Kindern einziehen. Ein weiteres Gespräch ist für den darauffolgenden Sommer angedacht, wobei sich alle bei Bedarf auch früher mit mir in Verbindung setzen können.

Schlussbericht nach 3 Monaten, 2 Wochen und 4 Tagen nach der Alarmierung

Der Vater meldet sich nicht mehr, weshalb von einem positiven Verlauf ausgegangen und ein Abschlussbericht verfasst wird.

Telefonat (Dauer: 49 min): 5 Monate und 4 Tage nach der Alarmierung

Der Vater ruft an und berichtet, dass ihm aktuell »alles zu viel« werde. Die Tochter sei in der Schule eher auffällig und zu Hause ergäben sich zudem »grenzwertige Situationen«. Per E-Mail sei ihm von einem Lehrer mitgeteilt worden, dass die Tochter in der Schule öfters fehle oder im Unterricht störend auffalle. Zu einer weiteren Lehrerin sage sie, dass sie es verdiene, so schlecht behandelt zu werden. Wir erarbeiten verschiedene Strategien im Umgang mit der Tochter. Ich bestärke ihn, seinen bisherigen Erziehungsstil beizubehalten, und empfehle, einen persönlichen Termin mit beiden Lehrer:innen zu vereinbaren, an dem auch seine Tochter teilnehmen solle, um gemeinsam Lösungsstrategien zu erarbeiten.

Wir besprechen den Unterschied zwischen pubertärem und psychisch auffälligem Verhalten, wobei auch die Frage der »Nachwirkungen« des Todes der Mutter zentral ist. Der Vater setzt zu Hause weiterhin klare Grenzen und gibt Regeln vor, es ist »ein Auf und Ab«. Vor allem im Kontakt mit der Großmutter mütterlicherseits sei es »schwierig«. Diese suche »noch immer einen Sündenbock«, wobei er, ihr ehemaliger Schwiegersohn, aus der Perspektive der Großmutter eine zentrale Rolle innehabe. Zudem müsse die Tochter aufgrund gesundheitlicher Probleme der Großmutter diese bei Besuchen zum Beispiel auf dem Weg zur Toilette unterstützen. Nach den Besuchen sei seine Tochter im Allgemeinen »sehr traurig« und »grenzenlos«.

Demnächst findet die Geburtstagsfeier der Großmutter statt, die Tochter ist eingeladen und wir erarbeiten Möglichkeiten im Umgang damit. Bei Bedarf wird mich der Vater abermals kontaktieren.

Im Abstand von ca. drei Monaten und ca. einem Jahr kam es zu **zwei weiteren Telefonaten**, in welchen der Vater jeweils ca. fünf Minuten lang über die aktuelle Situation informierte und sich nochmals für die Betreuung bedankte sowie hervorhob, dass es der Tochter, ihm und dem Lebensgefährten gut gehe. Auch der Kontakt zu den Kindern des Lebensgefährten sei mittlerweile förderlich und es habe eine »gute und sinnvolle« Abgrenzung zur Großmutter mütterlicherseits stattgefunden.

THEORIE-INPUT

Die **Trauerarbeit** beansprucht beträchtliche Zeit und Energie. Trauer selbst ist ein normaler und notwendiger Zustand, der eine undefinierte Zeit in Anspruch nehmen kann – möglicherweise endet er nie vollständig. Der Trauerprozess ist geprägt von verschiedenen Gefühlen, Gedanken und Handlungen, und er markiert einen klaren Schnitt zwischen dem Leben vor und nach dem Tod einer wichtigen Bezugsperson. Damit verbunden brechen zum Beispiel oftmals festgefahrene Routinen auf, die uns fälschlicherweise vorgaukelten, dass alles für immer so bleiben würde. Mit dem Tod einer (geliebten) Person enden gewohnte Muster und nicht zuletzt wird auch die Endlichkeit des eigenen Lebens bewusst. Trauerarbeit stellt eine herausfordernde Aufgabe dar und der individuelle Trauerprozess variiert stark in Tempo, Dauer und Umgang. Gleichzeitig ist dieser Prozess fluktuierend und immer in einen kulturellen Rahmen von Normen und Werten eingebettet. Die Palette der Gefühle, die während der Trauer auftreten können, reicht von Schmerz, Traurigkeit, Ärger und Wut bis hin zu Ohnmacht, Verzweiflung, Erleichterung, Schuld, Scham und sogar Freude (vgl. u.a. Butollo & Pfoh, 2016; Hausmann, 2021; Walraven-Thissen, 2019).

Es existieren verschiedene Trauermodelle, die den Trauerprozess mit verschiedenen Phasen, Stufen und Aufgaben beschreiben, wobei jedes Modell Schwächen und Stärken hat. Im Rahmen der psychosozialen Akutbetreuung hat sich das duale Prozessmodell von Stroebe und Schut (1999) bewährt. Es betont das kontinuierliche Oszillieren zwischen emotionaler, verlustorientierter Bewältigung, wie dem Umgang mit auftauchenden Erinnerungen oder Lösen von emotionalen Bindungen zu der verstorbenen Person (also ›klassischer‹ Trauerarbeit), und der praktisch wiederherstellungsorientierten Bewältigung, wie dem Eingehen neuer Beziehungen und der Aufnahme neuer Aktivitäten.

In der Trauerbegleitung von Kindern spielen verschiedene Aspekte eine entscheidende Rolle: Offenheit und die Bereitschaft, Fragen zuzulassen, bilden eine Grundlage. Es ist wichtig, offen über das Ereignis und die verstorbene Person in der Vergangenheit zu sprechen. Dabei sollten Erinnerungen geteilt werden, und die Gespräche sollten von den Fragen der Kinder geleitet werden. Auftretende Fragen sollten dabei ehrlich und kindgerecht beantwortet werden. Eltern oder nahe Bezugspersonen sollten dazu ermutigt werden, über Gefühle und Sorgen zu reden und dabei zu helfen, das Gefühlschaos zu normalisieren. Die Unterstützung beim Abschiednehmen und Erinnern ist durch die Einführung von Ritualen wie Kerzen, Briefen oder Bildern sowie durch Gespräche möglich. Auch die (Wieder-)Aufnahme von Alltagsroutinen und Spielen ist entscheidend. Ebenso ist die Schaffung kleiner Handlungs- und Entscheidungsmöglichkeiten für das Kind wichtig, um die Hilflosigkeit zu reduzieren. Dazu gehört die Möglichkeit, an der Beisetzung teilzunehmen, wenn dies gewünscht ist, sowie die Freiheit, diese frühzeitig mit einer Bezugsperson zu verlassen. Auch erhöhte Zuwendung und Aufmerksamkeit, das ruhige und konsequente Setzen von Grenzen sowie die Schaffung eines sicheren Ortes, um offen über Sorgen und Gefühle zu sprechen, sind hilfreiche Möglichkeiten im Umgang mit kindlicher Trauer (ÖRK – Landesverband Tirol, 2021). Das Herstellen oder Aufbewahren von Erinnerungsstücken wird ebenfalls von Kindern, aber auch Erwachsenen oft als sehr hilfreich erlebt. Weiters ist es zentral, den emotionalen Ausdruck immer wieder zu ermöglichen. Dies kann durch ein gemeinsames Gespräch (eventuell auch mit Hilfe von Handpuppen oder Stofftieren), aber auch durch Zeichnungen, Musik oder (gemeinsame) Bewegung gefördert werden. Wesentlich ist bei Kindern die soziale Unterstützung durch Familie, aber auch gleichaltrige Kinder. Im Kontext der sozialen Unterstützung müssen auch (Haus-)Tiere genannt werden, da diese einen positiven, haltgebenden Einfluss auf das kindliche Wohlbefinden in Krisensituationen haben können und mit Tieren oft verschiedene strukturierende Rituale verbunden sind (z. B. Füttern, Spazierengehen, Pflege).

3.6 Diskussion und Reflexion

Zur Evaluation des Erfolgs der Interventionen wurde während der Betreuung auf die subjektiven Rückmeldungen des Vaters geachtet. Dieser berichtete wiederholt, dass er und seine Tochter die verschiedenen erarbeiteten Punkte umsetzen hätten können und die Gespräche vor allem für ihn in seiner Vaterrolle erleichternd gewesen seien, da er eine fachlich kompetente Person als Stütze im Hintergrund hatte und er über alles sprechen konnte.

Betrachtet man die Risikofaktoren der Tochter, nahmen hier vor allem die eingeschränkte Perspektive (Personenfaktoren) sowie der geringe Informationsstand (Situationsfaktoren) ab, wobei auch bei dem Vater sowie dem Lebensgefährten eine Verringerung der Risikofaktoren beobachtbar ist. Laut

Vater war eine deutliche Spannungsreduktion wahrnehmbar. Im Sinne einer weiterführenden Betreuung ist auch immer zu beobachten, ob ein Kind oder ein Jugendlicher bzw. eine Jugendliche über einen längeren Zeitraum – im Allgemeinen ungefähr vier Wochen – auffällige Symptome zeigt (vgl. Karutz & Lasogga, 2016). Aus diesem Grund ist eine ausschließliche Krisenintervention bei Kindern und Jugendlichen meist unzureichend, weshalb diese immer zumindest in eine Akutbetreuung münden soll.

THEORIE-INPUT

Karutz und Lasogga (2016, S. 38) beschreiben mögliche **negative Notfallfolgen** (kognitiv, emotional, physiologisch, verhaltensbezogen):

- Veränderung der Gedanken und Grundüberzeugungen, kompensatorische Fantasien
- Angst, Schlaf- und Konzentrationsstörungen
- Schreckhaftigkeit, Intrusionen, Vermeidungsverhalten
- psychische Störungen, wie z.B. depressive Episoden, Entwicklungsstörungen, Sucht, Zwangshandlungen, Trauma- und belastungsbezogene Störungen, Anpassungsstörungen, akute Belastungsreaktion/Belastungsstörung, psychosomatische Störungen, posttraumatische Belastungsstörung (PTBS), selbstverletzendes Verhalten (SVV)
- Schuldgefühle, Wiedergutmachungsversuche
- verändertes Essverhalten
- verändertes Spielverhalten
- soziale Isolation
- kontrollausübendes Verhalten
- Regression

Als mögliche positive Folgen nennen sie Entwicklungsschübe bzw. Hinweise auf Reifungsprozesse. Es kann auch zu einer Stärkung des Selbstwerts, einem vermehrten Verantwortungsgefühl sowie sozialem Engagement nach Notfällen kommen. Zusammengefasst werden diese positiven Folgen oft als **posttraumatisches Wachstum** bezeichnet.

Aufgrund der Überzeugung des Vaters, dass ihm die Gespräche und Empfehlungen geholfen hätten, ihn wieder befähigt hätten, eigenständig gut und sicher zu handeln, wird von einer erfolgreichen Betreuung ausgegangen. Dem Vater tat es zudem gut, zu wissen, dass er sich jederzeit melden konnte, wenn er sich bei einer Reaktion oder bei einem Verhalten unsicher war.

Zentrale Gedanken im Zusammenhang mit dieser Betreuungsdokumentation:

- In Akutsituationen kommt es zu sehr kurzfristigen Prozessen, in welchen viele Professionen auf engstem Raum arbeiten, die emotionale Belastung oftmals intensiver als im »normalen Setting« ist und trotz rotem Faden im Vorgehen Improvisationen erforderlich sind. Gerade deshalb sind Inter- sowie Supervision ein integraler Bestandteil des professionellen Arbeitens. Sowohl im Rahmen der Super- als auch Intervision konnte ich thematisieren, dass die Gespräche mit der Tochter im Verhältnis zu jenen mit dem Vater sehr kurz verlaufen seien. Es wurde mir diesbezüglich die Rückmeldung gegeben, dass das Gespräch mit einem fremden Erwachsenen oder sogar Psychologen in diesem Alter im Normalfall eher ungern gesucht bzw. in Anspruch genommen werde, da dies nicht dem Alltag und dem Wunsch nach Normalität entspreche.
- Die Notfallpsychologie ist ein junges Fach und es existieren ausschließlich erste Screenings zur klinisch-psychologischen Einschätzung der aktuellen Symptomatik der Betroffenen. Hier bedarf es der Erarbeitung von zuverlässigem Anwendungsmaterial, z.B. einer evidenzbasierten Dringlichkeitsabschätzung. Checklisten sind erste hilfreiche Instrumente, die einen guten Überblick verschaffen und eine Richtlinie bilden.
- Der Tochter selbst habe ich keine Visitenkarte gegeben – rückblickend erachte ich dies jedoch als wesentlich, da in diesem Alter ein erhöhtes Autonomiebestreben vorherrscht und die Tochter sich bei Betreuungsbedarf eventuell nicht vorher an den Vater wenden will.
- Die Schule wird von der Tochter vermutlich als positive Ablenkung gesehen. Dennoch hinterfrage ich, ob die ausschließliche Konzentration auf die Schule förderlich ist, da die Sommerferien bevorstehen und sie sich in diesen nicht damit ablenken kann, wodurch es unter Umständen zu einer Verschiebung der Trauer kommt. Dem widerspricht jedoch der an die Mutter verfasste Brief. Hier bedarf es einer Beobachtung, um Phänomene wie komplizierte Trauer (vgl. Wagner, 2014) zu verhindern bzw. um intervenieren zu können.
- Es wurde von meiner Seite nicht erwähnt, dass das Auftreten einer PTBS-Symptomatik bis zu zwölf Monate nach dem Notfall und somit sehr verzögert eintreten kann. So soll der Vater auch ein Jahr nach dem Tod der Mutter auf etwaige Veränderungen im Verhalten der Tochter achten.

4 Betreuungsdokumentation 2: Familien als Betroffene nach einem Großschadensereignis

Themenüberblick

- Befähigung und Psychoedukation von primären Bezugspersonen
- Grundlagen und Umgang mit Stress
- Erste Schritte nach einem Brandfall
- Umgang mit Belastungen bei Kindern und Jugendlichen
- Umgang mit Schuld

Die Betreuungsdokumentation bezieht sich auf eine Gasexplosion samt Brandereignis in einem Mehrparteienwohnhaus gegen 03.00 Uhr morgens, im Zuge derer eine Person verstarb und eine weitere zur Behandlung ins Spital gebracht wurde.

Aufgrund der Betroffenheit einer großen Anzahl von Personen wurde der Erstkontakt seitens der Bürgermeisterin hergestellt, wobei das grundlegende Interesse der Entlastung der Wohnungseigentümer:innen sowie der Verhinderung der Entwicklung psychischer Probleme galt.

Da im Zuge einer Gasexplosion samt Brandereignis eines Mehrparteienwohnhauses viele Menschen auf einmal betroffen und belastet sind, ist der Einsatz im Sinne eines Großschadensereignisses zu klassifizieren. In der dargestellten Betreuungsdokumentation tritt jedoch der Spezialfall ein, dass die Betreuungen erst am Tag nach dem Notfall und nicht, wie im Normalfall, im Rahmen einer akuten Krisenintervention im Zuge der Gasexplosion samt Brandereignis stattfanden. Es gab daher mehrere telefonische und persönliche Betreuungsgespräche mit den einzelnen Familien im häuslichen Umfeld sowie eine Versammlung in der Stadthalle. Im Allgemeinen ist bei Großschadensereignissen vordergründig die Bedrohung der psychischen Stabilität einer Gruppe von Menschen zu betrachten.

Auf die in Kapitel 3.3.4 (S. 35) bereits ausführlich dargestellten Elemente der Akutinterventionen wird im Folgenden nicht neuerlich eingegangen, obgleich sie auch in der vorliegenden Betreuungsdokumentation wesentlich sind. An dieser Stelle muss zudem angemerkt werden, dass das Einsatzgeschehen tatsächlich komplexer war und zur Übersichtlichkeit der Betreuungsdokumentation die Anzahl der Einsätze reduziert wurde, indem mehrere Einsätze zu einem einzelnen zusammengefasst wurden. Darüber hinaus wurden auch die Checkliste Interventionen sowie die Checkliste Risiko- und Schutzfaktoren zur besseren Übersichtlichkeit über die verschiedenen Berufsgruppen hinweg zusammengefasst, da grundsätzlich nach jedem Einsatz eine Einschätzung durch die involvierten Fachkräfte vorgenommen wird.

Ergänzend ist anzuführen, dass Notfälle jeder Art potenziell traumatisierend sein können, wobei vor allem in der Schock- wie Reaktionsphase (Hausmann, 2005, S. 127) ein wesentliches Augenmerk auf Stabilisierung, Entlastung sowie Sicherheit zu legen ist. Der Übergang in die Bearbeitungsphase (ebd.) erfolgt mit zunehmender zeitlicher Distanz zum Erlebten, wobei dann eine Integration bzw. Be- und Verarbeitung des Ereignisses begonnen und bei Bedarf durch niedergelassene Fachkräfte fortgeführt werden kann.

Die erste Begegnung respektive Kontaktaufnahme mit den Betroffenen soll seitens der psychosozialen Fachkraft jedenfalls

MERKE!

unaufgeregt	entschleunigend	entlastend	unvoreingenommen
strukturiert	informativ	rational	offen
ruhig	sicher	fördernd	unterstützend

sein, um das – Notfällen innewohnende – Potenzial einer langfristigen Belastung hintanzuhalten.

Zudem konzentrieren sich die vielfältigen Interventionen auf das Hier und Jetzt ebenso wie auf die psychosozialen Ressourcen der betroffenen Person in Hinblick auf deren (Re-)Aktivierung.

Die langfristigen Ziele der Katastrophenhilfe aus psychologischer Sicht sind nach Hausmann (2005, S. 359):

- Stabilisierung der körperlichen, gedanklichen, emotionalen und verhaltensbezogenen Reaktionen,
- Wiedererlangen der Fähigkeit der Alltagsbewältigung,
- Entschärfung der belastenden Erinnerungen und Abbau der unangemessenen Verhaltens- und Erlebnisweisen in der Zeit nach der Katastrophe,
- Wiederaufbau des Zerstörten, Sicherungsmaßnahmen gegen nochmalige oder ähnliche Schäden,
- Integration der Ereignisse in die allgemeinen Lebenserfahrungen.

Im Chaos der ersten Stunden des Großschadensereignisses fehlt zumeist der Überblick der verschiedenen Einsatzorganisationen, welche Hilfe wann, wo und für wen erforderlich ist (vgl. Hausmann, 2016). Auch beim hier dargestellten Notfall kam es zu Fehlalarmierungen sowie Kommunikationsproblemen zwischen den einzelnen Helfer:innen, welche zur Reduktion der Komplexität der Betreuungsdokumentation jedoch nicht angeführt werden.

Die psychosozialen Fachkräfte – im Speziellen Psycholog:innen sowie Psychotherapeut:innen – sind in der Akutphase des Ereignisses für die Unterstützung sowie bedürfnisorientierte Betreuung der Betroffenen zuständig. Kommt es darüber hinaus zu einer erheblichen Belastung der Einsatzkräfte anderer Einsatzorganisationen, werden auch diese durch die psychosozialen Fachkräfte betreut.

Ebenso kommt ersten psychologischen Stabilisierungsmaßnahmen durch diese Fachkräfte eine große Bedeutung zu, wobei die Funktions- und Handlungsfähigkeit sowie die Implementierung einer Alltagsstruktur gefördert und unterstützt werden sollen. »Normalität herstellen« sowie im unklaren Rahmen von chaotischen Strukturen die Handlungsfähigkeit zu stärken ist das Gebot der Stunde!

Sollte sich im weiteren zeitlichen Verlauf herauskristallisieren, dass sich bei den betroffenen Personengruppen keine Linderung der Symptomatik einstellt, werden entsprechende niedergelassene Fachkräfte empfohlen.

Die dargelegten Einzelbetreuungen umfassen vielfältige Fragestellungen und Themen. So sollte unter anderem geklärt werden, ob und inwiefern sowohl die betroffenen Erwachsenen als auch deren Kinder problematische Akutreaktionen aufweisen, welche einer ersten Stabilisierung und gegebenenfalls auch einer langfristigen Betreuung bedürfen. Darüber hinaus waren die Befähigung der Wohnungseigentümer:innen zum selbstständigen Handeln sowie zum Umgang mit den kindlichen Reaktionen relevante Zielformulierungen.

Zu Beginn werden die Rahmenbedingungen sowie der Betreuungskontext erklärt, um ein besseres Verständnis für die Vorgehensweise der beteiligten psychosozialen Fachkräfte zu ermöglichen. Daran anschließend wird die Betreuungsdokumentation dargestellt, wobei die Gespräche sowie Interventionen thematisiert werden und die theoretische Verknüpfung dargelegt wird. Abschließend werden die gewählten psychologischen Maßnahmen kritisch reflektiert. Es wird auf alle durch die Gasexplosion samt Brandereignis aufgetretenen Einsätze der involvierten Klinischen Psycholog:innen, Psychotherapeut:innen sowie Fachkräfte für Soziale Arbeit eingegangen, wobei sich aufgrund der Vielzahl von Personen der Aufbau von jenem der vorherigen Betreuungsdokumentation unterscheidet.

Die jeweiligen Einsätze vor Ort wurden an den vorübergehenden Wohnadressen der Wohnungseigentümer:innen durchgeführt, jene Gespräche ausgenommen, welche im Zuge der Versammlung in der Stadthalle geführt wurden.

Im Rahmen der Akutbetreuung kam es zu folgenden Kontakten (siehe Diagramme in Anhang B):

Fachlicher Hintergrunddienst:

- Einsatzübernahme und telefonische Abklärung (Dauer: 10 min): 1. Alarmierung, ein Tag nach dem Ereignis
  - Alarmierung: »Explosion, Brand« – Alarmierung durch KI-Team
  - Beschreibung: »Das KI-Team[1] ist nach wie vor aufgrund der Gasexplosion samt Brandereignis im Einsatz. Die Alarmierung erfolgte zeitnah, das KI-Team war 30 Minuten später vor Ort. Nachdem die Einsatzkräfte der Feuerwehr ›Brand aus‹ gegeben haben, ist die Besichtigung des Objekts mit den Wohnungseigentümer:innen am heutigen Tag geplant, weshalb Unterstützung zur Betreuung vor Ort angefordert wird. Die Anwesenheit des Klinischen Psychologen N. kann zugesagt werden, da dieser bereits kontaktiert wie diesbezüglich informiert wurde.«
- Einsatzübernahme und telefonische Abklärung (Dauer: 10 min): 2. Alarmierung, 2 Tage nach der 1. Alarmierung
  - Alarmierung: »Psychosoziale Akutbetreuung gewünscht« – Alarmierung durch Rettungsdienst
  - Beschreibung: »Der Schwager des Mannes, welcher aus dem Fenster des achten Stockwerks gesprungen ist, hat den Eindruck, die Ehefrau (seine Schwester) des Verstorbenen weist Schuldgefühle auf und fühlt sich für das Geschehene verantwortlich, weshalb er um Unterstützung bittet. Da zum gegenwärtigen Zeitpunkt noch keine Zustimmung[2] der Betroffenen zur Betreuung vorliegt, wird der Bruder hinsichtlich der Vorgehensweise sowie deren Voraussetzungen informiert und gebeten, die Kontaktdaten an seine Schwester weiterzugeben, sodass sie sich im Bedarfsfall selbstständig melden kann. Auch er wird Hilfe bei der Verarbeitung der Geschehnisse benötigen, kann derzeit jedoch diesbezüglich noch keinen klaren Gedanken fassen.«
- Einsatzübernahme und telefonische Abklärung (Dauer: 10 min): 3. Alarmierung, 11 Tage nach der 1. Alarmierung
  - Alarmierung: »Psychosoziale Akutbetreuung gewünscht« – Alarmierung durch Mitarbeiter:in der Gemeinde
  - Beschreibung: »Der/die Mitarbeiter:in der Gemeinde informiert, die Bürgermeisterin benötigt Unterstützung bei einer Versammlung mit den Wohnungseigentümer:innen, welche heute am späten Nachmittag in der Stadthalle geplant ist, da vornehmlich unbefriedigende Informationen mitgeteilt werden. Der/die Mitarbeiter:in der Gemeinde er-

1 Kriseninterventionsteam, bestehend aus mindestens zwei geschulten Laienhelfer:innen.
2 Siehe § 32 (3) Psychologengesetz 2013 sowie § 14 (3) Psychotherapiegesetz 1990.

sucht um Anwesenheit vor Ort, um die betroffenen Personen direkt zu unterstützen sowie deren Reaktionen abfangen zu können.«

- Einsatzübernahme und telefonische Abklärung (Dauer: 7 min): Alarmierung, 1 Monat und 4 Tage nach der 1. Alarmierung
  - Alarmierung: »Explosion, Brand« – Alarmierung durch Mitarbeiter:in der Gemeinde
  - Beschreibung: »Der Vater eines siebenjährigen Burschen hat sich mit der Gemeinde in Verbindung gesetzt, da sein Sohn infolge der Gasexplosion samt Brandereignis kaum noch schläft, ihm die Verarbeitung des Erlebten nicht gelingt und er Albträume aufweist. Eine Zustimmung zur Betreuung liegt seitens des Vaters vor. Der/die Mitarbeiter:in der Gemeinde ist der Ansicht, dass in weiterer Folge zudem die Unterstützung durch eine:n Sozialarbeiter:in erforderlich sein könnte, da die Familie kaum über finanzielle Mittel verfügt. Information und Fallübergabe an Klinischen Psychologen A., welcher im Zuge eines ersten telefonischen Clearings den Betreuungsbedarf erheben und bei tatsächlichem Bedarf einen Einsatz vor Ort vereinbaren wird.«
- Einsatzübernahme und telefonische Auftragsklärung (Dauer: 35 min): Alarmierung, 4 Monate, 2 Wochen und 4 Tage nach der 1. Alarmierung
  - Alarmierung: »plötzlicher Tod« – Alarmierung durch Mitarbeiter:in der Gemeinde
  - Beschreibung: »Der/die Mitarbeiter:in der Gemeinde berichtet den Betreuungsbedarf eines Vaters und dessen Sohnes, wobei die Zustimmung zur Betreuung bereits vorliegt. Telefonat mit dem Vater: Seine Gattin ist während eines gemeinsamen Familienurlaubes im Ausland an einer Infektion verstorben, wobei sie intensivmedizinischer Behandlung bedurft hatte. Da sein Sohn weiterhin Struktur benötigt, führt er den Schulbesuch fort – dort sind seine Freunde und er ist ›gut‹ abgelenkt. An auffälligem Verhalten des Sohnes schildert er: Anhänglichkeit, Angst in der Dunkelheit, Albträume sowie wiederkehrendes negatives Denken (z. B. auch der Vater könnte ›einfach so‹ versterben, ihn allein lassen). Die Familie ist bereits bekannt – Gasexplosion samt Brandereignis – und wurde damals vom Klinischen Psychologen A. betreut, weshalb der Fall neuerlich an ihn übergeben wird. Rückmeldung des Klinischen Psychologen A. nach erfolgtem Einsatz vor Ort: Einsatz der Sozialarbeiterin/des Sozialarbeiters ist erforderlich.«

Soziale Arbeit:

Sozialarbeiter K.:

Telefonat (Dauer: 12 min): 2 Tage nach der 1. Alarmierung

Sozialarbeiterin Y.:

- Einsatz vor Ort – Versammlung (Dauer: 2 h 35 min): 11 Tage nach der 1. Alarmierung
- Familie M.
  - Einsatz vor Ort (Dauer: 2 h): 12 Tage nach der 1. Alarmierung
  - Einsatz vor Ort (Dauer: 2 h): 20 Tage nach der 1. Alarmierung
  - Einsatz vor Ort und Telefonat (Dauer: 1 h 30 min): 1 Monat und 5 Tage nach der 1. Alarmierung
  - Einsatz vor Ort (Dauer: 1 h 30 min): 3 Monate und 3 Tage nach der 1. Alarmierung
- Familie Z.
  - Fallübergabe und Einsatz vor Ort (Dauer: 2 h 15 min): 4 Monate, 3 Wochen und 6 Tage nach der 1. Alarmierung
- Familie H.
  - Telefonat und Einsatz vor Ort (Dauer: 2 h 5 min): 5 Monate nach der 1. Alarmierung

Psychologie:

Klinischer Psychologe N.:

- Familie B.
  - Einsatz vor Ort (Dauer: 3 h 15 min): Am Tag der 1. Alarmierung

Klinischer Psychologe A.:

- Einsatz vor Ort – Versammlung (Dauer: 2 h 35 min): 11 Tage nach der 1. Alarmierung
- Familie S.
  - Alarmierung und Telefonat (Dauer: 15 min): 1 Monat und 4 Tage nach der 1. Alarmierung
- Familie Z.
  - Telefonat (Dauer: 50 min): 1 Monat, 3 Wochen und 3 Tage nach der 1. Alarmierung
  - Einsatz vor Ort (Dauer: 2 h 5 min): 2 Monate und 2 Tage nach der 1. Alarmierung
  - Alarmierung und Einsatz vor Ort (Dauer: 2 h): 4 Monate, 2 Wochen und 4 Tage nach der 1. Alarmierung

Klinische Psychologin X.:

- Familie M.
  - Einsatz vor Ort (Dauer: 2 h): 12 Tage nach der 1. Alarmierung

Psychotherapeut C.:

- Einsatz vor Ort – Versammlung (Dauer: 2 h 35 min): 11 Tage nach der 1. Alarmierung

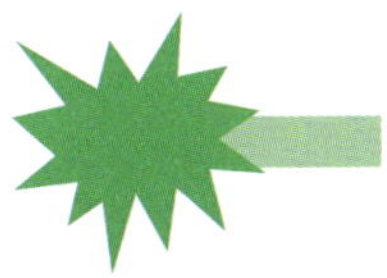

Abbildung 2: Erste Alarmierung (Ausschnitt aus Diagramm in Anhang B)

4.1 Vorgeschichte

Die **erste Alarmierung** des fachlichen Hintergrunddienstes erfolgt seitens eines Mitarbeiters des Kriseninterventions(KI)-Teams am Tag der Gasexplosion samt Brandereignis, da ein KI-Team bereits seit den frühen Morgenstunden im Einsatz ist und Unterstützung benötigt. Weitere KI-Teams befinden sich zum Alarmierungszeitpunkt bereits auf Anfahrt und das folgende Telefonat ergibt, dass die KI-Teams aktuell in der Lage sind, den Unterstützungsbedarf der betroffenen Personen abzudecken. Es wird zudem informiert, dass in den folgenden Tagen Betreuungen der Wohnungseigentümer:innen erforderlich sein könnten.

MERKE!
Notfälle haben nach Lasogga und Gasch (2008, S. 53) »bei den verschiedenen Notfallopfern völlig unterschiedliche Folgen. Die Folgen können negativ, neutral oder positiv sein. Sie hängen ab von

- den Belastungen,
- dem Ausgang des Notfalls,
- dem Verhalten der Sozialpartner [des sozialen Netzwerkes; Anm. d. V.],
- den Moderatorvariablen,
- dem Verhalten der Helfer,
- der Kombination dieser Faktoren.«

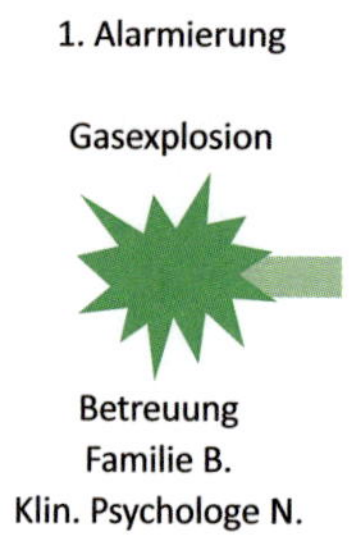

Abbildung 3: Betreuung der Familie B. durch den Klinischen Psychologen N. (Ausschnitt aus Diagramm in Anhang B)

4.2 Familie B.

Im Folgenden wird die Betreuungsdokumentation der Familie B. zusammengefasst. Dabei werden die theoretischen Hintergründe, auf denen die Interventionen basieren, an den betreffenden Stellen ergänzt.

4.2.1 Auftragsklärung

Noch am selben Tag kontaktiert das KI-Team erneut den fachlichen Hintergrunddienst, da eine Besichtigung des teilweise explodierten sowie durch den Brand großflächig beschädigten Objektes erfolgt, weshalb um Unterstützung bei etwaigen Betreuungen ersucht wird. Der fachliche Hintergrunddienst veranlasst einen Vor-Ort-Einsatz des Klinischen Psychologen N.

4.2.2 Gespräch und psychosoziale Interventionen – Einsatz vor Ort – Klinischer Psychologe N.

Bei meinem Dienstbeginn übergibt mir der fachliche Hintergrunddienst den Fall telefonisch und ich setze mich unmittelbar mit der betreffenden KI-Mitarbeiterin in Verbindung, um mit ihr Rücksprache zu halten. Wir vereinbaren einen Einsatz vor Ort und ich begebe mich zur Stadthalle, um im Zuge der Schadensfeststellung durch Besichtigung etwaige belastete Betroffene zu betreuen.

In der Stadthalle eingetroffen, stellt sich die Bürgermeisterin bei mir vor und berichtet, dass circa 50 Wohnungseigentümer:innen zur Besichtigung kommen werden. Ich vernetze mich weiters mit den KI-Mitarbeiter:innen vor Ort, um Informationen zum bisherigen Einsatzgeschehen einzuholen, wobei sie den Betreuungsbedarf des Ehepaares B. adressieren. Unmittelbar nach erfolgter Besichtigung suche ich das Ehepaar B. an deren vorübergehender Wohnadresse (Einfamilienhaus ihres Sohnes) auf.

Bei der Familie angelangt, werde ich an der Haustür empfangen und man bittet mich in das Esszimmer, wo auch das Gespräch stattfindet. Die Eheleute B. erzählen mir, alle ihre Habseligkeiten durch die Gasexplosion samt Brandereignis verloren zu haben und abgesehen von der getragenen Kleidung »nichts mehr« zu besitzen. Notwendige Medikamente, unter anderem »Schlaftabletten« (Anm.: Zolpidem zur Behandlung einer bereits zuvor bestehenden Schlafproblematik), hat ihr Sohn von seiner Hausärztin für sie erhalten. Sie sind ihm für die vorübergehende Unterkunft »sehr dankbar« – der Gedanke, mit vielen anderen Personen in der Turnhalle der Hauptschule bleiben zu müssen, sei »nicht schön«. Zum Ereignis berichten sie mir, dass Herr B. in der Nacht aufgrund eines lauten Knalls aus dem Schlaf gerissen worden sei, trotz »Finsternis« (Anm.: durch Rollläden abgedunkeltes Schlafzimmer) Rauch erkannt habe und sofort seine Gattin geweckt habe. Er habe noch versucht, »das Licht aufzudrehen, die Rollos aufzumachen«, doch beides sei zu diesem Zeitpunkt bereits funktionslos gewesen. Er habe dann eine Taschenlampe aus der Küche geholt und gemeinsam hätten sie versucht, über die Wohnungstür in das Stiegenhaus zu flüchten. Dies sei aufgrund der starken Hitzeentwicklung nicht mehr möglich gewesen, sodass sie zum Balkon gegangen seien und sich der Feuerwehr bemerkbar gemacht hätten, welche die Eheleute B. mittels Drehleiter gerettet hätte.

Seither hat das Ehepaar B., trotz Medikation, »starke Probleme mit dem Einschlafen und die ganze Nacht schlafen«, weshalb meinerseits eine Psychoedukation sowie Normalisierung der Reaktionen und Gefühle erfolgt, einschließlich des Hinweises, in den nächsten Tagen vermehrt auf ihre eigenen Bedürfnisse zu achten. Eine wesentliche Ressource des Ehepaares B. stellt der Sohn samt Familie dar, wofür sie »unendlich dankbar« sind. Mit Gesprächsende sind sie »sehr dankbar« für die nahtlose Betreuung.

THEORIE-INPUT

Menschen reagieren auf **akuten Stress** mit dem Überlebensmodus »Kampf, Flucht, Starre«, wobei es zu einem Anstieg von Adrenalin sowie Cortisol kommt und das limbische (emotionale) System stärker durchblutet wird als die hoch entwickelten (äußeren) Teile des Gehirns. Zudem kommt es zu einem Anstieg des Blutdrucks, wodurch die großen Muskelgruppen besser durchblutet werden und man auf drohende Gefahren schnell reagieren kann. Auf-

grund der veränderten Hormonausschüttung sowie Durchblutung können weitere Bereiche des Gehirns, z. B. das Broca-Areal, in ihrer funktionsweise eingeschränkt sein. So ist es Betroffenen in akuten Stresssituationen aufgrund eines Notfalls oftmals nicht möglich, zu sprechen oder Telefonnummern und Adressen zu nennen – es fehlen ihnen die Worte.
Selbst bei objektiver Beendigung der akuten Stresssituation kann die Reduktion der Stresshormone sowie des (realen) Anspannungsgefühls mehrere Tage bis Wochen in Anspruch nehmen, wobei es während dieser Zeit immer wieder zu abgeschwächten Stresssymptomen kommen kann (vgl. Walraven-Thiessen, 2019; Hausmann, 2016).

MERKE!

- Stress hat Auswirkungen auf die Funktionsfähigkeit des Körpers!
- Stress aktiviert den Überlebensmodus »Kampf, Flucht, Starre«!
- Adrenalin und Cortisol werden ausgeschüttet, der Blutdruck steigt an.
- Mehr Blut gelangt ins limbische System, weniger in die »hoch entwickelten« äußeren Teilen des Gehirns.
- Oftmals ist das Broca-Areal betroffen, man ist sprachlos.
- Die Reduktion von Stresshormonen und des (realen) Anspannungsgefühls erfolgt über Tage bis Wochen – jegliche Konfrontation mit kritischen Situationen führt erneut zu einem Anstieg von Adrenalin!
- Idee: Förderung des Spannungsabbaus durch Bewegung!

THEORIE-INPUT

Unabhängig von ihrer Qualität lösen Stressoren ein Syndrom körperlicher Anpassungsreaktionen aus – das **allgemeine Adaptationssyndrom**. Im biopsychologischen Stresskonzept unterscheidet Selye (1991) drei aufeinander folgende Phasen: Alarmreaktion, Widerstand, Erschöpfung.

1. **Alarmreaktion:** Neuronale und hormonelle Prozesse spielen zusammen und eine Aktivierung des Hypothalamus erfolgt, wobei über eine Ausschüttung von Hormonen der Nebennierenrinde eine Blutzuckererhöhung bewirkt wird, die dem Organismus Energie liefert, um sich den Situationsanforderungen stellen zu können. Zudem aktiviert der Hypothalamus das Nebennierenmark, welches Adrenalin und Noradrenalin freisetzt. Adrenalin führt unter anderem zu einer Erhöhung der Herzfrequenz, einer Erweiterung der Luftröhre, vermehrter Durchblutung der Skelett-

muskulatur und einer Beschleunigung der Blutgerinnung. Noradrenalin bewirkt eine Erhöhung des Blutdrucks.

2. **Widerstand:** Da sich der Widerstand ausschließlich auf den aktuellen Stressor fokussiert und gegenüber weiteren Stressoren herabgesetzt ist, kann es etwa zu einer Schwächung des Immunsystems und damit einhergehend zu einer Herabsetzung der Infektionsabwehr kommen.
3. **Erschöpfung:** Kommt es zu einer dauerhaften Belastung des Organismus durch einen Stressor, hat sich dieser zwar daran angepasst, kann ihn jedoch nicht bewältigen, sodass es zu psychosomatischen oder psychischen Störungen mit psychosozialen Folgen kommen kann. Dies ist u.a. sowohl von der konstitutionellen Disposition als auch der individuellen Persönlichkeit abhängig. Aufgrund der dauerhaften Stressbelastung werden die Symptome der Alarmreaktion wieder ausgelöst, sind jedoch nun irreversibel, sodass es zu hormonell bedingten Beeinträchtigungen des vegetativen Nervensystems kommt. Im Zusammenwirken mit anderen Risikofaktoren können erschöpfungsdepressive Zustände oder auch psychosomatische Beschwerden, wie z.B. Bluthochdruck, Magengeschwür, Arteriosklerose oder Herzinfarkt, auftreten.

4.2.3 Checkliste Interventionen

Folgende Interventionen wurden im Rahmen des Ersteinsatzes durchgeführt. Die vollständige Checkliste der Interventionen findet sich in Anhang C.

Sicherheitsfördernde Interventionen

- Informationen zu Setting und weiteren Schritten

Ruhe fördernde Interventionen

- aktives Zuhören, Verständnis zeigen, nachfragen, Strukturierung
- Verbalisierung von Erlebtem
- Normalisierung der Gefühle und Situationen (z.B. Symptome als Bewältigungsstrategie benennen)
- Psychoedukation und Hilfestellungen im Umgang mit (Trauma-)Reaktionen
- Bereitstellung von Informationen

Selbstwirksamkeit fördernde Interventionen

- Planung der nächsten Tage und Schritte
- Förderung der Handlungsfähigkeit und Wiedergewinnung von Kontrolle
- Ressourcenaktivierung/-aufbau
- Förderung von Selbstfürsorge und Fürsorge für andere

Verbundenheit fördernde Interventionen

- Einbindung in tragfähige soziale Netzwerke
  - Familie
- Stabilisierung der Bezugssysteme (Eingrenzung von Konflikten/Konfrontationen)

4.2.4 Checkliste Risiko- und Schutzfaktoren

Nach dem Einsatz wurde für diagnostische sowie dokumentarische Zwecke eine Checkliste mit Risiko- und Schutzfaktoren verwendet, um den Bedarf der Weiterbetreuung oder Stabilisierung besser identifizieren zu können. Die vollständige Checkliste der Risiko- und Schutzfaktoren ist in Anhang D zu finden.

Schutzfaktoren

- Alltagsstruktur vor der Krisensituation
- unterstützendes soziales Netzwerk
- positives Selbstkonzept/internale Kontrollüberzeugung
- Zukunftsorientierung und Fokus auf Aufgaben
- Offenheit für Unterstützung
- Akzeptanz der Veränderung/des Verlustes

Risikofaktoren

- Situationsfaktoren
  - Informationsdefizit/kaum Informationen zur aktuellen Situation
  - (Zeugenschaft von) Bedrohung von Leib und Leben durch ein intensives Ereignis
  - subjektiv erlebte lange Dauer der Belastung
  - objektive Handlungsunfähigkeit, der Situation ausgeliefert sein
  - fahrlässiges menschliches Fehlverhalten
  - starkes Öffentlichkeits-/Medieninteresse
- Akutreaktionen
  - Erschütterung grundlegender Werte und Überzeugungen
  - Albträume, Ein- und/oder Durchschlafstörungen

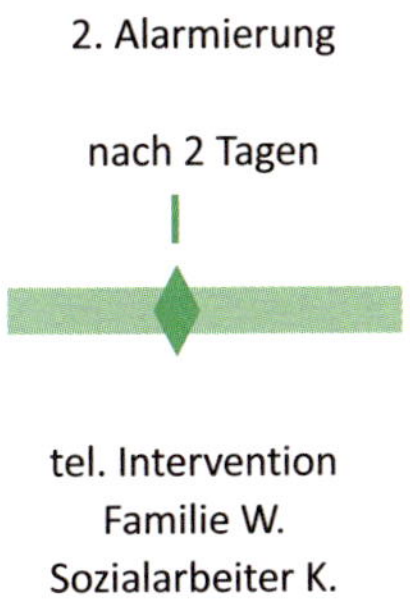

Abbildung 4: Betreuung der Familie W. durch den Sozialarbeiter K. (Ausschnitt aus Diagramm in Anhang B)

4.3 Familie W.

Die folgende Betreuungsdokumentation der Familie W. beginnt zwei Tage nach dem Notfallereignis.

4.3.1 Auftragsklärung

Zwei Tage nach der Gasexplosion nimmt der Rettungsdienst erneut Kontakt mit dem fachlichen Hintergrunddienst auf und ersucht darum, eine Familie zu betreuen, deren Angehöriger aufgrund der Gasexplosion samt Brandereignis zur Eigenrettung vom Balkon des achten Stockwerks gesprungen und dabei verstorben ist.

4.3.2 Gespräch und psychosoziale Interventionen – Telefonat – Sozialarbeiter K.

Infolge der eingegangenen Alarmierung nehme ich unmittelbar telefonischen Kontakt mit dem Schwager des verstorbenen Mannes auf. Die Gattin des Verstorbenen ist seine Schwester, Frau W., welche sich in einer »völligen Schockstarre« (siehe Kapitel 4.8, S. 90) befindet. Sie gibt sich die Schuld am Sprung ihres Gatten vom Balkon im achten Stock und an dessen Tod, weshalb er nun »sehr in Sorge« bezüglich ihres Zustandes ist. Frau W. selbst hielt sich nach dem Sprung vom Balkon noch über einen langen Zeitraum in der Eigentumswohnung des Mehrparteienhauses auf, ohne den Blick vom Balkon zu wagen, und konnte schließlich durch die Feuerwehr befreit werden. Hier weise ich den Schwager des Verstorbenen auf die Möglichkeit eines Gesprächs mit einer psychologischen oder psychotherapeutischen Fachkraft hin. Er berichtet weiter, dass sich seine Schwester bei der Ursprungsfamilie »in Sicherheit« befinde, welche eine wesentliche Ressource darstelle, da sie »Halt« gebe.

Der Schwager erkundigt sich bei mir hinsichtlich Unterstützungsmöglichkeiten, da seine Schwester in der Vergangenheit aufgrund von »seelischen Problemen und Krisen« bereits stationär an einer psychiatrischen Abteilung aufgenommen war, wobei die Compliance in der Behandlung seitens seiner Schwester nur mäßig gegeben sei. Die Familie wolle eine weitere stationäre Aufnahme an einer psychiatrischen Abteilung hintanhalten und seiner Schwester »von vornherein« die entsprechende Unterstützung bieten. In diesem Zusammenhang erörtere ich die Freiwilligkeit der Betreuung, welche eine Zustimmung der zu betreuenden Person erfordert. Zudem erläutere ich allgemein die aktuellen Unterstützungsmöglichkeiten. Auch informiere ich den Schwager darüber, dass das offene Ansprechen der eigenen Gedanken, Gefühle sowie Bedenken und Sorgen seiner Schwester gegenüber hilfreich sein kann, ein gemeinsamer Anruf entlastend wirken sowie eine langfristige klinisch-psychologische oder psychotherapeutische Betreuung sinnvoll sein kann. Auch empfehle ich die Weitergabe der Kontaktdaten an seine Schwester, sodass sie sich im Bedarfsfall selbstständig melden kann.

Der Schwager ist durch die ausführlichen Informationen sowie die unmittelbare Betreuung entlastet, er wird mit seiner Schwester und der Familie Rücksprache halten und sich im Bedarfsfall erneut melden.

4.3.3 Checkliste Interventionen

Folgende Interventionen wurden im Rahmen des Ersteinsatzes durchgeführt. Die vollständige Checkliste der Interventionen findet sich in Anhang C.

Sicherheitsfördernde Interventionen

- Informationen zu Setting und weiteren Schritten

Ruhe fördernde Interventionen

- aktives Zuhören, Verständnis zeigen, nachfragen, Strukturierung
- Verbalisierung von Erlebtem
- Bereitstellung von Informationen
- Psychoedukation und Hilfestellungen im Umgang mit (Trauma-)Reaktionen

Selbstwirksamkeit fördernde Interventionen

- Planung der nächsten Tage und Schritte
- Förderung der Handlungsfähigkeit und Wiedergewinnung von Kontrolle

Hoffnung fördernde Interventionen

- Weitervermittlung an benötigte Dienste
  - ambulante Psychotherapie

4.3.4 Checkliste Risiko- und Schutzfaktoren

Nach dem Einsatz wurde für diagnostische sowie dokumentarische Zwecke eine Checkliste mit Risiko- und Schutzfaktoren verwendet, um den Bedarf der Weiterbetreuung oder Stabilisierung besser identifizieren zu können. Die vollständige Checkliste der Risiko- und Schutzfaktoren ist in Anhang D zu finden.

Schutzfaktoren

- Alltagsstruktur vor der Krisensituation
- unterstützendes soziales Netzwerk
- Offenheit für Unterstützung

Risikofaktoren

- Situationsfaktoren
  - Informationsdefizit/kaum Informationen zur aktuellen Situation
  - (Zeugenschaft von) Bedrohung von Leib und Leben durch ein intensives Ereignis
  - subjektiv erlebte lange Dauer der Belastung
  - objektive Handlungsunfähigkeit, der Situation ausgeliefert sein
  - fahrlässiges menschliches Fehlverhalten
  - starkes Öffentlichkeits-/Medieninteresse
- Akutreaktionen
  - Gefühl von Hoffnungslosigkeit, Hilflosigkeit, Ohnmacht
  - Erschütterung grundlegender Werte und Überzeugungen

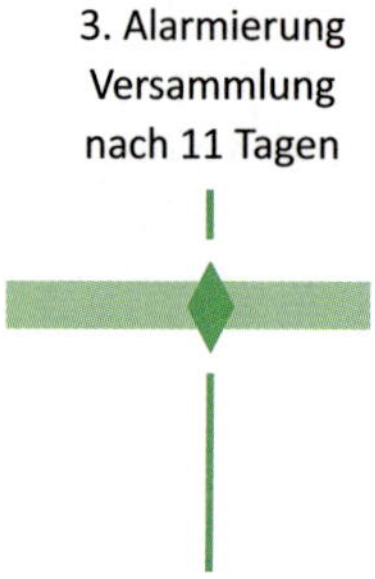

Abbildung 5: Dritte Alarmierung (Ausschnitt aus Diagramm in Anhang B)

4.4 Versammlung

Im Rahmen der folgenden Betreuungsdokumentation sind ein Klinischer Psychologe, ein Psychotherapeut und eine Sozialarbeiterin tätig, die mehrere Personen unterstützen. Außerdem wird im Kapitel angeführt, was nach einem Brandereignis speziell zu beachten ist.

4.4.1 Auftragsklärung

Elf Tage nach der Gasexplosion samt Brandereignis wird der fachliche Hintergrunddienst abermals kontaktiert. Der/die Mitarbeiter:in der Gemeinde informiert, dass die Bürgermeisterin eine Versammlung in der Stadthalle einberufen hat, an welcher circa 100 Personen teilnehmen werden, um »aktuelle Erkenntnisse sowie unangenehme Inhalte« zu übermitteln. Seitens der Bürgermeisterin lautet der Auftrag, vor Ort unterstützend tätig zu sein. Zum Einsatzort begeben sich der Klinische Psychologe A., der Psychotherapeut C. und die Sozialarbeiterin Y.

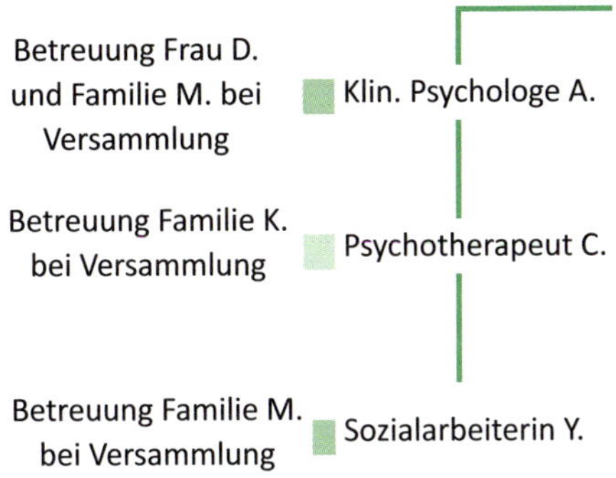

Abbildung 6: Betreuung von Frau D., Familie M. sowie Familie K. durch psychosoziale Fachkräfte bei der Versammlung (Ausschnitt aus Diagramm in Anhang B)

4.4.2 Einsatz vor Ort – Klinischer Psychologe A., Psychotherapeut C. und Sozialarbeiterin Y.

In der Stadthalle eingetroffen, wird uns von der Bürgermeisterin mitgeteilt, dass sich die Zahl der anwesenden Wohnungseigentümer:innen samt Angehörigen »überraschend« erhöht habe, wobei sie die Gesamtzahl auf 150 Personen schätzt. Sie informiert die Anwesenden über die Sanierung des Mehrparteienwohnhauses, wobei diese eine Dauer von einem Jahr überschreiten wird und die Betroffenen zwischenzeitlich andere Unterkünfte beziehen müssen. Die Bürgermeisterin erinnert die Wohnungseigentümer:innen, Schadensmeldungen bei ihren jeweiligen Versicherungen zu erstatten und alle in Zusammenhang mit der Gasexplosion samt Brandereignis anfallenden Kosten per Rechnung bestätigen zu lassen sowie diese aufzubewahren. Auch eine Liste aller entsorgten Gegenstände soll geführt und später der Versicherung übergeben werden. Zudem muss jede Wohnortveränderung dem/der entsprechenden Mitarbeiter:in der Gemeinde bekanntgegeben werden.

MERKE!
Erste Schritte nach einem Brandfall: Erforderliche Formalitäten

- Zunächst muss Kontakt mit der Haushaltsversicherung, sofern vorhanden, aufgenommen werden, um eine Schadensmeldung zu erstatten.
- Hat sich das Brandereignis in einer Mietwohnung zugetragen, ist ebenfalls der Vermieter bzw. die Genossenschaft zu verständigen.

- In weiterer Folge wird eine Schadensbesichtigung durch einen Sachverständigen vorgenommen, welcher schließlich ein Gutachten zur Schadenshöhe erstellt.
- Schließlich, sofern möglich, erfolgt die Sanierung durch einen spezialisierten Betrieb.

Weiters stellt die Bürgermeisterin die beteiligten Institutionen – Statiker:innen, Vertreter:innen einer Versicherungsgesellschaft, Bauunternehmen, Sanierungsunternehmen sowie die Fachkräfte der psychosozialen Akutbetreuung – vor und bietet Gespräche an. Zudem teilt sie mit, dass das Gebäude derzeit noch nicht betreten werden könne, die Wohnungseigentümer:innen allerdings in etwa zwei Wochen für die Zeitdauer von einer Stunde weitere Habseligkeiten sowohl aus den Wohnungen als auch den Kellerabteilen holen könnten. Die Reinigung des Kellers sowie des Stiegenhauses wird zu diesem Zeitpunkt bereits abgeschlossen sein und das Sanierungsunternehmen empfiehlt, von der Mitnahme von Utensilien aus Plastik, aufgrund »massiv erhöhter Vergiftungsgefahr«, abzusehen. Zudem wird darauf verwiesen, Kleidungsstücke aus den Eigentumswohnungen reinigen und eine Rechnung ausstellen zu lassen. Lebensmittel sind zu entsorgen – hierfür wird seitens der Gemeinde ein geeigneter Container zur Verfügung gestellt, welcher von den Wohnungseigentümer:innen genutzt werden soll.

MERKE!
Erste Schritte nach einem Brandfall: Schutzmaßnahmen

- Handschuhe, Staubmaske und Einmal-Anzüge tragen!
- Während des Aufenthalts in den Räumlichkeiten auf Durchlüftung achten!
- Nach Beendigung des Aufenthalts duschen!
- Kinder, kranke und ältere Personen sowie Haustiere sollen sich nicht in den Räumlichkeiten aufhalten!
- In den Räumlichkeiten weder essen, trinken noch rauchen!
- Verrußte Gegenstände sowie Lebensmittel und Medikamente entsorgen!
- Bekleidung waschen bzw. besser chemisch reinigen lassen!

(Vgl. FEUERwehrOBJEKTIV, 2010)

Sachverständige werden die Wohnungen noch besichtigen, wobei jedoch bereits feststeht, dass jede Eigentumswohnung saniert wird.

MERKE!
Erste Schritte nach einem Brandfall: Was ist zu beachten?

- Vor dem Betreten der Räume Rücksprache mit der Feuerwehr halten!
- Frühestens ein bis zwei Stunden nach den Löscharbeiten die Räumlichkeiten betreten!
- Wertgegenstände, Dokumente und vom Brand nicht betroffene Kleidung mitnehmen!
- Bei Übelkeit, Unwohlsein und Kopfschmerzen Arzt/Ärztin aufsuchen!
- Tierarzt/-ärztin jedenfalls aufsuchen!
- Sofern möglich, in den Räumlichkeiten querlüften!
- Haustüre sofern möglich versperren – eventuell mit Hilfe eines Schlüsseldienstes!
- Offensichtlich mit Ruß- oder Rauchniederschlag verunreinigte Gegenstände vor Ort belassen!
- »Mitnahme« von Ruß- oder Brandpartikeln in nicht betroffene Räume, z.B. durch nasse Tücher im Übergangsbereich, vermeiden!

(Vgl. FEUERwehrOBJEKTIV, 2010)

Anschließend an diese Ausführungen erläutern wir Fachkräfte der psychosozialen Akutbetreuung den Anwesenden unsere Funktion, bieten die Möglichkeit persönlicher Einzelgespräche an und händigen im Foyer Visitenkarten und Folder aus, falls die Betreuung zu einem späteren Zeitpunkt in Anspruch genommen werden möchte.

4.4.2.1 Familie K.

Gespräch und psychosoziale Interventionen – Psychotherapeut C.
Ich führe ein kurzes Gespräch mit Familie K., welche derzeit jedoch keinen Unterstützungsbedarf angibt, woraufhin ich allgemein noch einmal die Aufgaben und Möglichkeiten der psychosozialen Akutbetreuung erkläre und die entsprechenden Kontaktdaten übergebe.

4.4.2.2 Frau D.

Gespräch und psychosoziale Interventionen – Klinischer Psychologe A.
Ich komme mit der gebürtigen Schweizerin Frau D. (50 Jahre) ins Gespräch, welche unter der Woche in der Ortschaft des Ereignisses lebt und dort ihrer beruflichen Tätigkeit nachgeht. Sie berichtet von unspezifischen »Explosions- und Brandträumen«, welche erst kürzlich begonnen hätten. Wir besprechen verschiedene Bewältigungsstrategien, z. B. über das Ereignis sprechen und/oder von den Träumen erzählen. Ich lasse mir die Ereignisse sowie Träume von ihr detailliert schildern und normalisiere diese Reaktionen als »ganz normale Reaktionen einer normalen Person auf ein nicht normales Ereignis«, um Entlastung herzustellen. Darüber hinaus empfehle ich ihr die Anwendung der im Folgenden dargestellten **5-4-3-2-1-Übung** (nach Yvonne Dolan) und leite diese an. Abschließend überreiche ich meine Visitenkarte und biete weitere Gespräche bei Bedarf an.

THEORIE-INPUT
Die **5-4-3-2-1-Übung** nach (Yvonne Dolan) zählt zu den Distanzierungstechniken mit einer Verankerung im »Hier und Jetzt«, wobei die Aufmerksamkeit und Wahrnehmung nach außen gerichtet werden, wodurch negative Gedanken über die konkreten neutralen Sinneswahrnehmungen systematisch unterbrochen werden können. Indikationen sind:

- Reorientierung
- Gedankenstopp
- Impulskontrolle
- Unterbrechen von Angst- und Panikattacken
- Entspannung
- Einschlafhilfe

Anleitung: Die betroffene Person soll entweder laut, leise oder in Gedanken konkret fünf Dinge benennen, die sie um sich herum sieht. Daraufhin konkret fünf Dinge, die sie hört, und danach konkret fünf Dinge, die sie spürt. Im nächsten Schritt werden aus allen Bereichen konkret vier Dinge, dann drei, dann zwei und dann jeweils eines benannt.

Checkliste Interventionen

Folgende Interventionen wurden im Rahmen des Einsatzes durchgeführt. Die vollständige Checkliste der Interventionen findet sich in Anhang C.

Sicherheitsfördernde Interventionen

- Informationen zu Setting und weiteren Schritten

Ruhe fördernde Interventionen

- aktives Zuhören, Verständnis zeigen, nachfragen, Strukturierung
- Verbalisierung von Erlebtem
- Normalisierung der Gefühle und Situationen (z. B. Symptome als Bewältigungsstrategie benennen)
- Psychoedukation und Hilfestellungen im Umgang mit (Trauma-)Reaktionen
- Bereitstellung von Informationen

Traumatherapeutische Interventionen

- Stabilisierungsübungen

Checkliste Risiko- und Schutzfaktoren

Nach dem Einsatz wurde für diagnostische sowie dokumentarische Zwecke eine Checkliste mit Risiko- und Schutzfaktoren verwendet, um den Bedarf der Weiterbetreuung oder Stabilisierung besser identifizieren zu können. Die vollständige Checkliste der Risiko- und Schutzfaktoren ist in Anhang D zu finden.

Schutzfaktoren

- Alltagsstruktur vor der Krisensituation
- Offenheit für Unterstützung

Risikofaktoren

- Situationsfaktoren
  - Informationsdefizit/kaum Informationen zur aktuellen Situation
  - (Zeugenschaft von) Bedrohung von Leib und Leben durch ein intensives Ereignis
  - subjektiv erlebte lange Dauer der Belastung
  - objektive Handlungsunfähigkeit, der Situation ausgeliefert sein
  - fahrlässiges menschliches Fehlverhalten
  - starkes Öffentlichkeits-/Medieninteresse
- Akutreaktionen
  - Erschütterung grundlegender Werte und Überzeugungen
  - Albträume, Ein- und/oder Durchschlafstörungen

4.4.2.3 Familie M.

Gespräch und psychosoziale Interventionen – Klinischer Psychologe A., Sozialarbeiterin Y.

Gemeinsam mit der Sozialarbeiterin Y. führe ich ein Gespräch mit einem jungen Familienvater, dessen Töchter drei und fünf Jahre alt sind. Im Zuge der Gasexplosion hat die fünfjährige Tochter einen Mann vor dem eigenen Fenster aus großer Höhe zu Boden fallen sehen – dieser dürfte aus dem achten Stock gesprungen sein. Die Tochter spricht nun unaufhörlich von dem Gesehenen und es besteht eine nächtliche Enuresis im Sinne einer sekundären Harninkontinenz, da sie bereits für einen Zeitraum von mindestens sechs Monaten trocken war und nun erneut begonnen hat, regelmäßig einzunässen.

THEORIE-INPUT

Stunden, Tage, Wochen, Monate und auch Jahre oder über die gesamte Lebensspanne können Kinder und Jugendliche nach einem Notfall darauf noch reagieren, wobei dies oftmals unterschätzt, nicht als eine solche Reaktion wahrgenommen oder nicht erkannt wird.

Darüber hinaus besteht Uneinheitlichkeit hinsichtlich des Einsetzens, des Verlaufs sowie der Reaktionen selbst.

Infolge eines Notfalls kann es vorkommen, dass ein Kind/Jugendlicher – wie in der Betreuungsdokumentation dargestellt – regressives Verhalten zeigt, z. B. Einnässen, Babysprache oder am Daumen Lutschen. Weitere Informationen finden sich bei Karutz und Lasogga (2016).

Während ich mit dem Vater erarbeite, dass die Ereignisse altersentsprechend und ehrlich erklärt werden sollen, nimmt die Sozialarbeiterin Y. mit der Klinischen Psychologin X. telefonisch Kontakt auf, um die Betreuung der Familie am folgenden Tag zu vereinbaren (siehe *Einsatz vor Ort – Klinische Psychologin X., S. 70*). Zudem stellt sich dem Vater die Frage nach einer adäquaten Wohnmöglichkeit. Er berichtet, dass die Familie derzeit bei seinen Eltern mit WC am Gang und Einzelöfen als Heizmöglichkeit lebe, wobei die Sozialarbeiterin Y. dieses Thema mit der Familie bearbeiten wird. Abschließend bespreche ich mit dem Vater, dass der geplante Kindergartenbesuch der fünfjährigen Tochter am folgenden Tag positiv ist, um ihr trotz der derzeit veränderten Situation weiterhin Struktur sowie Alltag zu ermöglichen bzw. diesen zu gewährleisten.

THEORIE-INPUT

Da im Zuge eines Notfalls sowie in den Stunden und Tagen danach sowohl äußeres als auch inneres Chaos (der Betroffenen) vorherrscht, ist die Herstellung von Normalität, vor allem für Kinder/Jugendliche, maßgeblich. Hier gilt: **Struktur hilft gegen Chaos!**

Sie kann durch die Erfüllung von Aufgaben, wie aufstehen, Hausaufgaben erledigen u. Ä., wichtigen Halt geben. Darüber hinaus benötigen Kinder und Jugendliche Struktur zur Orientierung, weshalb eine baldige Rückkehr in den Kindergarten sowie zur Schule und zu Freizeitaktivitäten eine wichtige Ressource und gelebte Normalität darstellt, welche jedenfalls hilfreich ist!

Auch die Einhaltung von Regeln und Grenzen zu Hause, regelmäßige Mahlzeiten sowie Unterstützung bei den Hausaufgaben vermitteln Kindern/Jugendlichen Sicherheit und Zuverlässigkeit ihrer Bezugspersonen.

Gewohnte Rituale, z. B. vor dem Schlafen, am Morgen, helfen Kindern/Jugendlichen dabei, sich sicher zu fühlen, und bieten darüber hinaus ein Gefühl der Selbstwirksamkeit, sofern sie Aufgaben übernehmen müssen.

Wesentlich ist, dass Kinder meist keine entsprechenden Vorerfahrungen mit Notfällen sowie dadurch weniger Bewältigungsstrategien zur Verfügung haben, weshalb sie sich diesbezüglich primär an ihren Bezugspersonen orientieren (vgl. Bobilier, 2021; Hausmann, 2021; Karutz & Lasogga, 2016; Lasogga & Münker-Kramer, 2021)!

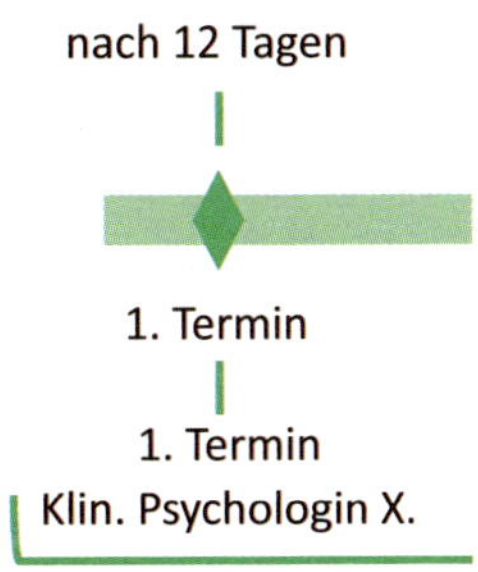

Abbildung 7: Betreuung der Familie M. durch die Klinische Psychologin X. (Ausschnitt aus Diagramm in Anhang B)

Gespräch und psychosoziale Interventionen – Einsatz vor Ort – Klinische Psychologin X.

Zwölf Tage nach der ersten Alarmierung suche ich Familie M., wie vereinbart, im Zuge eines Einsatzes vor Ort auf. Der Vater berichtet, dass die Beziehung zu seinen Eltern, aufgrund von Konflikten in der Vergangenheit, belastet sei, wodurch sich die derzeitige Wohn- und Lebenssituation weiter zuspitze. Familie M. hat aufgrund der Gasexplosion »alles verloren«. Die Finanzierung der Eigentumswohnung ist trotz des Ereignisses aufrecht, Ersparnisse sind durch die Einrichtung der Wohnung nicht mehr vorhanden, wobei die Familie – nach langem Sparen – erst kürzlich wieder neue Bekleidung und einige wenige Spielsachen für die Kinder ankaufen konnte – »jetzt ist alles kaputt«. Obwohl die Verzweiflung stark ausgeprägt ist, ist die Familie »sehr dankbar«, der Gasexplosion samt Brandereignis körperlich »unversehrt entkommen« zu sein. Die Ursprungsfamilien werfen der Familie jedoch vor, dass sie vor der Gasexplosion keine entsprechenden Versicherungen abgeschlossen hätten. Dies löst bei der Familie Schuldgefühle aus, welche im Gespräch bearbeitet sowie entlastet werden können.

THEORIE-INPUT

Im Allgemeinen werden **drei Arten von Schuld** unterschieden:

1. Die objektive Schuld betrifft diejenigen Personen, welche eine direkte Verantwortung an dem Notfall oder an dessen Folgen tragen, z. B. Brandverursacher:in, Unfallverursacher:in.
2. Die subjektive Schuld beschreibt Selbstanklagen und Schuldzuweisungen bei Umständen, die nicht zu verhindern gewesen sind und keine direkte Schuld beinhalten. Die subjektiv wahrgenommene Schuld steht nicht mit einer direkten Verantwortung am Notfall in Zusammenhang, kann aber für die Betroffenen eine bedrückende psychische Belastung sein, z. B. nach Suizid. Bei jüngeren Kindern ist auch das magische Denken zu beachten, welches ihre Wahrnehmung vor allem hinsichtlich ihrer subjektiv empfundenen Schuld massiv nachteilig beeinflussen kann!
3. Überlebensschuld empfinden insbesondere Trauernde, die den Notfall und die Todesumstände miterlebt haben, wobei die Trauer durch das Gefühl, das Weiterleben nicht verdient zu haben, behindert werden kann. Die Betroffenen haben Schwierigkeiten damit, eine allmähliche Anpassung an die Zukunft, ohne die verstorbene Person, zu gestalten, z. B. nach einer Naturkatastrophe oder Krankheit (Wagner, 2014, S. 35 f.).

THEORIE-INPUT

Wesentlich ist, dass **Schuldgefühle** auch als Erklärungen des Notfalls fungieren – sie stellen klare Zusammenhänge her, in denen alles seine Ordnung hat sowie **Sinn** ergibt, sodass man sich nicht ohnmächtig fühlt. Dies ist immer noch besser aushaltbar als der Erklärungsnotstand in Bezug auf den Notfall. Dadurch stellen Schuldgefühle auch Sicherheit und eine Form von Selbstschutz her, wobei manche Situationen rückblickend – entgegen der objektiven Realität – anders interpretiert werden können. Dieser sogenannte Rückschaufehler entsteht durch die Einbeziehung von Wissen, welches vor dem Notfall noch nicht verfügbar war. Darüber hinaus kommt es im Rahmen von Schuldgefühlen zu selektivem Denken, wodurch verschiedene Aspekte, Bedingungen, Verantwortungen etc. ausgeschlossen werden (vgl. Andreatta & Unterluggauer, 2012).
Umgang mit Schuld und Schuldgefühlen (vgl. Hausmann, 2016, S. 164; Andreatta & Unterluggauer, 2012): Schuld kann auch als Bewältigungsstrategie fungieren, wobei Versuche des ›Ausredens‹ des Schuldgefühls kontraindiziert sind und den Verarbeitungsprozess stören bzw. verhindern. Besser ist

- darüber sprechen lassen,
- zuhören, loben,
- Reaktionen normalisieren,
- entlasten,
- Verabschiedung vom Leichnam,
- nächste Schritte planen.

Entlastung der Schuld(-gefühle) kann zum Beispiel eintreten, indem man die Betroffenen beschreiben lässt, an welchem Punkt sie ihrer Meinung nach anders handeln hätten sollen/können und was sie ihres Erachtens damit bewirkt hätten. Dadurch entsteht Klarheit, dass die nun vorliegenden Informationen sowie Handlungsmöglichkeiten zum Zeitpunkt des Notfalls nicht vorhanden waren, was wiederum zu einem wesentlichen Aha-Erlebnis führt! Auch ist es bedeutsam, zu wissen, dass man nicht allein ist und es viele Betroffene nach Notfällen gibt, welche ebenfalls Schuldgefühle empfinden. Es ist jedenfalls hilfreich, dies gegenüber den Betroffenen zu verbalisieren!

Mit der fünfjährigen Tochter, welche seit der Gasexplosion samt Brandereignis wieder einnässt, betrachte ich – mit Zustimmung der Eltern und des Mädchens selbst – Fotos des Ereignisses, wobei sie zu jedem einzelnen Bild Fragen stellt und wir alles kindgerecht und detailliert besprechen. Aufgrund dieses Vorgehens ist das Mädchen in die Lage versetzt, exakt jene Momente zu benennen, welche in ihm Angst ausgelöst haben, und zudem kann es weitere damit einhergehende Emotionen artikulieren. Um die Handlungs- und Funktionsfähigkeit sowie das Gefühl der Kontrolle bei der fünfjährigen Tochter zu fördern, spielen wir die Ereignisse in der Folge mit dem vorhandenen Playmobil®-Spielzeug durch. Zunächst bauen wir gemeinsam aus einem Pappkarton ein hohes Haus, schneiden Flammen aus Papier aus und bemalen diese. Dann fährt die Tochter das Feuerwehrauto zum Haus und richtet mittels einer Feuerwehrmann-Spielfigur die Drehleiter sowie den Schlauch auf das Gebäude. Zur Darstellung von Löschwasser verwenden wir blaue Wolle, welche so lange auf die Papierflammen gelegt wird, bis diese nicht mehr sichtbar sind.

MERKE!
Durch das gemeinsame Nachspielen des Notfalls in gewohnter Umgebung mit bekannten Spielmaterialien und einem positiven Ausgang kann bei Kindern die Strukturierung und Verarbeitung des Erlebten gefördert werden. Durch das Bestimmen des Ausganges des Notfalls wird das Gefühl der Handlungsfähigkeit des Kindes gefördert.

Im weiteren Verlauf des Gesprächs beschreiben mir die Eltern ihre eigenen Symptome, welche auf eine akute Belastungsreaktion hinweisen, und schildern abermals ihre finanziellen wie existenziellen Sorgen.

Da sich auch der Cousin der Mutter, welcher ebenfalls Eigentümer einer der beschädigten Wohnungen ist, mit seiner zweijährigen Tochter vor Ort befindet, wird dieser von mir eingeladen, seine Situation zu schildern. Er berichtet, dass er bisher aufgrund seiner eigenen überwältigenden Überforderung mit der Situation noch nicht in der Lage gewesen sei, mit seiner Tochter darüber zu sprechen oder Fotos des Ereignisses anzusehen. Diesbezüglich normalisiere ich seine Reaktion, bearbeite mit ihm vorhandene Schuldgefühle und biete ihm an, seiner Tochter das Ereignis kindgerecht zu erklären.

MERKE!
Gerade bei jüngeren Kindern ist es essenziell, auf die vorsprachliche, paraverbale sowie nonverbale Kommunikation zu achten, da vor allem die Stimmungen wichtiger Personen und Helfer:innen wahrgenommen werden. Zudem können junge Kinder vielem noch

keine Gründe zuordnen, weshalb sie hauptsächlich auf die intensiven Emotionen reagieren.
Daher kann über Körperhaltung, Stimmlage, Lautstärke, Sprechgeschwindigkeit und Tonfall für junge Kinder Sicherheit und Beruhigung vermittelt werden.

Abschließend bespreche ich mit allen Erwachsenen, dass bereits mit sehr jungen Kindern ein offenes Gespräch über die potenziell traumatischen Ereignisse möglich und hilfreich sowie sinnvoll ist, wobei dieses kindgerecht gestaltet werden muss.

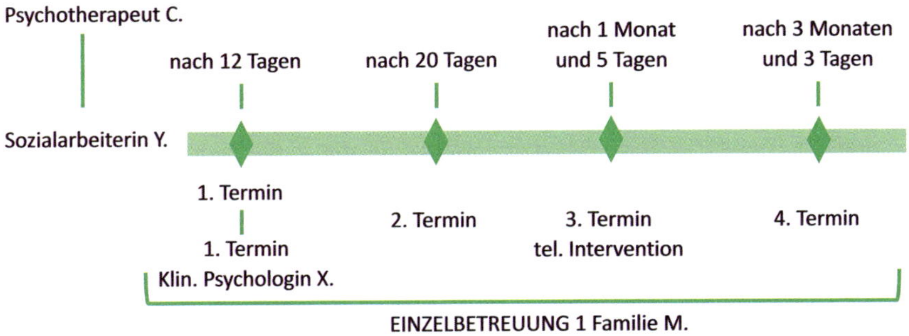

Abbildung 8: Betreuung der Familie M. durch die Sozialarbeiterin Y. (Ausschnitt aus Diagramm in Anhang B)

Gespräch und psychosoziale Interventionen – Einsätze vor Ort – Sozialarbeiterin Y.

Infolge des Einsatzes der Klinischen Psychologin X. suche ich Familie M. **am gleichen Tag** an ihrer vorübergehenden Wohnadresse bei den Eltern des Vaters auf, welche die Familienmitglieder, aufgrund der massiv beengten Verhältnisse, verlassen wollen, »besser gestern als heute«. Die Eltern berichten, weitere Angehörige hätten von einer Wohnmöglichkeit erzählt, welche umgehend ohne Entrichtung von Kaution wie Provision bezogen werden könne, wobei einzig noch einige Möbelstücke und Hausrat angekauft werden müssten. Da die Familie zum Zeitpunkt des Schadenseintritts nicht über die entsprechenden Versicherungen verfügte und sie den entstandenen Sachschaden der Eigentumswohnung selbstständig ersetzen muss, fülle ich mit den Eltern M. das Antragsformular für die »Katastrophenbeihilfe Österreich« – im Speziellen für Niederösterreich – aus. Gemeinsam erarbeiten wir auch die Möglichkeit, Mobiliar über den Sachspendenmarkt »Carla« zu beziehen sowie den Kontakt zur zuständigen Bezirksverwaltungsbehörde herzustellen, um den »Familienhärteausgleich« zu beantragen.

20 Tage nach der ersten Alarmierung findet bereits an der neuen Wohnadresse von Familie M. – das fehlende Mobiliar wurde tatsächlich bei »Carla« angekauft – ein weiterer Einsatz statt. Gemeinsam mit der Familie fülle ich das »Unterstützungsansuchen Soforthilfe« bei Licht ins Dunkel und das »Ansuchen um finanzielle Unterstützung in Notfällen« des Landes Niederösterreich aus, welche an die betreffenden Stellen ergehen.

Einen Monat und fünf Tage nach der ersten Alarmierung suche ich Familie M. erneut auf. Die Eltern M. berichten, dass kürzlich die Bürgermeisterin mit den Antragsformularen, welche wir bereits gemeinsam ausgefüllt hatten, bei ihnen gewesen sei. Die ausständigen Dokumente zum »Ansuchen um finanzielle Unterstützung in Notfällen« werden gemeinsam zusammengetragen und die Eltern senden diese an die zuständige Stelle. Der Vater berichtet mir von nach wie vor bestehenden Problemen in der Alltagsroutine, der Haushaltsführung sowie der Unterstützung bei der Versorgung der Kinder, wobei die Inanspruchnahme einer Psychotherapie – der Vater leidet laut seiner Aussage an Depressionen und erzählt diverse negative wie kritische Ereignisse seines Lebens – aus finanziellen sowie zeitlichen Gründen nicht möglich sei. Dennoch empfehle ich verschiedene kostenlose Beratungsstellen.

THEORIE-INPUT

Kritische Lebensereignisse können über die Lebensspanne hinweg sowohl im positiven (Geburt, Ausbildung etc.) als auch im negativen Spektrum (Scheidung, Tod etc.) auftreten, erfordern jedenfalls eine Anpassung an die veränderten Umstände und gehen mit emotionalen Reaktionen einher.

Gelingt die Anpassung an die positiv oder negativ veränderten Umstände nicht, kann dies mit negativen psychischen – im Sinne der Entwicklung einer psychischen Erkrankung – wie physischen Folgen einhergehen.

Keineswegs führen kritische Lebensereignisse jedoch obligatorisch zu negativen Folgen. Je nach Anpassungsmöglichkeiten, Bewältigungsstrategien sowie subjektiver Bewertung des Ereignisses können auch positive Effekte – im Sinne des posttraumatischen Wachstums – eintreten (vgl. Dorsch Lexikon der Psychologie, online).

Noch am selben Abend findet ein Telefonat mit dem Vater statt, da sich ein Mitarbeiter einer der angesuchten Unterstützungsmöglichkeiten, er weiß nicht genau welcher, hinsichtlich der Anschrift zur Zusendung eines Briefes an ihn gewandt hat – die Eigentumswohnung ist nach wie vor als Hauptwohnsitz vermerkt. Auf meine Nachfrage hin erklärt der Mitarbeiter, dass die Höhe der finanziellen Unterstützung noch unklar sei, dies werde allerdings in den kommenden Tagen entschieden.

Drei Monate und drei Tage nach der ersten Alarmierung findet ein abschließender Einsatz mit Familie M. statt, währenddessen meinerseits noch einige nachgeforderte Dokumente für gestellte Anträge per E-Mail an die zuständigen Stellen gesendet und Telefonate mit den Sachbearbeiter:innen geführt werden, welche positiv verlaufen. Die Eltern geben an, sich bei Bedarf wieder zu melden, dies war jedoch nicht mehr der Fall.

Checkliste Interventionen

Folgende Interventionen wurden im Rahmen des Einsatzes durchgeführt. Die vollständige Checkliste der Interventionen findet sich in Anhang C.

Sicherheitsfördernde Interventionen

- Unterstützung bei der
  - Suche und Zusammenstellung von wichtigen Dokumenten
- Begleitung/Hilfestellungen im Kontakt mit
  - Familie oder Freund:innen
  - Behörden
- Informationen zu Setting und weiteren Schritten
- Weitergabe von Visitenkarten, Foldern und Kontaktadressen

Ruhe fördernde Interventionen

- aktives Zuhören, Verständnis zeigen, nachfragen, Strukturierung
- Verbalisierung von Erlebtem
- Normalisierung der Gefühle und Situationen (z. B. Symptome als Bewältigungsstrategie benennen)
- Psychoedukation und Hilfestellungen im Umgang mit (Trauma-)Reaktionen
- Bereitstellung von Informationen
- Bearbeitung und Entlastung von Schuld-/Schamgefühlen

Selbstwirksamkeit fördernde Interventionen

- Planung der nächsten Tage und Schritte
- Förderung der Handlungsfähigkeit und Wiedergewinnung von Kontrolle
- Förderung von Selbstfürsorge und Fürsorge für andere

Hoffnung fördernde Interventionen

- Zukunftsorientierung und Erarbeiten von positiven Perspektiven
- Beratung über
  - Förderungen in Notsituationen/Katastrophenhilfe
- Weitervermittlung an benötigte Dienste
  - Bezirksverwaltungsbehörde/Fachbereich Soziale Arbeit

Traumatherapeutische Interventionen: Screentechnik, Integration des Traumas in die Lebensgeschichte

Checkliste Risiko- und Schutzfaktoren

Allgemeines

- psychiatrische/psychotherapeutische Vorgeschichte
- unsichere existenzielle oder materielle Lage bereits vor der Krisensituation

Schutzfaktoren

- Alltagsstruktur vor der Krisensituation
- unterstützendes soziales Netzwerk
- positives Selbstkonzept/internale Kontrollüberzeugung
- Zukunftsorientierung und Fokus auf Aufgaben
- Offenheit für Unterstützung

Risikofaktoren

- Personenfaktoren
  - mangelnde Erfahrung/niedriger Entwicklungsstand/begrenztes Verständnis
  - Abhängigkeitsverhältnis (vom Hilfesystem oder von Helfer:innen)

- Situationsfaktoren
  - Informationsdefizit/kaum Informationen zur aktuellen Situation
  - objektive Handlungsunfähigkeit, der Situation ausgeliefert sein
  - fahrlässiges menschliches Fehlverhalten
  - starkes Öffentlichkeits-/Medieninteresse

- Akutreaktionen
  - Gefühl von Hoffnungslosigkeit, Hilflosigkeit, Ohnmacht
  - Erschütterung grundlegender Werte und Überzeugungen

- Soziales Umfeld
  - Schuldzuweisung durch das Umfeld

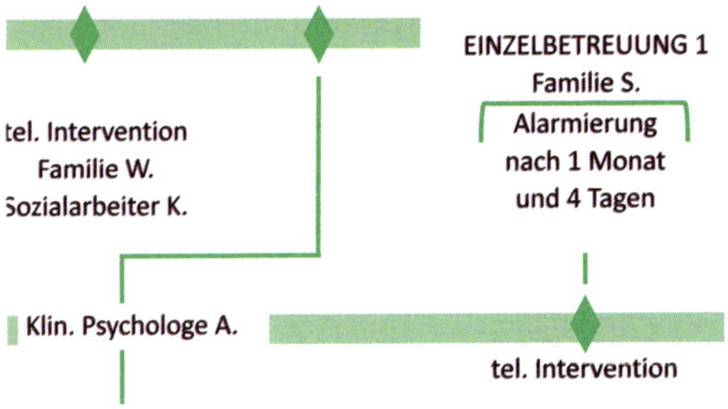

Abbildung 9: Betreuung der Familie S. durch den Klinischen Psychologen A. (Ausschnitt aus Diagramm in Anhang B)

4.5 Familie S.

Nicht immer kann die gewünschte Unterstützung sofort zur Verfügung gestellt werden, wie die folgende Betreuungsdokumentation zeigt.

4.5.1 Auftragsklärung

Einen Monat und vier Tage nach der ersten Alarmierung erfolgt eine weitere Kontaktaufnahme mit dem fachlichen Hintergrunddienst. Ein:e Mitarbeiter:in der Gemeinde ersucht um Unterstützung eines Vaters im Sinne einer Elternbefähigung durch psychoedukative Inhalte und dessen siebenjährigen Sohnes, der an Schlafproblemen sowie Albträumen leidet. Zudem wird um Abklärung eines Unterstützungsbedarfs durch die Soziale Arbeit gebeten. Es erfolgt eine Fallübergabe an den Klinischen Psychologen A., der mit dem Vater am selben Tag Kontakt aufnimmt.

4.5.2 Gespräch und psychosoziale Interventionen – Telefonat – Klinischer Psychologe A.

Nach der Fallübergabe durch den fachlichen Hintergrunddienst nehme ich telefonischen Kontakt mit dem Vater auf. Im Zuge des Gesprächs erhebe ich, dass die Betreuung vordergründig für den Sohn, weniger für den Vater angedacht ist. Sein Sohn kann zwar schlafen sowie die Schule besuchen und Freunde treffen, dennoch erachtet der Vater ein Gespräch über die Gasexplosion samt Brandereignis als sinnvoll. Meine Frage, ob der Sohn in der Lage sei, von sich aus über das Ereignis zu sprechen, bejaht der Vater und ergänzt, der Sohn reagiere jedoch nicht auf diesbezügliche Nachfragen seinerseits. Wir vereinbaren einen Termin innerhalb der kommenden Woche, wobei der Vater meint, der Sohn sei im Gespräch mit einer Frau zugänglicher. Ich sichere ihm nach erfolgter Abklärung seines Wunsches einen Rückruf zu.

Nach erfolgter intervisorischer Rücksprache mit der fachlichen Leitung teile ich dem Vater mit, dass aus personellen Gründen derzeit keine weibliche psychosoziale Fachkraft zur Verfügung stehe, das Gespräch jedoch mit mir erfolgen könne. Daraufhin meint er, der Sohn wolle in keiner Weise über die Gasexplosion sprechen, weshalb – aus seiner Sicht – nur eine Betreuung durch eine Frau zielführend sei. Ich übermittle ihm anschließend Kontaktdaten einer externen Institution, welche aktuell Beratungsplätze für Kinder zur Verfügung hat, und biete ihm die Möglichkeit einer neuerlichen Kontaktaufnahme an. Ein weiterer Bedarf wurde seitens des Vaters nicht gemeldet.

Während des Gesprächs konnte ich mangelnde Deutschkenntnisse feststellen, weshalb sich die Verständigung schwierig gestaltete. Ich empfehle dem Vater daher zudem eine psychotherapeutische Anbindung in der Erstsprache.

4.5.3 Checkliste Interventionen

Folgende Interventionen wurden im Rahmen des Ersteinsatzes durchgeführt. Die vollständige Checkliste der Interventionen findet sich in Anhang C.

Sicherheitsfördernde Interventionen

- Informationen zu Setting und weiteren Schritten

Ruhe fördernde Interventionen

- aktives Zuhören, Verständnis zeigen, nachfragen, Strukturierung
- Verbalisierung von Erlebtem
- Bereitstellung von Informationen

4.5.4 Checkliste Risiko- und Schutzfaktoren

Nach dem Einsatz wurde für diagnostische sowie dokumentarische Zwecke eine Checkliste mit Risiko- und Schutzfaktoren verwendet, um den Bedarf der Weiterbetreuung oder Stabilisierung besser identifizieren zu können. Die vollständige Checkliste der Risiko- und Schutzfaktoren ist in Anhang D zu finden.

Risikofaktoren

- Personenfaktoren
  - Mangelnde Erfahrung/niedriger Entwicklungsstand/begrenztes Verständnis

- Situationsfaktoren
  - Informationsdefizit/kaum Informationen zur aktuellen Situation
  - (Zeugenschaft von) Bedrohung von Leib und Leben durch ein intensives Ereignis
  - subjektiv erlebte lange Dauer der Belastung
  - objektive Handlungsunfähigkeit, der Situation ausgeliefert sein
  - starkes Öffentlichkeits-/Medieninteresse

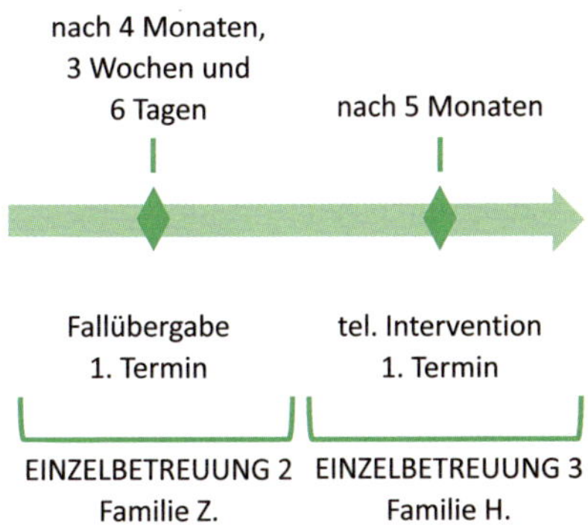

Abbildung 10: Betreuung der Familie H. durch die Sozialarbeiterin Y. (Ausschnitt aus Diagramm in Anhang B)

4.6 Familie H.

Auch mehrere Monate nach dem Notfallereignis kann eine psychosoziale Betreuung notwendig und hilfreich sein, wie die folgende Betreuungsdokumentation zeigt.

4.6.1 Gespräch und psychosoziale Interventionen – Einsatz vor Ort – Sozialarbeiterin Y.

Infolge eines telefonischen Ersuchens circa fünf Monate nach der ersten Alarmierung begebe ich mich zu Familie H., welche aus Vater, Mutter und einer dreijährigen Tochter besteht. Die Mutter berichtet, dass die Monate nach der Gasexplosion samt Brandereignis »sehr anstrengend« gewesen seien, eine vorübergehende Wohnmöglichkeit so kurzfristig nicht gefunden werden hätte können und man sowohl in Tschechien als auch in Österreich bei verschiedenen Familienmitgliedern genächtigt habe. Ihr Gatte hätte täglich um 00.00 Uhr an seiner Arbeitsstätte sein müssen, habe dies aufgrund der diversen Nächtigungsmöglichkeiten nicht mehr leisten können und seine Beschäftigung folglich aufgegeben. Die Familie habe nun eine Wohnung anmieten können und ihr Gatte habe eine neue berufliche Tätigkeit mit geregelten Dienstzeiten begonnen, wobei er ein minimal geringeres Einkommen erhalte. Da die Familie nicht über entsprechende Versicherungen verfügt und durch die Gasexplosion samt Brandereignis »extreme finanzielle Verluste« erlitten hat, wird gemeinsam das »Unterstützungsansuchen Soforthilfe« an Licht ins Dunkel gestellt, welches von der Gemeinde auch unterfertigt werden wird.

4.6.2 Checkliste Interventionen

Folgende Interventionen wurden im Rahmen des Ersteinsatzes durchgeführt. Die vollständige Checkliste der Interventionen findet sich in Anhang C.

Sicherheitsfördernde Interventionen

- Unterstützung bei der
  - Suche und Zusammenstellung von wichtigen Dokumenten
- Begleitung/Hilfestellungen im Kontakt mit
  - Behörden
- Informationen zu Setting und weiteren Schritten

Ruhe fördernde Interventionen

- aktives Zuhören, Verständnis zeigen, nachfragen, Strukturierung
- Verbalisierung von Erlebtem
- Psychoedukation und Hilfestellungen im Umgang mit (Trauma-)Reaktionen
- Bereitstellung von Informationen

Selbstwirksamkeit fördernde Interventionen
- Planung der nächsten Tage und Schritte
- Förderung der Handlungsfähigkeit und Wiedergewinnung von Kontrolle

Hoffnung fördernde Interventionen
- Beratung über
  - Förderungen in Notsituationen/Katastrophenhilfe

4.6.3 Checkliste Risiko- und Schutzfaktoren

Nach dem Einsatz wurde für diagnostische sowie dokumentarische Zwecke eine Checkliste mit Risiko- und Schutzfaktoren verwendet, um den Bedarf der Weiterbetreuung oder Stabilisierung besser identifizieren zu können. Die vollständige Checkliste der Risiko- und Schutzfaktoren ist in Anhang D zu finden.

Schutzfaktoren
- Alltagsstruktur vor der Krisensituation
- Zukunftsorientierung und Fokus auf Aufgaben

Risikofaktoren
- Personenfaktoren
  - mangelnde Erfahrung/niedriger Entwicklungsstand/begrenztes Verständnis

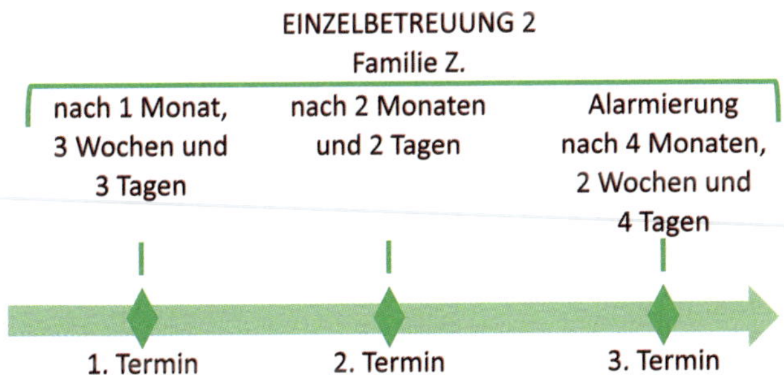

Abbildung 11: Betreuung der Familie Z. durch den Klinischen Psychologen A. (Ausschnitt aus Diagramm in Anhang B)

4.7 Familie Z.

Die folgende Betreuungsdokumentation beschreibt, wie ein zweites kritisches Ereignis eine neuerliche psychosoziale Betreuung erfordert.

4.7.1 Auftragsklärung und Telefonat – Klinischer Psychologe A.

Ich werde einen Monat, drei Wochen und drei Tage nach der ersten Alarmierung von einem Vater kontaktiert, welcher ebenso ein Bewohner des Mehrparteienhauses ist und meine Nummer von einer befreundeten Familie erhielt. Er berichtet mir, sein sechsjähriger Sohn leide seit der Gasexplosion samt Brandereignis an Angstzuständen und könne »nur schwer« allein sein. Er werde zudem durch Sirenen der Feuerwehr »getriggert«, habe dann das Gefühl, dass »alles explodiert«, und »weint viel«. Ich biete dem Vater einen Einsatz vor Ort am selben Tag zur Abklärung eines akuten vs. längerfristigen Betreuungsbedarfs an. Er muss jedoch mehrere Tage seiner beruflichen Tätigkeit nachgehen, weshalb er einen Termin vor Ort erst in mehreren Wochen wünscht. Ich wende daraufhin ein, dass die beschriebene Symptomatik ernst klinge und ein früherer Termin sinnvoll sei. Er antwortet, er werde noch einige Termine abklären und sich danach abermals melden. Wir vereinbaren beim folgenden Telefonat (wenige Minuten später) einen Einsatz vor Ort zwei Monate und zwei Tage nach der ersten Alarmierung. Ich erkläre ihm noch den Ablauf des Gesprächs – zunächst wird mit ihm und seiner Gattin, in weiterer Folge mit dem Sohn gesprochen. Abschließend biete ich ein Telefonat vor dem vereinbarten Termin an, falls dies aus Sicht des Vaters notwendig ist.

MERKE!
Infolge eines Notfalls kann es durch verschiedene Schlüsselreize (Trigger) – in der hier dargestellten Betreuungsdokumentation z. B. Sirenen der Feuerwehr – zur Auslösung eines intensiven Wiedererlebens von Emotionen in Zusammenhang mit dem Notfall sowie des Notfalls selbst kommen, wobei die Unterscheidung zwischen Erinnerung und Hier und Jetzt nicht mehr gelingt. Folglich hat die Person intensive Gedanken bzw. Emotionen sowie Erinnerungen an den Notfall oder erlebt ihn nochmals, so als würde das Ereignis jetzt gerade stattfinden.

4.7.2 Gespräch und psychosoziale Interventionen – Einsatz vor Ort – Klinischer Psychologe A.

Der vereinbarte Einsatz bei der Familie findet zwei Monate und zwei Tage nach der ersten Alarmierung statt, wobei die ursprünglich kommunizierte Uhrzeit durch den Vater zweimalig nach hinten verschoben wird, sodass für mich einige Wartezeit entsteht. Ich nutze die Zeit, um mich auf die vorliegende Problematik einzustellen und vorzubereiten. In der Küche der vorübergehenden Wohnmöglichkeit der Familie beginnt das Gespräch mit dem Vater und die Mutter begibt sich mit dem Sohn zum Spielen in dessen Kinderzimmer. Der Vater berichtet, er habe während der Nacht den Brandgeruch wahrgenommen und seine Familie geweckt, wobei sich sein Sohn beim Verlassen des Gebäudes vom zweiten Stock über das Stiegenhaus an ihn »geklammert, nicht gesprochen und gezittert« habe. Der Vater beschreibt mir auf Nachfrage Angstreaktionen des Sohnes vor allem bei Sirenengeräuschen, Feuerwerk und in der Dunkelheit sowie von Schlafproblemen – so will der Sohn aktuell nicht allein in seinem Zimmer nächtigen. Ich frage ihn nach einer beispielhaften Situation und er schildert mir, dass vor kurzem in der Nähe ein Rettungseinsatz stattgefunden habe und ein Rettungsfahrzeug vorbeigefahren sei. Die Sirene und das Blaulicht des Fahrzeugs hätten den Sohn geängstigt, wobei er mittels Tablet »gut« ablenkbar gewesen sei. Ich bespreche mit dem Vater psychoedukative Inhalte zum kindlichen Versuch, mit Krisen umzugehen bzw. diese zu bewältigen, und damit verbundenen mehr oder weniger sichtbaren Traumafolgen (siehe Kapitel 3.3.5, S. 36 f.). Ich normalisiere die genannten Reaktionen. Das Ziel ist es, dem Vater ein Verständnis für übliche Verhaltensweisen seines Kindes in belastenden Situationen zu vermitteln.

MERKE!

Aufgrund der Ausnahmesituation sowie des Schockzustandes der Betroffenen gelingt es diesen oftmals nicht, ihre Akutreaktionen auf den Notfall in einen adäquaten Bezugsrahmen einzuordnen, sodass deren Normalisierung eine wesentliche Intervention darstellt und überaus entlastend wirken kann. Da vor allem Kinder noch keinen derartigen Bezugsrahmen zur Verfügung haben, ist es umso wesentlicher, ihnen ihre Akutreaktionen zu erklären und diese zu normalisieren!

Viele Personen – auch Helfer:innen und Fachkräfte – können bei massiv ausagierten Akutreaktionen, z. B. schreien, an die Grenzen ihrer Unterstützungsmöglichkeiten gelangen, da dies – gerade im mitteleuropäischen Kulturkreis – nicht als normale Akutreaktion verbreitet ist, weshalb es oft zum vorschnellen Einsatz beruhigender Medikation oder sogar zur stationären Aufnahme an einer psychiatrischen Abteilung kommt. Dis ist in den meisten Fällen jedoch kontraproduktiv und verzögert sowohl etwaige Trauerreaktionen als auch die Auseinandersetzung mit dem Notfall!

Als nächstes stelle ich mich beim Sohn vor, erkläre ihm altersadäquat den Grund meiner Anwesenheit und wir beginnen das Gespräch, wobei er währenddessen keine problematischen Reaktionen zeigt – er erzählt ohne Pausen von den Ereignissen, kritische Reaktionen bei der Erzählung sind zudem nicht feststellbar. Da der Sohn nur gebrochen Deutsch spricht, muss der Vater fallweise übersetzen.

THEORIE-INPUT

Wie bereits auf S. 69 ausgeführt, verfügen vor allem jüngere Kinder kaum über Bewältigungsstrategien in Bezug auf einen Notfall (vgl. Lasogga & Gasch, 2008, S. 288).
Dennoch gibt es hilfreiche Unterstützungsmöglichkeiten:

- vertrauensvolle Beziehungen zu Personen,
- die Möglichkeit, mit Bezugspersonen offen über Gefühle und Gedanken zu sprechen,
- Hilfsangebote von Dritten annehmen.

Darüber hinaus kann gemeinsam mit den Eltern und Kindern nach weiteren hilfreichen Ressourcen zur Bewältigung gesucht werden. Zum Beispiel können Kinder mittels Imaginationsübungen angeleitet werden, sich einen sicheren Ort – dies kann auch ein realer sein – oder eine:n Helfer:in vorzustellen, um positive Gefühle sowie Sicherheit herzustellen. Auch Rituale, z. B. beim Zubettgehen, vermitteln Halt und Sicherheit. Hobbys, Sport, Haustiere sowie die Beschäftigung mit angenehmen Aktivitäten fördern bei Kindern zudem positive Gefühle wie aktives Handeln (vgl. Lasogga & Gasch, 2008, S. 301 f.).

Im Zuge der Gespräche fällt mir insgesamt eine Überforderung der Eltern auf. Diese berichten auf meine Nachfrage hin, dass der Sohn »noch nie wirklich allein geschlafen« habe. Kontakte des Sohnes zu Schulfreunden sind vorhanden, entwicklungspsychologisch kann die Angst vor der Dunkelheit normalisiert werden. Abschließend schlage ich der Familie den Besuch der

Feuerwehr vor sowie – zur Wiedererlangung von Kontrolle und Selbstwirksamkeitserleben –, im offenen Kamin ein kleines Feuer zu entzünden, welches gemeinsam gelöscht wird.

MERKE!
Infolge eines Notfalls ist es oftmals hilfreich, die belastenden Erfahrungen durch gesunde zu ersetzen bzw. eine »gesunde Folie« über die Ereignisse zu legen. Dies bedeutet, bei einem Notfall im eigenen Haus – z. B. Sturz im Badezimmer, massiver Blutverlust, Auffinden durch im Haushalt lebende Person – das belastende Bild z. B. durch Umgestaltung des Raumes in ein gesundes Bild zu verändern. Diese Intervention ist auch für Kinder hilfreich. Auf die hier dargestellte Betreuungsdokumentation bezogen bewirkt der Besuch der Feuerwehr die Erkenntnis, dass diese nicht nur in Notfällen wie bei der Gasexplosion handelt, sondern auch andere Tätigkeiten ausübt, z. B. Beratung bei Bauverhandlungen.

Ich versichere den Familienmitgliedern, dass sie sich bei Unterstützungsbedarf jederzeit bei mir melden können.

4.7.3 Auftragsklärung

Der Vater der bereits bekannten Familie Z. kontaktiert vier Monate, zwei Wochen und vier Tage nach der ersten Alarmierung den fachlichen Hintergrunddienst erneut und berichtet, dass seine Gattin vor wenigen Wochen, infolge eines Auslandsaufenthaltes der Familie, an einer Infektion verstorben sei, wobei sie einen intensivmedizinischen Spitalsaufenthalt in Anspruch hätte nehmen müssen. Der Schulbesuch des Sohnes sei nach wie vor aufrecht, jedoch bestünden nun seitens der Schule Sorgen, da der Sohn Angst vor dem Alleinsein habe, anhänglich sei, von Albträumen erzähle, unkonzentriert sei sowie negativ denke. An Ressourcen nennt der Vater/Gatte seine Eltern, welche ihn derzeit unterstützten, jedoch in großer Entfernung lebten. Betreuungsbedarf besteht sowohl in psychologischer als auch sozialarbeiterischer Hinsicht, weshalb eine Fallübergabe an den Klinischen Psychologen A. sowie die Sozialarbeiterin Y. erfolgt und der Klinische Psychologe A. noch am selben Tag Kontakt mit dem Vater aufnimmt.

4.7.4 Gespräch und psychosoziale Interventionen – Folgeeinsatz vor Ort – Klinischer Psychologe A.

Der fachliche Hintergrunddienst erinnert mich im Zuge der Fallübergabe, dass die Familie nun innerhalb kurzer Zeit zwei belastende sowie potenziell traumatische Ereignisse erlitten hat: den Verlust der Wohnung, aufgrund der Gasexplosion samt Brandereignis, sowie das Versterben der Mutter/Gattin.

Ich vereinbare noch für denselben Tag einen Einsatz vor Ort und begebe mich unmittelbar zur Familie. In einem ersten Gespräch mit dem Vater/Gatten kann ich erheben, dass sich die Verstorbene während des Auslandsaufenthaltes eine Infektion zugezogen, eine Behandlung im Spital jedoch nicht als notwendig erachtet hat, weshalb sie noch während des Aufenthaltes daran verstarb. Der Vater/Gatte berichtet mir weiter, dass seine verstorbene Gattin eine Behandlung in einem österreichischen Spital zugelassen hätte und sie der Meinung gewesen sei, »bis dahin durchzuhalten«, wobei sich ihre Temperatur »unkontrolliert« erhöht habe, sodass sie zuletzt »nicht einmal mehr« vom Bett aufstehen konnte. Der Vater/Gatte verständigte daraufhin, gegen ihren Willen, die Rettung, im Spital musste seine Gattin unverzüglich in den künstlichen Tiefschlaf versetzt werden. Er beschreibt mir Schuldgefühle, da er es nicht zeitgerecht geschafft hat, seine Gattin von der Notwendigkeit des Spitalsaufenthaltes zu überzeugen und ihr die erforderliche Hilfe zuteilwerden zu lassen – »vielleicht würde sie sonst noch leben«. Im Gespräch mit dem Vater/Gatten ist es mir möglich, seine Schuldgefühle mit ihm zu bearbeiten und ihn mit der Möglichkeit, seine Gedanken auszusprechen, zu entlasten.

»Das ganze letzte Jahr ist eine einzige Katastrophe«, so der Vater/Gatte, und er erzählt mir von einem Abort und damit einhergehenden massiven psychischen wie physischen Problemen, welche bei seiner verstorbenen Gattin auch »Todesangst« ausgelöst hätten, bis hin zur Gasexplosion samt Brandereignis sowie jetzt zum Versterben seiner Gattin. Ich erarbeite mit dem Vater/Gatten psychoedukativ, dass allem voran die Verlustängste des Sohnes aufgrund der vielfältigen bedrohlichen Ereignisse äußerst normal sowie nachvollziehbar sind, welche sich aufgrund der nonverbalen Kommunikation seinerseits verstärken. Ich empfehle ihm, konkret anzusprechen, weshalb er traurig ist und weint, sowie ein gemeinsames Trauern mit dem Sohn, um diesem das Erleben der Normalität auch seiner Gefühle in dieser schwierigen Situation zu ermöglichen. Den sechsjährigen Sohn frage ich altersentsprechend, welche Wünsche er in Bezug auf die Trauer um seine Mutter habe, ob es Vorstellungen gebe, was ihn in seinen Emotionen unterstützen könne. Er möchte ein Foto seiner Mutter in seinem Kinderzimmer aufhängen. Mit der Familie bespreche ich zudem die Möglichkeit der gemeinsamen Gestaltung einer Erinnerungsbox mit für den Sohn wichtigen Gegenständen, Fotos etc. der Mutter, was der Sohn jedenfalls gemeinsam mit seinem Vater machen möchte. Auch die Unterstützung durch Angebote der niedergelassenen Trauerbegleitung wird gemeinsam mit Sohn und Vater erörtert – eine diesbezügliche Kontaktaufnahme durch den Vater wird in Aussicht gestellt. Abschließend bespreche ich mit dem Vater/Gatten noch das Angebot einer langfristigen ambulanten Psychotherapie für Vater und Sohn in deren Erstsprache.

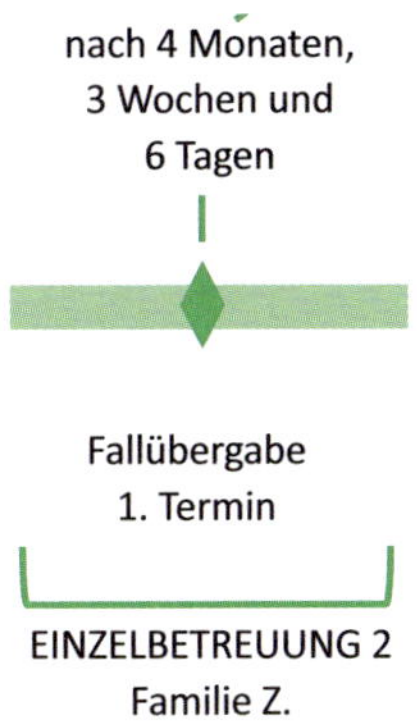

Abbildung 12: Betreuung der Familie Z. durch die Sozialarbeiterin Y. (Ausschnitt aus Diagramm in Anhang B)

4.7.5 Gespräch und psychosoziale Interventionen – Einsatz vor Ort – Sozialarbeiterin Y.

Vor meinem Einsatz vier Monate, drei Wochen und sechs Tage nach der ersten Alarmierung informiert mich der Klinische Psychologe A. – nach Aufklärung sowie Zustimmung des Vaters/Gatten – über seinen Einsatz sowie mögliche relevante Themen.

Auch mir berichtet der Vater/Gatte im Zuge meines Einsatzes von den Ereignissen des letzten Jahres. Der Sohn wohnt dem Gespräch von Beginn an bei, er zeichnet und bastelt währenddessen. Obwohl seitens des Vaters/Gatten bereits eine Institution seiner Wahl zur Trauerbegleitung kontaktiert wurde, informiere ich ihn über ein weiteres Angebot, welches ihn überaus interessiert, sodass er unmittelbar Kontakt aufnimmt. Gemeinsam füllen wir den Antrag auf Witwer- und Waisenpension sowie das »Unterstützungsansuchen Soforthilfe« bei Licht ins Dunkel aus, welches von der Gemeinde auch unterfertigt wird. Aufgrund der, mit dem Todesfall einhergehenden, finanziellen Einbußen möchte der Vater/Gatte alsbald eine neue Unterkunft beziehen, da die Eigentumswohnung samt Finanzierung nun unerschwinglich geworden ist. Diese möchte er nach Fertigstellung der Sanierungsarbeiten verkaufen und den aushaftenden Betrag der Finanzierung damit zur Gänze decken. Im Zuge der Unterfertigung des »Unterstützungsansuchens Soforthilfe« halte ich mit der Bürgermeisterin hinsichtlich einer neuen Wohnmöglichkeit Rücksprache, wobei auf die räumliche Nähe zur Schule des Sohnes geachtet werden muss. Sie teilt mir mit, dass eine für die Familie leistbare Wohnung bald bezugsfertig sei und aufgrund der Ereignisse von einer Kaution abgesehen werde. Nach Rückmeldung der erhaltenen Informationen an den Vater/Gatten vereinbart dieser einen Termin zur Besichtigung des Gebäudes und, soweit möglich, der Wohnung mit der Bürgermeisterin. Abschließend erarbeite ich mit ihm die Möglichkeit der Beantragung finanzieller Unterstützung bei der zuständigen Bezirksverwaltungsbehörde zum Ankauf von Mobiliar.

4.7.6 Checkliste Interventionen

Folgende Interventionen wurden im Rahmen des Ersteinsatzes durchgeführt. Die vollständige Checkliste der Interventionen findet sich in Anhang C.

Sicherheitsfördernde Interventionen

- Unterstützung bei der
  - Suche und Zusammenstellung von wichtigen Dokumenten
- Begleitung/Hilfestellungen im Kontakt mit
  - Behörden
- Informationen zu Setting und weiteren Schritten
- Weitergabe von Visitenkarten, Foldern und Kontaktadressen

Hoffnung fördernde Interventionen

- Zukunftsorientierung und Erarbeiten von positiven Perspektiven
- Beratung über
  - Förderungen in Notsituationen/Katastrophenhilfe
  - finanzielle Ansprüche, Pensionsantrag
- Weitervermittlung an benötigte Dienste
  - Trauerberatung, -begleitung, Hospiz
  - ambulante Psychotherapie
  - Bezirksverwaltungsbehörde/Fachbereich Soziale Arbeit

Ruhe fördernde Interventionen

- aktives Zuhören, Verständnis zeigen, nachfragen, Strukturierung
- Verbalisierung von Erlebtem
- Normalisierung der Gefühle und Situationen (z. B. Symptome als Bewältigungsstrategie benennen)
- Psychoedukation und Hilfestellungen im Umgang mit (Trauma-)Reaktionen

- Bereitstellung von Informationen
- Bearbeitung und Entlastung von Schuld-/Schamgefühlen

Selbstwirksamkeit fördernde Interventionen
- Planung der nächsten Tage und Schritte
- Förderung der Handlungsfähigkeit und Wiedergewinnung von Kontrolle
- Förderung von Selbstfürsorge und Fürsorge für andere
- Achtsamkeitsübungen, Entspannungsübungen, Reorientierung

Verbundenheit fördernde Interventionen
- Stabilisierung der Bezugssysteme (Eingrenzung von Konflikten/Konfrontationen)

4.7.8 Checkliste Risiko- und Schutzfaktoren

Nach dem Einsatz wurde für diagnostische sowie dokumentarische Zwecke eine Checkliste mit Risiko- und Schutzfaktoren verwendet, um den Bedarf der Weiterbetreuung oder Stabilisierung besser identifizieren zu können. Die vollständige Checkliste der Risiko- und Schutzfaktoren ist in Anhang D zu finden.

Allgemeines
- Innerhalb der letzten zwölf Monate kam es zu mehreren Todesfällen.

Schutzfaktoren
- Alltagsstruktur vor der Krisensituation
- unterstützendes soziales Netzwerk
- positives Selbstkonzept/internale Kontrollüberzeugung
- Zukunftsorientierung und Fokus auf Aufgaben
- Offenheit für Unterstützung

Risikofaktoren
- Personenfaktoren
  - mangelnde Erfahrung/niedriger Entwicklungsstand/begrenztes Verständnis
- Situationsfaktoren
  - Informationsdefizit/kaum Informationen zur aktuellen Situation
  - (Zeugenschaft von) Bedrohung von Leib und Leben durch ein intensives Ereignis
  - subjektiv erlebte lange Dauer der Belastung
  - objektive Handlungsunfähigkeit, der Situation ausgeliefert sein
  - starkes Öffentlichkeits-/Medieninteresse

- Akutreaktionen
  - Gefühl von Hoffnungslosigkeit, Hilflosigkeit, Ohnmacht
  - Erschütterung grundlegender Werte und Überzeugungen
  - Panikattacken, Gefühle der Angst oder des Kontrollverlustes
  - Albträume, Ein- und/oder Durchschlafstörungen

4.8 Beschreibende Phänomenologie

Im Gegensatz zu den anderen Betreuungsdokumentationen wird hier auf eine umfassende – im Sinne einer vollumfänglichen – beschreibende Phänomenologie zur Wahrung der Übersichtlichkeit verzichtet und ausschließlich auf jene Familie exemplarisch Bezug genommen, welche Symptome offen beschrieb und thematisierte.

Sowohl im psychologischen als auch im sozialarbeiterischen Gespräch sind die Eltern M., vor allem jedoch der Vater, offen, zugänglich und mitteilsam. Die Stimmung ist aufgrund der Schuldzuweisungen durch das soziale Umfeld sowie die massiv beengten Wohnverhältnisse bei den Eltern des Vaters gedrückt und es sind Momente der Wut erkennbar.

Aus den Gesprächen mit dem Vater geht hervor, dass aufgrund der beschriebenen Symptomatik (inklusive Schweregrad, Dauer und Verlauf) zwar keine psychischen Störungen vorliegen und diagnostiziert werden können, jedoch Züge einer akuten Belastungsreaktion kombiniert mit Existenzängsten sowie eine depressive Verstimmung evident sind.

Dies wurde mit Hilfe des Kapitels V (F – psychische und Verhaltensstörungen) des ICD-10-GM 2024 (BfArM, 2023) im Sinne einer beschreibenden Phänomenologie erhoben. Auch im Rahmen der Nachfolgekontakte konnte keine Diagnose einer posttraumatischen Belastungsstörung festgestellt werden.

Bei der **akuten Belastungsreaktion** (F43.0) (BfArM, 2023) – diese wird auch als Schock oder Schockzustand bezeichnet – handelt es sich laut ICD-10 um »eine vorübergehende Störung, die sich bei einem psychisch nicht manifest gestörten Menschen als Reaktion auf eine außergewöhnliche physische oder psychische Belastung entwickelt, und die im Allgemeinen innerhalb von Stunden oder Tagen abklingt. Die individuelle Vulnerabilität und die zur Verfügung stehenden Bewältigungsmechanismen (Coping-Strategien) spielen bei Auftreten und Schweregrad der akuten Belastungsreaktionen eine Rolle. Die Symptomatik zeigt typischerweise ein gemischtes und wechselndes Bild, beginnend mit einer Art von ›Betäubung‹, mit einer gewissen Bewusstseinseinengung und eingeschränkten Aufmerksamkeit, einer Unfähigkeit, Reize zu verarbeiten und Desorientiertheit. Diesem Zustand kann ein weiteres Sichzurückziehen aus der Umweltsituation folgen (bis hin zu dissoziativem

Stupor, siehe F44.2) oder aber ein Unruhezustand und Überaktivität (wie Fluchtreaktion oder Fugue). Vegetative Zeichen panischer Angst wie Tachykardie, Schwitzen und Erröten treten zumeist auf. Die Symptome erscheinen im Allgemeinen innerhalb von Minuten nach dem belastenden Ereignis und gehen innerhalb von zwei oder drei Tagen, oft innerhalb von Stunden zurück. Teilweise oder vollständige Amnesie (siehe F44.0) bezüglich dieser Episode kann vorkommen.«

Demgegenüber handelt es sich bei einer **posttraumatischen Belastungsstörung** (F43.1) um eine nach dem traumatischen Ereignis zeitlich verzögert auftretende Reaktion darauf mit einem Beginn »einige Wochen bis Monate« danach. Auch eine Chronifizierung der Störung über viele Jahre ist möglich, wobei dann von einer andauernden Persönlichkeitsänderung (F62.0) gesprochen wird.

4.9 Diskussion und Reflexion

Betrachtet man die große Anzahl betroffener Personen im Zuge der Versammlung in der Stadthalle, ist die eingesetzte Anzahl psychosozialer Fachkräfte als zu gering zu bewerten, da vermutlich nicht alle betroffenen Personen erreicht werden konnten. Im Zuge von Großschadensereignissen sollte die Anzahl der eingesetzten psychosozialen Fachkräfte im Idealfall so gewählt sein, dass eine psychosoziale Fachkraft jedenfalls als koordinierende Ansprechperson sowohl für die Betroffenen als auch innerhalb des Fachkräfte-Teams eingesetzt werden kann.

Zusätzlich zu den am Ausgang verteilten Visitenkarten wäre die Vergabe von Foldern von Vorteil gewesen, da eine weiterführende schriftliche Information über das Angebot sowie dessen Rahmenbedingungen eine Kontaktaufnahme durch die Betroffenen womöglich erleichtert hätte.

Da im Zuge von Großschadensereignissen oftmals spezielle Telefon-Hotlines eingerichtet werden, könnte in Zeiten neuer Medien unterstützend eine Homepage erstellt werden, welche konkrete Informationen und Hilfestellungen bereitstellt.

Seitens der Bürgermeisterin hätte den psychosozialen Fachkräften mit Zustimmung der Betroffenen eine Liste mit Namen und Telefonnummern zur Verfügung gestellt werden können, um jene Personen aktiv zu kontaktieren und deren Betreuungsbedarf zu erheben, welche sich im Zuge der Versammlung in der Stadthalle sowie in den Tagen und Wochen nach dem kritischen Ereignis – aus verschiedenen Gründen – gegen eine selbstständige Kontaktaufnahme entschieden oder nicht in der Lage waren, ihr Bedürfnis nach Hilfe zu verbalisieren (siehe Theorie-Input zu akutem Stress in Kapitel 4.2.2 auf

S. 55 f.). Oftmals ist es für die Betroffenen mit geringerer Überwindung verbunden, aktiv angebotene Hilfe anzunehmen, statt diese selbst zu suchen.

Aufgrund der Mehrfachbelastung (Gasexplosion, Infektion mit Spitalsaufenthalt, Tod der Mutter/Gattin) wäre eine abermalige Kontaktaufnahme mit der Familie seitens des Klinischen Psychologen A. sowie die adäquate Anbindung an entsprechende, bestenfalls die Erstsprache beherrschende, niedergelassene Fachpersonen bzw. Institutionen wünschenswert gewesen.

5 Betreuungsdokumentation 3: Erweiterter Suizid bzw. Mord und Suizid

Themenüberblick

- Auftragsklärung
- Konfrontation mit extremen Ereignissen und Bewältigungsstrategien
- Wirkung von Worten
- (Soziale) Medien und Internet(-foren)
- Abklärung von Suizidalität
- Anhaltende Trauerstörung

Diese Dokumentation behandelt den »erweiterten Suizid« vor allem hinsichtlich menschlicher Probleme, die ein solcher Suizid nach sich zieht. In diesem Buch wird von uns auch eine Betreuungsdokumentation zu Suizid angeführt (ab S. 125), weshalb der Fokus hier nicht auf Interventionen nach einem Suizid gelegt wird. Die vorliegende Betreuungsdokumentation befasst sich mit der Akutbetreuung einer Mutter und ihres Sohnes, nachdem der Vater die Tochter durch Stichverletzungen ermordete und sich schließlich suizidierte.

Wie bereits in der Einleitung erwähnt, umfasst die psychosoziale Akutbetreuung die zielgerichtete Betreuung von Menschen auf vorrangig psychologischer und sozialer Ebene, welche von potenziell traumatischen Ereignissen betroffen sind. Die langjährige Erfahrung und Expertise im Bereich der Akutbetreuung sowie Stabilisierung und auch die Fachliteratur (vgl. z.B. Hausmann, 2021) zeigen, dass im Falle von Suiziden und Gewalttaten die Belastung bei den Angehörigen nicht nur akut, sondern oft auch über Tage und Wochen sehr groß ist.

Aufgrund der Alarmierung innerhalb von 24 Stunden nach Bekanntwerden des Ereignisses übernahmen zunächst Laienhelfer-Kriseninterventionsteams die psychosoziale Betreuung – in der Kontaktanzahl begrenzt sowie in örtlicher Nähe zum belastenden Ereignis. In der Folge war jedoch der Einsatz psychosozialer Fachkräfte aufgrund der Komplexität des Einsatzgeschehens sowie der auslösenden Ereignisse unabdingbar!

Zentral war die Ermordung der Tochter, wovon die Mutter und der Sohn im Zuge der Übermittlung der Todesnachricht Kenntnis erlangten. Der Aufenthaltsort des Vaters nach der Tat war unbekannt, da zu diesem Zeitpunkt noch polizeilich nach ihm gefahndet wurde. Die Situation war außerdem insofern speziell, als der Vater ein vor kurzem pensionierter Rettungssanitäter und auch Mitglied eines in der Nähe befindlichen Sportschützenvereins war. Einige der anfänglich alarmierten Rettungssanitäter:innen kannten den Vater von gemeinsamen Einsatzfahrten und einige Polizist:innen vor Ort hatten darüber hinaus früher mit dem Vater im Sportschützenverein intensiv zusammengearbeitet. Es war unklar, ob der Vater zum Zeitpunkt der Fahndung bewaffnet war. Vor Ort ging es vor allem darum, die Situation mit den Angehörigen gemeinsam auszuhalten, diese regelmäßig zu informieren und Akutreaktionen auf ihre Angemessenheit einzuschätzen. Zusätzlich war die Anspannung der anwesenden Polizist:innen sowie des Sohnes zentral.

In der vorliegenden Betreuungsdokumentation war die Setting-Örtlichkeit anfangs der PKW des Sohnes und bei den nachfolgenden Betreuungen vor Ort seine Wohnung.

Im Rahmen der Akutbetreuung kam es zu folgenden Kontakten (siehe auch Anhang B):

Fachlicher Hintergrunddienst:

- Einsatzübernahme und telefonische Abklärung (Dauer: 15 min)
  - Alarmierung: »Offensichtlich tote Person; schwerste, mit dem Leben nicht zu vereinbarende Verletzungen; Verdacht auf erweiterten Suizid«
  - Beschreibung: »Tochter mit Stichwunden tot aufgefunden, Verdacht der Fremdeinwirkung. Die Mutter hat eine SMS-Nachricht vom Vater bekommen, dass ihm das alles leidtut. Dieser ist aktuell nicht auffindbar, von Selbstgefährdung ist auszugehen. Das Laienhelfer-Kriseninterventionsteam fordert Unterstützung durch psychosoziale Fachkräfte an, da die Betreuung länger andauert und vermutlich psychologische Unterstützung indiziert ist.«

Klinische Psychologie:

- Ersteinsatz vor Ort (Dauer: 3 h 55 min): Tag 1 – 5 h 10 min nach dem Ereignis
- Telefonat (Dauer: 8 min): 23 h nach dem Ereignis
- Folgeeinsatz vor Ort (Dauer: 1 h 38 min): 3 Tage nach dem Ereignis
- Telefonat (Dauer: 30 min): 6 Tage nach dem Ereignis
- Telefonat (Dauer: 25 min): 2 Wochen und 2 Tage nach dem Ereignis; Schlussbericht

5.1 Auftragsklärung und Erstinterventionen

Nachdem mir der Einsatz vom fachlichen Hintergrunddienst telefonisch übergeben wurde, rufe ich direkt, wie vereinbart, den Mitarbeiter des KI-Teams vor Ort an. Dieser hebt nicht ab, weshalb ich den zuständigen Polizeibeamten vor Ort anrufe, da dessen Telefonnummer auch in den übergebenen Einsatzdetails enthalten ist. Dieser gibt erste Informationen zur Gesamtsituation, welche jedoch zum Teil bereits vom fachlichen Hintergrunddienst in Erfahrung gebracht wurden: Aktuell spricht ein KI-Mitarbeiter mit der 50-jährigen Mutter und dem 20-jährigen Sohn. Das Haus ist derzeit nicht betretbar, da sich die Spurensicherung vor Ort befindet. Die 17-jährige Tochter wurde mit mehreren Messerstichen im Brustkorb tot aufgefunden. Der Vater, ein pensionierter Rettungssanitäter, ist zum gegenwärtigen Zeitpunkt nicht auffindbar. Der Waffenschrank im Haus ist geöffnet, weshalb man davon ausgeht, dass er bewaffnet ist. Der Polizist spricht schnell und wiederholt einzelne Passagen mehrmals. Im Gespräch wird er immer wieder von Kolleg:innen unterbrochen und meint, ich solle kurz warten. Der Polizist bittet um eine Betreuung der Mutter und des Sohnes durch psychosoziale Fachkräfte, da der KI-Mitarbeiter nun schon mehrere Stunden vor Ort sei und er sich hinsichtlich eines psychologischen Betreuungsbedarfs sicher sei. Die Mutter befinde sich im Auto ihres Sohnes, spreche kaum und »starrt ins Leere«.

Wir vereinbaren, dass ich direkt zum Einsatzort fahre. Der Polizist weist mich darauf hin, dass die Straße in beide Richtungen gesperrt ist, ich mich vermutlich ausweisen muss und dann zufahren kann.

MERKE!

In Österreich besteht für österreichische Staatsbürger:innen keine Ausweispflicht. Dennoch ist es ratsam, bei Einsätzen den Dienstausweis mitzuführen, da es bei einem Einsatzgeschehen zu Straßensperren oder beschränkten Zutritten kommen kann. Durch ein rasches Ausweisen wird die Arbeit der anderen Einsatzkräfte möglichst wenig behindert. Zusätzlich dient dies dem Schutz der Betroffenen, da diese so vor Medienvertreter:innen oder Schaulustigen geschützt sind und somit Fotos oder Kommentare in sozialen Medien eingeschränkt werden.

Als ich am Einsatzort ankomme, regnet es und die Straße ist großräumig abgesperrt. Es befinden sich drei Privat-PKWs, ein Transporter (der Spurensicherung) und vier Polizei-PKWs vor Ort. Die Rettungskräfte haben den Einsatzort bereits verlassen. Ich weise mich aus und fahre vor das Einfamilienhaus.

Ich steige aus, ein Polizist und der KI-Mitarbeiter kommen auf mich zu. Ich werde darüber informiert, dass die Mutter im Auto des Sohnes sitzt, da ihr kalt war und sie nicht mehr stehen wollte. Der Sohn geht im abgesperrten Gebiet auf und ab, blickt dabei die meiste Zeit zu Boden und murmelt. Im Haus findet noch die Spurensicherung statt, das kann noch ungefähr drei bis vier

Stunden dauern, man möchte sich aber zeitlich nicht festlegen. Die Mutter hatte eine SMS-Nachricht vom Vater erhalten, in welcher er sie über den Mord an der Tochter informierte. Sie fuhr daraufhin »schnell« von ihrer Freundin nach Hause und rief zeitgleich die Polizei an, welche kurz nach ihrem Auffinden der Tochter eintraf. Der Sohn war zudem früher von der Arbeit nach Hause gefahren und kam ca. 45 Minuten später an, da er auf einer Social-Media-Plattform gelesen hatte, dass im Ort etwas Schlimmes passiert sei, und ein Foto die gesperrte Straße mit den Polizeiautos gezeigt hatte. Die Polizei überbrachte dem Sohn dann die Todesnachricht seiner Schwester.

Der KI-Team-Mitarbeiter meint, dass der Sohn sofort sein Auto zu Verfügung gestellt habe, damit sich die Mutter hineinsetzen konnte. Er habe bereits mit der Mutter gesprochen und erfolgreich einige Akutinterventionen gesetzt (v. a. Zuhören und Beruhigen, siehe Kapitel 3.3.4 Akutinterventionen, S. 35 f., oder vgl. Hausmann, 2021, S. 166). Der Sohn gehe immer wieder die Straße auf und ab, er sei kaum ansprechbar. Der KI-Team-Mitarbeiter übergibt noch einige Einsatzdetails (Namen, Adressen etc.), ich bedanke mich bei ihm für die Übergabe und wir gehen gemeinsam zum Sohn. Er stellt mich vor und erklärt, dass nun »der Psychologe« hier sei. Der Sohn sieht mich an, meint, dass es ihm »gut« gehe, und bittet mich, mich zur Mutter zu setzen, er »brauche nichts«. Auf die Frage hin, ob die Mutter wisse, dass ich hier sei und den KI-Team-Mitarbeiter ablöse, meint der Sohn, dass er das nicht glaube, aber er sei davon überzeugt, dass sie die psychologische Unterstützung benötigt.

Der KI-Team-Mitarbeiter verabschiedet sich. Beim Auto steht eine Polizistin, ich stelle mich vor, sie meint, dass sie in der Nähe bleibe, da »der Tatverdächtige« noch gesucht werde. Ich öffne die Autotür und die Mutter erschrickt, woraufhin ich mich entschuldige, mich vorstelle und sie frage, ob ich mich zu ihr setzen dürfe. Wir sitzen beide auf der Rückbank und die Mutter bedankt sich für meine Anwesenheit. Noch bevor ich sie nach ihren Bedürfnissen frage, sagt sie, dass es »so schon ausreichend und gut« sei, sie meine Anwesenheit schätze und nicht wisse, wie ich sonst anders helfen könnte (dazu später mehr). Als ich an der Mutter vorbei aus dem Fenster sehe, erkenne ich den Sohn, der weiterhin die Straße hinauf und wieder hinab geht, und dabei eine Polizistin, die in seiner Nähe bleibt.

THEORIE-INPUT

Die **Auftragsklärung** gestaltet sich in der psychosozialen Akutbetreuung oft schwierig und ist unklarer als z. B. bei einem Besuch in der psychologischen oder psychotherapeutischen Praxis. Psychosoziale Fachkräfte, v. a. Psycholog:innen und Psychotherapeut:innen, dürfen »eine Person nur mit deren Einwilligung oder der **Einwilligung** (Zustimmung) deren gesetzlichen Vertreters (Vertreterin) behandeln, beraten oder diagnostizieren« (Psychologengesetz § 32, Absatz 3 bzw. ähnlich formuliert im Psychotherapiegesetz § 14, Absatz 3). Aufgrund der Ausnahmesituation der Betroffenen muss hier direkt angesprochen und informiert werden, z. B.: »Hallo, mein Name ist Maximilian Mustermann, ich bin Notfallpsychologe und im Auftrag von XY als psychosoziale Fachkraft hier, ich möchte mir jetzt Zeit für Sie nehmen. Ist es für Sie in Ordnung, wenn wir miteinander reden? Wie heißen Sie?« (Vgl. z. B. Lasogga & Gasch, 2008 oder Hausmann, 2021) Sollte die Person notfallpsychologischen Interventionen – und damit bereits dem Gespräch – ablehnend gegenüberstehen, besteht die Möglichkeit, Visitenkarten oder Kontaktadressen zu hinterlassen, damit Personen bei Bedarf und Beruhigung sowie Klärung der Situation gegebenenfalls doch Hilfe in Anspruch nehmen können (siehe Theorie-Input zu akutem Stress in Kapitel 4.2.2, S. 55 f.).

Zusätzlich ist zu klären, welcher **Auftrag durch die betroffene Person** geäußert wird bzw. welcher **Auftrag von außen** bestimmt wurde und ob dieser mit den Bedürfnissen der Person übereinstimmt. Im vorliegenden Fall gab es einen Auftrag von außen, nämlich die Anforderung von psychosozialen Fachkräften durch das KI-Team bzw. die Polizei. Da es sich bei diesem Einsatz um ein potenziell traumatisches Ereignis handelt, nämlich einen durch menschliches Fehlverhalten ausgelösten, gewaltsamen Tod einer nahen Bezugsperson, wird von einer traumatischen Krise ausgegangen. Hierbei ist nicht nur im Außen ein Ausnahmezustand vorhanden, sondern die Betroffenen befinden sich auch in einem intrapsychischen Ausnahmezustand, in dem sich Erleben und Verhalten subjektiv und/oder objektiv verändern. Ein Auftrag zur notfallpsychologischen Intervention kann damit durch die Betroffenen selbst oftmals nicht mehr definiert werden. Traumatische Krisen verlangen somit Strukturierung, wobei sich hier das **BASIS-Modell der Krisenintervention** bewährt hat, nämlich **B**indung herstellen, **A**bschätzen der Handlungsfähigkeit und Explorieren der Bedürfnisse, **S**truktur geben, **I**nformationen geben und **S**icherstellen von Auffangnetzen (vgl. Juen & Kratzer, 2012). Es sollte so »eine rasche Reduktion der akuten Symptome und die Wiedergewinnung der Handlungsfähigkeit [im Mittelpunkt stehen und] […] [e]ine psychische Dekompensation der Betroffenen soll verhindert bzw. aufgefangen werden« (Hausmann, 2021, S. 107). Damit wäre dies bereits indirekt der Auftrag oder zumindest die erste Zieldefinition, wenn sich die Person im Ausnahmezustand befindet und eine Betreuung nicht abgelehnt wird.

5.2 Akutphase und Vorgeschichte der Betroffenen

Tag 1 – 5 h 10 min nach dem Ereignis: Ersteinsatz vor Ort (Dauer: 3 h 55 min)

Während des Ersteinsatzes vor Ort wechseln das Setting und damit die Gesprächspartner:innen mehrfach:

- Ich setze mich immer wieder in das Auto des Sohnes auf die Rückbank zur Mutter und führe mit ihr ein Gespräch.
- Ich gehe zeitweise mit dem Sohn spazieren, welcher in ständiger Bewegung ist und sich dann auch hin und wieder ins Auto dazusetzt. Immer wenn der Sohn im Auto sitzt, lehnt er sich zu seiner Mutter, spricht mit ihr, streichelt sie und nimmt sie in den Arm.
- Ich hole neue Informationen oder Erkenntnisse von den Polizist:innen ein.

Die beiden erstgenannten Gespräche, nämlich jenes mit der Mutter und jenes mit dem Sohn, werden nachfolgend in eigenen Unterkapiteln behandelt. Die Informationen oder Erkenntnisse von den Polizist:innen fließen dabei ein. Danach folgen zwei weitere Unterkapitel, nämlich zu den emotionalen Reaktionen und dem Verhalten der Mutter sowie des Sohnes während der akuten Phase und zur Checkliste der Interventionen.

5.2.1 Gespräch mit der Mutter und psychosoziale Interventionen

Ich sitze nun mit der Mutter auf der Rückbank. Wie bereits erwähnt, bedankt sie sich für meine Anwesenheit und meint, dass diese bereits ausreiche und sie nicht wisse, wie ich sonst anders helfen könnte. Ich lasse die Mutter erzählen. Sie spricht von der SMS-Nachricht des Vaters und fragt, ob ich diese auch sehen möchte. Ich entgegne ihr, dass ich sie mir gerne durchläse, wenn sie es wünsche oder es ihr ein Bedürfnis sei. Sie gibt mir ihr Handy. In der SMS-Nachricht schreibt der Vater, dass ihm »etwas Schreckliches passiert« sei. Er habe die Tochter ermordet und es tue ihm leid, dass er der Familie so etwas antue. Er habe nach einem Konflikt wegen ihres Freundes überreagiert.

Die Mutter hatte die SMS-Nachricht erst nach etwa einer Stunde gelesen, da sie mit ihrer Freundin in ein Gespräch vertieft gewesen war. Als sie diese dann las, war sie im ersten Moment völlig starr und sprachlos. Sie zeigte dann die SMS-Nachricht ihrer Freundin, welche anfänglich kicherte und dann plötzlich weinte. Dies machte sie wütend, erzählt die Mutter, sie sei dann aber einfach losgefahren und habe gesagt, dass sie sich später melden werde.

MERKE!

Die Konfrontation mit extremen Ereignissen bringt Menschen, je nach Sozialisation, Enkulturation, Vorerfahrungen, gegebenen Schutz- sowie Risikofaktoren etc., mehr oder weniger schnell an oder über die Grenzen ihrer Bewältigungsstrategien.
Ein solches Ereignis passt nicht in den alltäglichen kognitiven und emotionalen Bezugsrahmen von Menschen und selbst die Polizist:innen sind mit einer Sprengung des erweiterten Bezugsrahmens konfrontiert (vgl. Hausmann, 2021, S. 21f. und S. 318ff.). In diesen Ausnahmesituationen kann es zu einem Gefühlschaos kommen, welches sich in impulsartigem Lachen äußern kann, das zu einer Spannungsreduktion (Wicki, 1992) führt. Im Kontext extremer Erfahrungen kann Humor oder Lachen als Bewältigungsstrategie dienen, um nicht in eine Hoffnungs- oder Hilflosigkeit zu geraten. Während der akuten Phase kommt es zu vielfachen Eindrücken, das Lachen ist eine Form des Ausdrucks. Weitere mögliche Ausdrucksformen sind ein vermehrter Bewegungsdrang, Weinen, aber auch ein Wüten. An dieser Stelle muss jedoch auch erwähnt werden, dass das Lachen, wie im vorliegenden Fall, als situationsinadäquat angesehen werden kann, was oftmals zu erlebter Wut führt.
Abzugrenzen ist die eben genannte Form des Lachens von einer störungsbedingten und daher dauerhaften affektiven Inadäquatheit, nämlich einer Parathymie, bei welcher der Ausdruck der Gefühlsregung anders ist als das eigentlich Gefühlte.

Beim Losfahren rief die Mutter die Polizei an und sie versuchte während der Fahrt auch den Vater zurückzurufen, sein Handy war jedoch abgeschaltet. Vor Ort angekommen, sperrte sie die Tür auf und sah durch den Gang die Tochter regungslos »mit einer Menge Blut um sie« in der Küche liegen. Bereits kurz danach traf die Polizei ein und führte sie vom Haus weg, das sie nicht mehr betreten durfte. Die Mutter meint, dass sie »es nicht glauben« hätte können, wenn sie die Tochter nicht so gesehen hätte. Sie sei froh, dass sie nicht hingegangen sei und die Polizei fast zeitgleich vor Ort gewesen sei. Sie murmelt sichtlich fassungslos immer wieder, dass sie sich »wie in einem schlechten Film« fühle, und ergänzt wiederholt: »Warum hat er das gemacht?«, und: »So ist er doch nicht.« Derartige Fragen und Aussagen sind bei Morden und Suiziden üblich. Hierbei finden vor allem Hilflosigkeit sowie Unverständnis und manchmal auch Entsetzen eine Form des Ausdrucks (vgl. Hausmann, 2021). In anderen Kontexten kommt es darüber hinaus oftmals auch zu der Frage nach den näheren Umständen (z. B. »Wie wurde er umgebracht?«, »Wie sieht er jetzt aus? Wo sind Verletzungen?«, oder auch »Wo ist es passiert?«). Auch wenn die Antworten auf diese Fragen schmerzhaft sein mögen – und meistens auch intensive Gefühle der Trauer oder Wut, aber auch Schuldgefühle und

Scham auslösen –, gilt es, diese Fragen ehrlich zu beantworten. Floskeln, rationalisierende Antworten oder Vermutungen sind zu unterlassen. Wenn Gefühle zu sehr »überschwemmen« sollten, dann helfen Verständnis, objektive Fakten und das Thematisieren der nächsten Schritte.

Es ist wichtig, dass man Verständnis zeigt und ehrlich ist. Manchmal kann der belasteten Person akuter Druck ein wenig genommen werden, indem man offen kommuniziert, dass es aktuell keine oder kaum Antworten gibt, diese sich aber im Idealfall ergeben. Folgende Formulierung hat sich in der Praxis als hilfreich erwiesen:

»*Ich kann Ihnen diese Frage leider auch nicht beantworten. Viele Angehörige haben in einer solchen Situation das Bedürfnis nach Informationen und Antworten. Im Idealfall erhalten Sie in nächster Zeit einige Antworten auf Ihre Fragen, vielleicht lässt sich manches auch vollständig beantworten. Vielleicht können wir Ihre anderen Fragen jetzt klären?* (Oder: *Wir könnten die nächsten Stunden bzw. Schritte planen!*)« (Vgl. auch Hausmann, 2021; Walraven-Thissen, 2021)

Die Mutter meint außerdem, sie habe »vorhin mitbekommen«, dass ein Polizist beim Vorbeigehen zu seiner Kollegin gesagt habe, das Auto sei in ca. 10 km Entfernung in der Nähe eines Waldes gefunden worden. Sie hätten beiläufig erwähnt, dass er sich dort vermutlich »in den Kopf schießen« werde, da er eine seiner Pistolen mitgenommen habe.

MERKE!
Worte können eine entlastende sowie heilsame Wirkung haben, sie können jedoch auch belasten, kränken oder sogar krankmachen. Bei Einsätzen oder Orten, an denen es zu schrecklichen Ereignissen gekommen ist, kann es immer passieren, dass Betroffene in der Nähe sind und Gespräche, oftmals auch unbeabsichtigt, mithören. Selbst wenn wir mit vermeintlich bewusstlosen, bewusstseinsgetrübten oder »nicht ansprechbaren« Personen (z. B. im dissoziativen Zustand) konfrontiert sind, kann es sein, dass Worte dennoch wahrgenommen und wieder erinnerbar sind. Worte müssen daher im Einsatzgeschehen immer mit Bedacht gewählt werden!

Während die Mutter dies erwähnt, setzt sich der Sohn ins Auto. Ich frage ihn, ob er diese Information ebenfalls gehört habe, was er verneint. Ich entschuldige mich kurz und gehe zur Polizistin, welche in der Nähe des Autos steht. Ich spreche sie auf die Aussage der Mutter an und sie antwortet, dass dies aktuell tatsächlich der Verdacht sei und eine großräumige Suche nach dem Vater stattfinde. Dennoch sei noch Vorsicht geboten, da man nicht wisse, ob dies den Tatsachen entspreche. Die Polizistin ersucht mich, die Mutter bzw. den Sohn um die Handynummer des Vaters zu bitten und zu fragen, ob sie wüssten, wo beliebte Plätze oder Orte des Vaters in der Umgebung sind. Ich setze mich wieder zu Mutter und Sohn ins Auto und bestätige die Information, die die Mutter gehört hat. Ich frage die Mutter und den Sohn dann auch nach beliebten Aufenthaltsorten des Vaters und erkläre ihnen, dass die Polizei diese Informationen benötigt, um den Vater schnell zu finden und zumindest Teile der Frage nach dem Warum eventuell schon zu klären. Diese erwähnen jenen Wald, bei dem das Auto gefunden wurde, ansonsten sei er immer gerne zu Hause oder Radfahren gewesen.

Ebenfalls zentral war die lange Wartezeit vor Ort im Rahmen der Betreuung. Der Einsatz vor Ort dauerte knapp vier Stunden, wobei die Mutter und der Sohn noch länger vor Ort waren. In diesem Zusammenhang sind letztlich Gefühle der Verzweiflung und Hoffnungslosigkeit zentral, welche von der Mutter wiederholt formuliert wurden. Es hat sich als hilfreich erwiesen, durch Präsenz sowie Begleitung zu unterstützen und nicht zwingend nach den ›perfekten‹ Worten zu suchen. Durch ein gemeinsames Aushalten, wie z. B. ein »Ich bin für Sie da und begleite Sie jetzt!«, vermittelt man der betroffenen Person, dass sie die belastende Situation jetzt gerade nicht allein durchstehen muss (vgl. Walraven-Thissen, 2021). Manchmal ist es auch hilfreich, die vorhandene Fassungslosigkeit zu thematisieren und die Ratlosigkeit mit den betroffenen Personen gemeinsam zu ertragen (vgl. Reichel, 2018). Für die Mutter war auch von Bedeutung, dass ihr Haus nun als »Tatort« gehandhabt, »der Leichnam« ihrer Tochter »beschlagnahmt« wurde und sie der Polizei zum Teil sehr persönliche Fragen beantworten musste.

Weiters war auch die Frage zentral, wie man »es der Familie sagen« könne. Auf weiteres Nachfragen meinerseits stellte sich heraus, dass ein Teil der Familie (eine Schwester mit dem Schwager der Mutter und zwei Nichten, also Tante, Onkel und Cousinen der ermordeten Tochter) im selben Ort wohnen und diese schon immer ein angespanntes Verhältnis zum Vater hatten. Hier war es für die Mutter entlastend, zu hören, dass möglicherweise auftretende Beschuldigungen oder Schuldzuweisungen nicht hilfreich sind und diese auch nicht angenommen werden müssen. Besser ist es, gemeinsam zu thematisieren, dass es für eine derartige Tat oft auch keine Erklärungen geben könne, und zu kommunizieren, was der Familie in den nächsten Tagen und Wochen als Unterstützung dienen könne (vgl. ebd.).

5.2.2 Gespräch mit dem Sohn und psychosoziale Interventionen

Wie bereits eingangs erwähnt, geht der Sohn immer wieder die Straße auf und ab und ist dabei kaum ansprechbar. Nach der Krisenintervention und ersten Stabilisierung der Mutter frage ich sie, ob es für sie in Ordnung sei, wenn ich versuche, mit dem Sohn zu sprechen. Wenn sie etwas benötige, könne sie jederzeit die Polizistin neben dem Auto ansprechen und diese werde mich zur weiteren Unterstützung holen. Für die Mutter ist dieses Vorgehen in Ordnung, sie erzählt, dass der Sohn zuerst »stark gezittert« habe.

Hier ist wissenswert, dass ein starkes Zittern ein Nebeneffekt des Adrenalins und Cortisols im Körper sein kann. Adrenalin zählt zu den Stresshormonen und gehört zum Notfallreaktionssystem des Körpers. Es bewirkt unter anderem, dass die Herzfrequenz und der Blutdruck ansteigen und sich die Bronchien erweitern. Die Muskeln sind angespannt, was sich bis hin zu einem Zittern steigern kann (vgl. Wanka & Weiß, 2016 sowie Zimbardo & Gerrig, 2008, S. 459 und S. 469). Cortisol hilft dem Körper, sich auf eine »Kampf oder Flucht«-Reaktion vorzubereiten (vgl. Butcher, Mineka & Hooley, 2009, S. 421), da unter anderem durch den Einfluss dieses Hormons der Energiestoffwechsel aktiviert wird. Der Körper befindet sich in einem Ausnahme- bzw. Alarmzustand.

Es ist am Einsatztag kühl und der Sohn ist nicht witterungsentsprechend gekleidet. Aus diesem Grund gehe ich zu meinem Auto und hole eine metallisierte Rettungsdecke, damit der Sohn durch die Reflexion seiner vorhandenen Körperwärme ein wenig vor der Kälte geschützt ist. Außerdem ist die Rettungsdecke leicht und erlaubt uneingeschränkte Bewegung.

MERKE!
Im Setting einer psychosozialen Akutbetreuung sollte ein notfallpsychologischer Rucksack mit einer Standard-Ausstattung vorhanden sein (vgl. Lasogga, 2008, S. 97; adaptiert und ergänzt):

- Dienstausweis/Ausweiskarte (oder zumindest ein Namensschild an der Einsatzkleidung)
- Visitenkarten, Informationsfolder für Betroffene
- spezifische Kontaktadressen von Einrichtungen zur Weiterbetreuung
- Papiertaschentücher, Küchenrolle (u. U. auch Toilettenpapier)
- Handy, Powerbank mit Standard-Ladeanschlüssen (Micro-USB, USB-C, Lightning)
- Feuerzeug
- metallisierte Rettungsdecke

- Kuscheltiere
- Notizblock, Malbücher, Kugelschreiber und Buntstifte
- stilles Mineralwasser, Plastikbecher, Schokolade, Traubenzucker, Kaugummi
- Plastikmüllbeutel
- Regenschutz
- Taschenlampe

Zusätzlich bietet es sich an, Einweghandschuhe, Mundschutz sowie Desinfektionsmittel und ein Erste-Hilfe-Set (z. B. für Motorräder – ÖNORM V 5100 oder DIN 13167) im PKW mitzuführen. Auch Schuhe bzw. Bekleidung zum Wechseln können hilfreich sein.

Als ich den Sohn frage, ob ich ihn begleiten dürfe, antwortet er, dass ich das ruhig könne, es ihm aber gut gehe. Ich biete ihm die Rettungsdecke an. Er schaut zunächst skeptisch, nimmt sie dann aber dankend an und geht weiter. Ich gehe neben ihm, anfangs kommt es zu keinem Gespräch und auch in den ersten Minuten sprechen wir kaum. Die zentrale Intervention war hier die psychologische Anpassung (vgl. Walraven-Thissen, 2019), das BASIS-Modell der Krisenintervention im Hinterkopf habend und hier vor allem die Idee, Bindung herzustellen (vgl. auch Juen & Kratzer, 2012). Vordergründig sowie essenziell ist es zunächst, Vertrauen aufzubauen, welches zumindest im Ansatz vorhanden sein muss, damit eine Betreuung gelingen kann!

Das folgende Gespräch ist hier nur kurz umrissen, die anfängliche Abwehr wird z. B. nicht dargestellt. In diesem Zusammenhang war jedoch zentral, dass ich mich nicht aufdrängte, sondern zuerst mit der Mutter sprach und dem Sohn erst nach einiger Zeit und einem »Dabeibleiben« bewusst erneut ein Gespräch anbot. Es war vor allem anfangs notwendig, gemeinsam zu spazieren, da dies einerseits der psychologischen Anpassung dient, andererseits im Sinne einer Wegführung von belastenden Inhalten als Routinetätigkeit im Sinne des BASIS-Modells hilfreich ist.

Der Sohn befindet sich aufgrund der aktuellen Situation in einer Art Überlebensmodus, in welchem er ausschließlich ›funktioniert‹ und sein Körper unter dem Einfluss der Hormone Adrenalin und Cortisol steht. Ein Nebeneffekt davon ist, dass sich mehr Blut (und somit Sauerstoff) im limbischen System und weniger Blut in »hoch entwickelten« äußeren Teilen des Gehirns befindet (z. B. dem Broca-Areal, welchem die Funktionen rund um die Produktion von Sprache mit dem Finden von Wörtern und der Satzbildung zugeschrieben werden). Daher kann der Sohn im ersten Moment auch keine komplexen Fragen beantworten und die Bewegung hilft ihm, die Stresshormone zu reduzieren.

Während der Sohn immer langsamer geht und im Laufe des Gesprächs dann auch wiederholt kurz steht, beginnt er immer mehr zu erzählen. Er sei früher von der Arbeit nach Hause gefahren, da er auf einer Social-Media-Plattform gelesen habe, dass im Ort etwas Schlimmes passiert war, und ein Foto die gesperrte Straße mit den Polizeiautos gezeigt habe. Die Mutter sei schon vor Ort gewesen, er schätzt ihre Ankunftszeit ca. 45 Minuten vor ihm. Die Polizei habe ihm dann die Todesnachricht seiner Schwester überbracht, woraufhin er zu gehen begonnen habe. Durch dieses Spazieren kam es zu einem entlastenden Moment, da so seine Stresshormone reduziert wurden. Im Gegenzug bringt ihn das Erzählen auf eine kognitive Beobachtungsebene, wobei »das Gefühl der Kontrolle schrittweise wiedererlangt wird« (Juen, Kratzer & Beck, 2012, S. 36).

Der Sohn meint, dass er sich aufgrund des Schockzustandes »gar nicht mehr« an die Autofahrt erinnern könne. Jetzt wolle er »nur mehr den Vater finden und ihm Böses antun«. Er sei fassungslos und könne nicht klar denken.

THEORIE-INPUT

Generell sind Einsätze im Rahmen der psychosozialen Akutbetreuung oftmals nicht Bestandteil des alltäglichen Bezugsrahmens von Menschen (vgl. Hausmann, 2021, S. 21 f. sowie S. 318 ff.). Aus diesem Grund sind vor allem Großschadensereignisse, aber auch manche Todesfälle (und insbesondere Mord) für die **Medien** interessant. Kurz nach spektakulären Ereignissen oder tragischen Unglückssituationen sind innerhalb kurzer Zeit (Online-)Zeitungen mit dieser Thematik gefüllt, da dies ›Geschichten‹ sind, die sich gut verkaufen. Einsatzkräfte berichten darüber hinaus immer wieder von Schaulustigen oder sogenannten »Gaffern«, die mit ihren Handys bereitstehen und Fotos schießen. Diese Schaulust ist vermutlich auch dadurch bedingt, dass die umstehenden Personen erleichtert sind, da der Gedanke, dass einem Selbst ›so etwas‹ nicht passiert ist, etwas Beruhigendes hat.

Unbestritten ist, dass Hinterbliebene mit zusätzlichen Belastungen konfrontiert sind, wenn es wiederholt zu Anfragen von Journalist:innen oder einem **»Dauerfeuer der Berichterstattung«** (Hausmann, 2021, S. 310) kommt. Ein ›Abschalten‹, Distanzieren oder vorübergehendes Ablenken von den negativen Gefühlen ist so nicht mehr möglich. Dennoch muss auch erwähnt werden, dass die Bedürfnisse der Medien, die Bürger:innen zu informieren, legitim sind. Ziel wäre, Agreements mit den Pressevertreter:innen auszuhandeln und diese im Anlassfall mittels aktiver Pressearbeit über das Notwendige zu informieren (vgl. Gasch, 2008, S. 413 ff.).

Spezialfälle stellen hier das Internet und die **sozialen Medien** dar. Diese können durchaus im Sinne der raum- und zeitunabhängigen Informationsvermittlung ein nützliches Tool darstellen. Im Kontext der psychosozialen Akutbetreuung erlebt man jedoch immer häufiger, dass die Polizei Schwierigkeiten bei der Überbringung von Todesnachrichten hat, da die Angehörigen bzw. Hinterbliebenen bereits informiert sind oder sogar schon zum Einsatzort fahren. Zusätzlich bietet das Internet unter Umständen noch weniger Qualitätsjournalismus, und Halb- oder Unwahrheiten werden schneller verbreitet. Auch **Internetforen** können hierbei emotional belastend sein (vgl. Hausmann, 2021). Es empfiehlt sich, als Außenstehender keine Beiträge, Fotos oder Videos zu posten, wenn man Zeuge bzw. Zeugin eines schrecklichen Ereignisses geworden ist.

Beim vorliegenden Einsatz musste die Familie auf Informationen warten und hatte dennoch das Bedürfnis nach Abschied und Ruhe. Für die Familie war von großer Bedeutung, dass sie rechtzeitig über allfällige Veränderungen oder auch die Möglichkeit des Abschieds informiert wird.

MERKE!

Im Todesfall einer (geliebten) Person muss zwischen verschiedenen Möglichkeiten der Abschiednahme differenziert werden, welche überdies unterschiedliche Funktionen erfüllen.

So zeigt der **Abschied vor Ort** die Person, wie sie verstorben ist – ein direktes Angreifen der verstorbenen Person, das ›Begreifen‹ des Todes, ist möglich (siehe auch S. 128).

Dies ist auch bei einer **Verabschiedung in einer Leichenhalle** möglich, allerdings bereits in ›kühler‹ Atmosphäre und mit ›präpariertem‹ Leichnam, sodass die Person ›schön hergerichtet‹ ist – so werden vom Bestattungsunternehmen beispielsweise schwere Verletzungen abgedeckt.

Beim **Begräbnis selbst** ist ein geöffneter oder aber offener Sarg in Österreich mittlerweile sehr unüblich. Auch bei einer **Kremierung** kann eine Verabschiedung stattfinden, jedoch auch hier in den meisten Fällen ohne Sicht auf die verstorbene Person.

Der Mutter war ein ruhiges Sitzen im Auto, dem Sohn eine schnelle Bewegung rund um den Einsatzort wichtig. Hier müssen sowohl die Exekutive als auch alle anderen Einsatzkräfte mit großem Feingefühl reagieren. Auch das Bedürfnis nach Information kann manchmal gestört werden, da – wie es bei der vorliegenden Betreuungsdokumentation der Fall war – die Exekutive einen Mord erst ausschließen bzw. bestätigen muss. Dies braucht Zeit und die Angehörigen müssen auf die Notwendigkeit diverser Amtshandlungen hingewiesen werden. Es kann auch zu Befragungen kommen, die unter Umständen im Rahmen einer psychosozialen Akutbetreuung begleitet werden können. Dies bedarf jedoch unbedingt einer vorherigen Absprache mit der Exekutive.

Während des Gesprächs mit dem Sohn thematisieren wir immer wieder mögliche Reaktionen innerhalb der nächsten Stunden bzw. Tage (siehe Theorie-Input zu akutem Stress in Kapitel 4.2.2 auf S. 55 f.) sowie Ansätze im Umgang damit. Zum Teil muss ich einzelne Informationen wiederholen, da der Sohn nicht in der Lage ist, diese wahrzunehmen, wobei dies aufgrund der Ausnahmesituation Normalität und keine Ausnahme darstellt.

Die vor Ort im Einsatz befindlichen Polizist:innen und ich teilen dem Sohn wiederholt mit, dass der Einsatz sowie die Untersuchungen noch länger andauern werden. Dies ist für den Sohn und auch die Mutter immer wieder belastend. Knapp vier Stunden und 30 Minuten nach dem Ereignis – ich bin bereits drei Stunden und 15 Minuten vor Ort – fährt ein Auto eines Bestattungsunternehmens zu und es kommt ein Polizist zu mir und dem Sohn. Er teilt uns mit, dass »der Leichnam« nun freigegeben sei. Der Sohn geht zu seiner Mutter und fragt, ob sie sich noch verabschieden wolle, sie verneint und bleibt im Auto sitzen. Der Bestatter bittet noch um »ein paar Minuten«. In der Zwischenzeit erkläre ich dem Sohn, welcher Anblick ihn vermutlich erwarten wird, und bereite ihn auf die Verabschiedung vor. Der Bestatter und sein Mitarbeiter kommen nach ca. weiteren 20 Minuten mit einem Transportsarg aus dem Haus der Familie und der Sohn hat die Möglichkeit, sich von seiner Schwester zu verabschieden.

Danach geht er zu seiner Mutter und sie entscheiden, dass sie »jetzt fahren können«. Der Sohn möchte, dass seine Mutter bei ihm in der Wohnung übernachtet, was für sie in Ordnung ist. Ich gebe beiden meine Visitenkarte und biete an, dass wir am nächsten Tag telefonieren oder uns vor Ort in der Wohnung des Sohnes treffen können. Die beiden Betroffenen wünschen ein Telefonat. Abschließend halte ich kurz Rücksprache mit den vor Ort im Einsatz befindlichen Polizist:innen und begebe mich dann nach Hause.

5.2.3 Emotionale Reaktionen und Verhalten während der akuten Phase

Die Mutter wiederholt immer wieder, dass sie es nicht fassen könne, keine Kraft habe, nur mehr einschlafen und nicht mehr aufwachen wolle. Sie kann es nicht fassen, möchte nicht glauben, was passiert ist. Ich frage sie, ob sie »die

Gedanken oder das Gefühl dahinter« beschreiben könne. Sie meint, dass sie sich nicht das Leben nehmen wolle, das könne sie ihrem Sohn nicht antun, aber sie habe das Gefühl, dass ihr der »Boden unter den Füßen weggerissen« worden sei. Sie habe das Gefühl, dass mit ihrer Tochter auch ein Teil von ihr gestorben sei. Mir ist aus der Literatur bekannt, dass diese Gefühle und Gedanken normal sind, ich behalte diese Information für den Moment jedoch noch für mich, da sie immer weitererzählt. Ihr Gefühlszustand wechselt zwischen intensiver Traurigkeit und Hoffnungslosigkeit. Immer wieder fließen Tränen, sie schluchzt und ist im nächsten Moment beinahe apathisch und völlig erschöpft. Nach etwa einer Stunde erwähne ich dann, dass es Menschen in vergleichbaren Situationen oftmals ähnlich wie ihr gehe (Anmerkung: normalisieren, psychoedukativer Ansatz) und dass die Trauer viel Kraft koste. Dies ist auch der Grund für ihre Erschöpfung, es kommt dazu, dass sie – wie sie es nennt – »so blöd in die Leere starrt«. Ich kläre die Suizidalität ab, sie beschreibt dann doch vage Suizidgedanken und resümiert, dass sie eher »des Lebens müde« ist. Es sind weder konkrete Absichten noch eine Einengung explorierbar.

THEORIE-INPUT

Um **Suizidalität abzuklären**, hat es sich in der Praxis als hilfreich erwiesen, nach Gedanken, Absichten und einem Detailplan bzw. einer Einengung zu fragen (vgl. auch Hausmann, 2021, S. 205–213 »akute Suizidalität«; Pöldinger, 1968, 1982; Ringel, 2015; hier sind auch eine Vielzahl von Risikofaktoren angeführt):

Gedanken

- Suizidfantasien und Suizidpläne offen und direkt ansprechen. Zum Beispiel: *»Sie wirken verzweifelt auf mich, haben Sie schon einmal daran gedacht, sich das Leben zu nehmen?«* Seit wann bestehen die Gedanken? Drängen sich diese auf? Wie konkret sind die Gedanken? Beschreiben lassen!

Absichten

- Wie konkret ist die Vorbereitung zur Suizidhandlung? Tabletten sammeln, Methodik googeln etc. Zum Beispiel: *»Wie würden Sie sich das Leben nehmen?«*

Einengung/Detailplan

- Ist eine Strukturierung der Situation möglich? Gibt es (kurzfristige) Pläne? Zum Beispiel: *»Was haben Sie für die nächsten Stunden oder morgen geplant?«*
- Sind die Suizidgedanken bewusst herbeigeführt oder drängen sie sich gegen den Willen auf? Zum Beispiel: *»Haben Sie die*

Sorge, die Kontrolle über die Gedanken zu verlieren?« Oder: *»Denken Sie bewusst daran oder kommen die Gedanken plötzlich und ohne Vorwarnung?«* Befindet sich die Person in starker Erregung?

- Wer weiß von den Suizidabsichten, wie war die Reaktion darauf, hat die betroffene Person das so erwartet? Zum Beispiel: *»Was hat Sie bisher von einem Suizid abgehalten?«*, *»Was hat Sie bisher am Leben gehalten?«* Soziales Umfeld vorhanden? Wer weiß davon?
- Gehört die Person einer Risikogruppe an? Gibt es frühere Suizidversuche oder Suizide in der Familie? Kam es zu vermehrter Isolation oder zu einer Reduktion der Interessen?
- Entsteht die Atmosphäre einer »Ruhe vor dem Sturm«? Ist die Person beziehungsfähig bzw. kann eine affektive Resonanz hergestellt werden?

Es muss erwähnt werden, dass von keinem linearen Verlauf oder Bedingungsgefüge ausgegangen werden darf: Suizidgedanken bedingen keine Suizidabsicht und eine Suizidabsicht ist kein unwiderruflicher Entschluss. Überschneidungen sind möglich, und doch sind diese drei Ereignisse zu einem hohen Grad voneinander unabhängig. Bei jedem dieser Ereignisse kann es noch zu Hilfeleistungen durch psychosoziale Fachkräfte kommen!

Während des Einsatzes vor Ort ist, wie bereits oben erwähnt, das gemeinsame Aushalten, Abwarten, im Auto Sitzen zentral, zudem das regelmäßige Informieren darüber, was aktuell passiert bzw. was die nächsten Schritte der Polizist:innen, der Spurensicherung und aller weiteren Beteiligten sind. So ist es letztlich auch wichtig, der Mutter zuzusichern, dass ich erhaltene Informationen keinesfalls verschweige, sondern ihr mitteile, da sie dies im Laufe der Gespräche explizit als »große Angst« erwähnt.

Im Rahmen des Gesprächs mit dem Sohn ist die Frage nach dem Warum zentral und er meint wiederholt, dass er »das nicht glauben« könne. Neben der Wut, die er gegenüber seinem Vater empfindet, nennt er auch während unseres »Spazierganges« die Angst um den Vater, da die Polizei das Auto, jedoch nicht ihn gefunden hat. Als ich erfahre, dass der Vater zur Fahndung ausgeschrieben wurde, teile ich dies dem Sohn mit. Er wirkt dabei ruhig und sagt, dass die Polizei den Vater hoffentlich findet und ihm helfen kann. Dennoch ist der Gedanke, dass sich sein Vater suizidiert haben könnte, vordergründig.

Während des Gesprächs schießt ein Pressefotograf seitlich Fotos vom Haus. Dies versetzt den Sohn in Aufruhr, sodass er in Richtung des Fotografen schreit und zu ihm gehen will. Ein Polizist hält den Sohn jedoch im sicheren Abstand, eine andere Polizistin sucht das Gespräch mit dem Fotografen und verweist ihn des Einsatzortes. Es ist mir im Gespräch möglich, den Sohn zu beruhigen.

Mutter und Sohn wollen jetzt »füreinander da sein und [sich] gegenseitig stützen«, das ist für sie von großer Bedeutung. Darüber hinaus hat ein Freund des Sohnes seine Hilfe angeboten, welche von der Familie dankend angenommen wird. Sie haben diesen noch vor der Heimfahrt kontaktiert und ihn gebeten, »einfach da [zu] sein«. Hobfoll et al. (2007) nennen neben Sicherheit, Beruhigung, Selbstwirksamkeit, funktionierender Gemeinschaft und Zukunftsorientierung auch die Verbundenheit als wesentliches Element früher Interventionen. Die Verbundenheit ist damit gegeben und zusätzlich kommt es zum gegenseitigen Beruhigen sowie Zuhören, wie dies z. B. Hausmann (2021) oder Hobfoll et al. (2007) als Akutintervention angeben.

5.2.4 Checkliste Interventionen

Folgende Interventionen wurden im Rahmen des Ersteinsatzes durchgeführt. Die vollständige Checkliste der Interventionen findet sich in Anhang C.

Sicherheitsfördernde Interventionen

- Abklärung von
  - Selbstgefährdung
  - Suizidalität
- Informationen zu Setting und weiteren Schritten
- Weitergabe von Visitenkarten, Foldern und Kontaktadressen

Ruhe fördernde Interventionen

- aktives Zuhören, Verständnis zeigen, nachfragen, Strukturierung
- Verbalisierung von Erlebtem
- emotionale Ausdrucksmöglichkeiten fördern
- Normalisierung der Gefühle und Situationen (z. B. Symptome als Bewältigungsstrategie benennen)
- Psychoedukation und Hilfestellungen im Umgang mit (Trauma-)Reaktionen
- Bereitstellung von Informationen
- Verminderung von Stressoren und Entlastung (z. B. Medienexposition)
- Bearbeitung und Entlastung von Schuld-/Schamgefühlen

Selbstwirksamkeit fördernde Interventionen

- Planung der nächsten Tage und Schritte
- Förderung der Handlungsfähigkeit und Wiedergewinnung von Kontrolle
- Ressourcenaktivierung/-aufbau
- Förderung von Selbstfürsorge und Fürsorge für andere

Verbundenheit fördernde Interventionen

- Einbindung in tragfähige soziale Netzwerke
  - Familie
  - Freund:innen

5.3 Beschreibende Phänomenologie, Skalen und Checklisten

Anfänglich war vor allem der Sohn skeptisch, er verhielt sich eher ablehnend und sein zentraler Gedanke war, dass es seiner Mutter gut gehen müsse. Auch waren bei ihm Wut sowie die Sorge um den Vater essenziell. Mutter und Sohn waren immer zur Person, zum Ort, zur Situation sowie zur Zeit orientiert. Dennoch zeigte sich vor allem bei der Mutter eine gewisse ›Schockstarre‹, ein stark herabgesetzter Antrieb. Immer wieder verlor sie den ›Gesprächsfaden‹ und konnte nur schwer auf das Gespräch fokussieren. Der Sohn war aufmerksam, hatte einen hohen Bewegungsdrang und stand einem Gespräch mit mir anfangs eher ablehnend gegenüber. Erst mit Hilfe der psychologischen Anpassung und des gemeinsamen Spaziergangs konnte er sich auf ein Gespräch einlassen.

Wesentlich war es, die Situation gemeinsam auszuhalten, auch gemeinsam zu schweigen und zum Teil nur zuzuhören. Es wurde als hilfreich erlebt, dass jemand ›einfach nur da war‹. Dieses Schweigen bei Wahrung eines angemessenen Nähe-Distanz-Verhältnisses auszuhalten, ist im Allgemeinen in einer solch speziellen Situation einer Akutbetreuung nicht einfach, wurde aber von der Familie als hilfreich erlebt.

MERKE!

Auch Willi Butollo und Gabrielle Pfoh (2016) heben hervor, dass »Unterstützung durch die einfache Anwesenheit eines wohlwollenden Menschen« (S. 117) bereits wertvoll sein kann, vor allem dann, wenn »einem nichts Sinnvolles einfällt, dann ist es tatsächlich besser, man schweigt, anstatt etwas völlig Deplatziertes von sich zu geben« (ebd.). Im Sinne einer situationsdifferenzierenden und die Begegnung fördernden Interaktion gehen sie jedoch davon aus, dass ein präzises Ansprechen der Situation sinnhaft ist, vor allem auch eine mögliche Unsicherheit, ob überhaupt von Seiten der Betroffenen über die Situation gesprochen werden soll. Als schädlich für ein Gespräch sehen die Autor:innen an, einfach nur Trost zuzusprechen und Ratschläge anzubieten.

In diesem Sinne ist also ›weniger eindeutig mehr‹, vor allem auch dadurch, dass Worte eine zerstörerische Komponente haben kön-

> nen, »einerseits, weil sie die Bedeutung der Stille in Grenzsituationen nicht respektieren, andererseits, weil es für solche Augenblicke keine richtige Sprache gibt [...] Das Schweigen ist die Hauptsache. Es ist eine Aussage ohne Sprache.« (Reichel, 2018, S. 167f.)

Auch das Bedürfnis nach konkreten Fortschritten im Rahmen der Untersuchung durch die Exekutive war groß. Dieses wurde ernst genommen und dennoch immer wieder auf eine realistische und ehrliche Basis gebracht, um die vorherrschende Verunsicherung zu vermindern und die aktuelle Situation zu strukturieren (vgl. Hausmann, 2021 sowie Walraven-Thissen, 2019).

Aus den Gesprächen mit der Mutter und dem Sohn (sowie dem Freund des Sohnes zu einem späteren Zeitpunkt im Sinne eines Fremdbildes) ging hervor, dass aufgrund der beschriebenen Symptomatik (inklusive Schweregrad, Dauer und Verlauf) keine psychische Störung vorliegt und diagnostiziert werden kann. Auch hier wurden mit Hilfe des Kapitels V (F – psychische und Verhaltensstörungen) des ICD-10-GM 2024 (BfArM, 2023a) im Sinne einer beschreibenden Phänomenologie keine psychischen Störungen festgestellt.

Im weiteren Verlauf einer potenziellen Nachbetreuung ist auch an eine Anpassungsstörung zu denken, also »Zustände von subjektiver Bedrängnis und emotionaler Beeinträchtigung, die im Allgemeinen soziale Funktionen und Leistungen behindern« (ebd.) und unter anderem nach belastenden Lebensereignissen auftreten. »Die Anzeichen sind unterschiedlich und umfassen depressive Stimmung, Angst oder Sorge (oder eine Mischung von diesen). Außerdem kann ein Gefühl bestehen, mit den alltäglichen Gegebenheiten nicht zurechtzukommen, diese nicht vorausplanen oder fortsetzen zu können.« (Ebd.) Eine Codierung einer pathologischen Trauersymptomatik unter F43.2 (Anpassungsstörung) ist mit Hilfe des ICD-10 möglich, jedoch gerade während der akuten Phase nicht zweckmäßig. Diese Diagnosestellung kann erst im Rahmen der weiteren Betreuung zur Abrechnung mit den Krankenkassen sinnvoll sein. Weitere mögliche Diagnosen nach ICD-10 wären F43.1 (posttraumatische Belastungsstörung), F34.1 (Dysthymie) oder F34.9 (anhaltende affektive Störung, nicht näher bezeichnet), um ein solches Ereignis auch im Sinne der klassifikatorischen Diagnose abzubilden, wobei auch hier ein gewisser Mindestzeitraum erfüllt sein muss.

Anpassungsstörungen sind jedoch von normalen Trauerreaktionen nach dem Tod eines Familienmitglieds zu unterscheiden. Trauer an sich darf nicht pathologisiert werden und ist von einer anhaltenden Trauerstörung (Code: 6B42, BfArM, 2023c) zu unterscheiden. Hier gibt es klare Ausschlussdiagnosen und Richtlinien zur korrekten Diagnoseerstellung.

Zusammenfassend kann festgehalten werden, dass keine früheren Erkrankungen getriggert oder neue ausgelöst wurden.

Erneut wurde nach dem Einsatz für diagnostische sowie dokumentarische Zwecke eine Checkliste mit Risiko- und Schutzfaktoren verwendet, um den Bedarf der Weiterbetreuung oder Stabilisierung besser identifizieren zu können. Die vollständige Checkliste der **Risiko- und Schutzfaktoren** ist in Anhang D zu finden.

Schutzfaktoren

- Alltagsstruktur vor der Krisensituation
- unterstützendes soziales Netzwerk
- Offenheit für Unterstützung

Risikofaktoren

- Situationsfaktoren
  - Informationsdefizit/kaum Informationen zur aktuellen Situation
  - subjektiv erlebte lange Dauer der Belastung
  - objektive Handlungsunfähigkeit, der Situation ausgeliefert sein
  - mangelnde Unterstützung peritraumatisch
  - vorsätzliches menschliches Fehlverhalten
  - starkes Öffentlichkeits-/Medieninteresse

- Akutreaktionen
  - Gefühl von Hoffnungslosigkeit, Hilflosigkeit, Ohnmacht
  - Erschütterung grundlegender Werte und Überzeugungen
  - Teilnahmslosigkeit, emotionale Taubheit
  - Depersonalisation oder Derealisation
  - Scham-/Schuldgefühle
  - passive Todeswünsche, Suizidgedanken

Aufgrund der eben angeführten Risikofaktoren in Kombination mit den Schutzfaktoren bildet sich ein Zustand ab, welcher zwar als kritisch zu bewerten ist, aber aufgrund der raschen Stabilisierung im Rahmen der ersten Krisenintervention der psychosozialen Akutbetreuung und durch den Einbezug des Freundes des Sohnes gut bearbeitet werden kann. Es zeigt sich jedoch deutlich, dass aufgrund der gehäuften Risikofaktoren eine weitere Betreuung (zumindest im Rahmen der Stabilisierungsphase) angedacht werden muss. Dies wurde von der Familie auch so gewünscht. Sollte die Familie einer weiteren Betreuung ablehnend gegenüberstehen, ist dies allerdings zu respektieren. Im Idealfall sollten dann eigene Visitenkarten sowie spezifische Kontaktadressen von Einrichtungen zur Weiterbetreuung überreicht werden. Manchmal können Familien einem Nachfolgetelefonat eher als einer Weiterbetreuung zustimmen, da dieses scheinbar weniger Verbindlichkeit darstellt und schneller »nebenbei« geführt werden kann. Daher wird oftmals das Angebot eines Nachfolgetelefonats zwei bis drei Tage nach dem Ereignis gesetzt.

5.4 Stabilisierung und Abschluss

- Telefonat (Dauer: 8 min): 23 h nach dem Ereignis
- Folgeeinsatz vor Ort (Dauer: 1 h 38 min): 3 Tage nach dem Ereignis
- Telefonat (Dauer: 30 min): 6 Tage nach dem Ereignis
- Telefonat (Dauer: 25 min): 2 Wochen und 2 Tage nach dem Ereignis
- Schlussbericht

Telefonat (Dauer: 8 min): 23 h nach dem Ereignis

Ich telefoniere mit dem Sohn, nachdem wir am Vortag vereinbart haben, dass ich mich melden werde. Die Mutter, der gute Freund und er befinden sich aktuell in seiner Wohnung. Der Sohn erzählt, dass seine Mutter und er sich »wie gelähmt« fühlten und der Freund eine große Unterstützung sei. Immer wieder läute das Telefon, die Mutter schaffe es »gar nicht, abzuheben«, er selbst beantworte nur ungefähr die Hälfte der Anrufe. Die Mutter sitze »fast die ganze Zeit völlig regungslos« in einem Fernsehsessel und stelle immer wieder die Frage nach dem Warum. Der Freund wolle weiterhin vor Ort sein und koche vor allem Suppen, da diese trotz des fehlenden Appetits stärken würden. Aktuell steht vor allem die Ungewissheit im Vordergrund. Der Sohn hebt hervor, dass er sich einerseits große Sorgen um den Vater mache, ihm andererseits aber einen schmerzhaften Tod wünsche. Ich normalisiere seine Gedanken, wir besprechen, wie die nächsten Stunden aussehen können und ob auch ein Gespräch in der Wohnung gewünscht ist. Der Sohn lehnt ab und meint, dass heute »irgendwie alles zu viel« sei und der Freund ohnehin unterstütze. Er fragt dann bei der Mutter nach, die für heute ebenfalls ablehnt, jedoch »in wenigen Tagen« ein Gespräch in der Wohnung wünscht. Letztlich vereinbaren wir einen Folgeeinsatz in der Wohnung zwei Tage nach dem Telefonat. Ich sage dem Sohn noch, dass sich die Familie gerne bei Bedarf auch vorher melden könne und wir flexibel entweder ein Telefonat oder ein Gespräch vor Ort noch vor dem vereinbarten Termin führen können.

Folgeeinsatz vor Ort (Dauer: 1 h 38 min): 3 Tage nach dem Ereignis

Das Nachfolgegespräch findet wie geplant in der Wohnung des Sohnes statt. Der Bruder der Mutter ist anfangs beim Gespräch anwesend, während der Sohn selbst noch einiges in der Wohnung erledigt und zwei Telefonate führt. Der Bruder der Mutter holt dann den Sohn zum Gespräch dazu und verabschiedet sich. Wir sprechen über die aktuelle Stimmung. Der Sohn versucht weiter zu »funktionieren« und kümmert sich um den Alltag sowie erste Überlegungen zum Begräbnis seiner Schwester. Die Mutter ist »hoch angespannt«, aber wirkt »zugleich wie erschöpft«. Sie sitzt – beinahe schon liegend – in einem Sofasessel und ist bis zum Hals mit einer dicken Wolldecke zugedeckt. Sie beteiligt sich immer wieder, jedoch nur am Rande, am Gespräch und möchte auch für sich sein.

Das wird deutlich, indem sie sich wiederholt in die Wolldecke einhüllt und beim Aufblicken ins Leere starrt, von uns abgewandt verweilt. Zentral ist der Umgang mit Medien, denen klare Grenzen gesetzt werden. Ungefähr 40 Stunden nach dem Ereignis erscheint ein Online-Zeitungsartikel, welcher durchaus reißerische Elemente enthält. Nach dem Mord fahndet die Polizei laut diversen Zeitungsartikeln auf Hochtouren nach dem Vater, den viele Polizeibeamt:innen vom Sportschützenverein kennen, wobei es einen Verweis zu einem Fahndungsfoto gibt. Es wird der Hinweis gegeben, dass er seine Tochter mit mehreren Messerstichen ermordet habe und diese an schwersten inneren Verletzungen verstorben sei. Die Polizei bitte die Bevölkerung auch um Mithilfe, da der Beschuldigte aktuell auf der Flucht sei.

Der Sohn ist erstaunt darüber, dass sein Vater mit Vornamen und dem Anfangsbuchstaben des Nachnamens genannt wird. Zusätzlich kommt es in der Kommentar-Sektion zu diversen Beschuldigungen. Es finden sich auch Inhalte, welche antifeministisch und xenophob sind. Es wird weiters über psychische Erkrankungen und mögliche Ereignisabläufe hypothetisiert. Auch bagatellisierende Kommentare sind zu finden. Der Sohn stellt fest, dass er hierbei starke Wut verspüre und sich und seine Familie nicht verstanden fühle. Er und seine Mutter hätten ein anderes Bild vom Vater, auch wenn es zu dieser Tat gekommen sei. Ich bestärke ihn, indem ich sage, dass er seinen Vater seit der Geburt und die Mutter ihn noch länger kenne. Ich ergänze, dass Medien einzelne Vorgänge, Szenarien oder Elemente bewusst überzeichnen, damit sie sich besser verkaufen lassen und die Auflagenzahl steigt. Wir sprechen über den Umgang mit Medien sowie Anrufen und thematisieren Strategien im Sinne des Abgrenzens, vor allem durch die Verweigerung jeglicher Auskunft. Im Vordergrund ist außerdem die Angst, dass Verwandte oder Freund:innen mit den Medien sprechen könnten, und die Mutter, der Sohn sowie der Freund entscheiden sich auch hier bewusst dafür, weniger Informationen an diese weiterzugeben.

Die Kolleg:innen der ehemaligen Rettungsdienststelle des Vaters haben bereits einen Spendenaufruf ausgegeben und Unterstützung zugesagt – die Familie könne sich jederzeit bei ihnen melden. Die Familie überlegt noch, was sie mit den gesammelten Spenden machen möchte. Die Dienststelle hat zugesagt, dass der gesammelte Betrag frei zur Verfügung stehe.

Vor allem für die Mutter wirkt eine Wohnungsdurchsuchung durch die Polizei sehr belastend, die vermutete, dass der Sohn bzw. die Mutter den Vater versteckten. Die Familie fühlt sich deswegen »wie Verbrecher«. Ich erkläre diesbezüglich das Vorgehen der Behörden, normalisiere eine Durchsuchung als ein reguläres Instrument der Strafverfolgung. Ich hebe die vorherrschende Stimmung hervor und verbalisiere sie, indem ich sage, dass es sicherlich schwer sei, wenn so stark in die eigenen Rechte eingegriffen und Privat- oder Intimsphäre verletzt werden.

Auch die Angst vor einem Suizid des Vaters ist weiterhin zentral, da er noch nicht aufgefunden wurde. Die Ungewissheit wirkt belastend und die andauernde Anspannung ist vorherrschend. Die Mutter beschreibt kurz ein »unbeschreibliches, fast schon furchtbares Gefühl mit Anspannung und trotzdem einer unglaublichen Müdigkeit, wo [sie] einfach [...] nur schlafen will«. Wir sprechen über Selbstfürsorge und einen Notfallplan, wenn die Gefühle unaushaltbar werden. Die Mutter ist in engem Kontakt mit ihrem Hausarzt, hat sich bereits beruhigende Medikamente bei Bedarf aus der Apotheke geholt.

Der Familie ist es bereits jetzt ein Anliegen, über den weiteren Umgang mit dem Haus zu sprechen. Am Tag nach dem Ereignis hat sich eine Immobilienfirma gemeldet und angefragt, ob sie Häuser oder Grundstücke zum Verkauf haben. Zusätzlich stellt sich eine gewisse Ratlosigkeit hinsichtlich der nächsten organisatorischen Schritte im Todesfall ein. Hier thematisieren wir notwendige Dokumente und eine ›To-do-Liste‹ im Sinne erster Schritte im Todesfall (siehe auch Betreuungsdokumentation zu »Suizid« in Kapitel 6). Der Sohn hat bereits einen Termin mit den Banken vereinbart, da der Vater alle Verträge abgeschlossen hat und nur ein gemeinsames Konto vorhanden ist.

MERKE!
Angehörige erleben ein hohes Maß an Hoffnungs- und Hilflosigkeit. Das Organisieren von Terminen oder das Thematisieren der nächsten Schritte wird oftmals als hilfreich erlebt, da sich die Betroffenen als selbstwirksam erleben und im Rahmen der Hilflosigkeit ›Punkte abarbeiten‹ können. Dies wirkt oftmals strukturierend und vermindert das Gefühl der Überforderung, vor allem dann, wenn Teile des sozialen Netzwerkes mit den Aufgaben betraut werden oder diese im Hintergrund unterstützend wirken.

Trotz der Bemühungen des Sohnes und des Freundes hebe ich an dieser Stelle hervor, dass aktuell noch eine abwartende Position eingenommen werden solle, da noch unklar sei, ob der Vater flüchtig oder tot sei. Auch aus diesem Grund besteht derzeit noch kein Kontakt zur Ursprungsfamilie des Vaters, da die Mutter vermutet, es werde »sicher viele Vorwürfe« geben. Die Familie der Mutter ist sehr unterstützend.

Die Familie gibt an, dass sie sich bei Bedarf melden wird. Dem Sohn ist es noch ein Anliegen, mit mir allein zu sprechen. Er meint dann, dass er wenig Hoffnung habe und weiter »funktionieren« wolle. Im Moment vermisse er eher das gemeinsame Zusammensitzen und Plaudern mit dem Vater, die Wut sei eher im Hintergrund vorhanden. Der Sohn erzählt, dass die Mutter heute

Vormittag zu ihm gesagt habe, dass sie den Vater, auch wenn dieser tot sein sollte, trotzdem sehen und noch berühren wolle. Wir sprechen über diesbezügliche Möglichkeiten einer Abschiednahme vom Leichnam, sobald die Staatsanwaltschaft diesen freigegeben hat. Mutter, Sohn und dessen Freund bedanken sich für das Gespräch und die Ideen im Umgang mit Medien, Freund:innen sowie Angehörigen. Der Freund möchte weiterhin vor Ort für die Familie da sein.

Nach dem Einsatz wurde die Checkliste mit Risiko- und Schutzfaktoren erneut verwendet, um den Bedarf der Weiterbetreuung oder Stabilisierung besser identifizieren zu können. Als Schutzfaktor kam hier dazu, dass Ansätze einer aktiven Bewältigung und Gestaltung der Zukunft vorhanden waren, auch wenn diese primär eine Strukturierung ermöglichte und dazu diente, der eigenen Hilflosigkeit entgegenzuwirken. Als Risikofaktor kann das Hinzukommen von Albträumen und Schlafstörungen bei der Mutter gesehen werden, wobei dies im Sinne eines Bewältigungsversuchs des Leibes durchaus als normal bezeichnet werden kann. Dies gilt es in den nächsten Tagen und Wochen zu beobachten, weshalb der Sohn von mir angeleitet wurde, darauf zu achten und bei andauerndem Fortbestehen der Symptomatik Kontakt mit mir aufzunehmen.

Folgende Interventionen wurden im Rahmen des Nachfolgeeinsatzes durchgeführt (siehe die vollständige Checkliste der Interventionen in Anhang C):

Sicherheitsfördernde Interventionen

- Unterstützung bei der
  - Suche und Zusammenstellung von wichtigen Dokumenten
- Begleitung/Hilfestellungen im Kontakt mit
  - Behörden
- Abklärung von
  - Selbstgefährdung
  - Suizidalität
- Informationen zu Setting und weiteren Schritten

Ruhe fördernde Interventionen

- aktives Zuhören, Verständnis zeigen, nachfragen, Strukturierung
- Verbalisierung von Erlebtem
- emotionale Ausdrucksmöglichkeiten fördern
- Normalisierung der Gefühle und Situationen (z. B. Symptome als Bewältigungsstrategie benennen)
- Bearbeitung und Entlastung von Schuld-/Schamgefühlen

Selbstwirksamkeit fördernde Interventionen

- Planung der nächsten Tage und Schritte
- Notfallplan erstellen
- Ressourcenaktivierung/-aufbau

Telefonat (Dauer: 30 min): 6 Tage nach dem Ereignis

Der Sohn ruft an und bittet um ein Telefonat. Ich kann nicht sofort telefonieren und frage ihn, ob ich ihn in ca. 1 ½ Stunden zurückrufen könne. Er stimmt zu und wir telefonieren ca. 1 ½ Stunden später.

Ein Polizist hat dem Sohn gestern Morgen Folgendes mitgeteilt: Der Vater sei mittlerweile wenige Kilometer vom Haus entfernt tot aufgefunden worden und er habe sich allem Anschein nach suizidiert. Ein Fremdverschulden könne ausgeschlossen werden, da die Spurensicherung keine diesbezüglichen Hinweise gefunden habe. Aufgrund der besonderen Vorkehrungen zur Gewährleistung der Sicherheit der Beamt:innen habe sich die Suche schwieriger gestaltet. Beim Vater sei auch eine seiner Schusswaffen gefunden worden. Der Sohn erzählt, es sei ihnen mitgeteilt worden, dass die Schusswaffe nach Abschluss der Ermittlungen wieder in den Besitz der Familie übergehe. Er sei erstaunt gewesen und habe dies abgelehnt. Es sei ihnen auch mitgeteilt worden, dass aktuell noch kein Motiv den Mord betreffend genannt werden könne, man aber vermute, dass der Vater die neuerliche Kontaktaufnahme der Tochter mit ihrem Ex-Freund nicht verkraftet habe.

Der Sohn erzählt mir weiter, dass es in der Vergangenheit diesbezüglich wiederholt Konflikte zwischen den beiden gegeben habe, da der Vater den Ex-Freund immer wieder als »Versager« beschimpft habe und der Tochter den Kontakt zu ihm verboten habe.

In den Kommentarsektionen der verschiedenen Zeitungen im Internet finden sich mitfühlende Worte, zum Teil sogar Verständnis, aber auch abfällige Bemerkungen.

Der Vater und die Tochter hatten außerdem ein Konto auf einer Social-Media-Plattform. Dort kommt es zum Teil zu Nachrufen, verschiedene Menschen trauern öffentlich. Dennoch kommt es auch zu Vermutungen und zum Teil Beschimpfungen. Wir sprechen über die Möglichkeit, in Erinnerung an beide das Konto in einen sogenannten Gedenkzustand zu versetzen. Mutter und Sohn stellen fest, dass kein Nachlasskontakt errichtet wurde, und kontaktieren diesbezüglich die Betreiber der Social-Media-Plattform. Generell wünscht sich der Sohn, dass das Konto des Vaters gelöscht wird und nur jenes der Schwester erhalten bleibt, damit andere Angehörige oder Freund:innen durch den Besuch des Profils Trost finden können. Er habe bereits mit seiner Mutter gesprochen und auch diese empfinde es als gute Idee, bei der Tochter, im Sinne einer öffentlichen Trauer, Nachrufe in Form eines digitalen Kondolenzbuches verfassen zu können. Ich bestärke den Sohn, indem ich ihm sage, dass dies eine Form der aktiven Trauerarbeit sein könne.

MERKE!
»Grabstätten sind da, wo die Verstorbenen bestattet sind. Gräber sind dort, wo wir den Verstorbenen nahe sind.« (Butollo & Pfoh, 2016, S. 23)
Dieses Zitat soll verdeutlichen, dass aktive Trauerarbeit in der heutigen Zeit nicht mehr über eine Grabstätte stattfinden muss (welche außerdem zu diesem Zeitpunkt noch gar nicht vorhanden war), sondern durchaus auch über Social Media gelebt werden kann, wenn wir uns den Verstorbenen dort nahe fühlen bzw. gefühlt haben. Es besteht jedoch die Gefahr, dass öffentlich gelebte oder zelebrierte Trauer auch aufgrund einer weiterhin vorherrschenden Tabuisierung aller Themengebiete rund um den Tod auf Widerstand stößt oder ihr sogar ein Hauch von ›Banalität‹ beiwohnt. Dies muss bei Angehörigen offen thematisiert werden. Dennoch ist diese Form der Trauerarbeit eine Möglichkeit, Abschied zu nehmen und sich mit Freund:innen sowie Angehörigen in einem breiten digitalen Netzwerk verbunden zu fühlen. Somit kann hier, vor allem auch bei jungen Menschen, die Verbundenheit bereits in einer frühen Phase eines (normalen) Trauerprozesses als Akutintervention eingesetzt werden (vgl. Hobfoll et al., 2007).

Der Sohn berichtet, dass sich die Mutter immer wieder Gedanken darüber mache, ob sie etwas bemerken hätte können. Sie fühle sich verantwortlich und meine, dass sie »diesen Wahnsinn« eventuell hätte verhindern können. Wir sprechen über subjektive Schuldgefühle und ich stelle diese einer objektiven Schuld entgegen. Daraufhin stellt der Sohn fest, dass keine objektive Schuld vorhanden sei. Wir sprechen weiters über die Sinnhaftigkeit von Schuld im Sinne einer Bewältigungsstrategie, da die Frage nach dem Warum aktuell nicht geklärt werden kann. Wesentlich ist hier, dass ich das Bedürfnis, Antworten zu erhalten, ernst nehme und dennoch realistisch sowie ehrlich bin, indem ich sage, dass manche Antworten zum Teil auch immer fehlen würden. Mit Schuldgefühlen gilt es vorsichtig umzugehen, diese dürfen nicht einfach weggeredet werden. Oftmals braucht es zuvor den Aufbau anderer Bewältigungsstrategien oder ein Voranschreiten im Trauerprozess, bis die Schuld tatsächlich ›losgelassen‹ werden kann. Ein Ansatz hierbei ist es, die Schuldgefühle direkt anzusprechen und danach zu fragen, was anders gemacht werden hätte können (vgl. u.a. Gerngroß, 2014; Hausmann, 2021; Walraven-Thissen, 2021).

Auch Scham ist bei der Mutter zentral, da sie Angst davor hat, die Nachbar:innen könnten die Straßenseite wechseln oder sie ganz bewusst ignorieren. Im Sinne des Schaffens von Kontrollmöglichkeiten sprechen wir über Handlungsmöglichkeiten und setzen uns bewusst mit dem Schamgefühl auseinander. So besprechen wir unter anderem, wie die Mutter aktiv auf Personen zugehen könnte und dass sie sich vorab bereits Antworten auf für sie subjektiv kritische Fragen überlegt.

Da durchaus mehrere Themen vordergründig sind, frage ich den Sohn, ob wir einen weiteren Termin vor Ort vereinbaren sollen. Dieser lehnt dankend ab, da sie in den letzten Tagen sehr viel Besuch von verschiedenen Freund:innen und Bekannten gehabt hätten und die Mutter immer wieder sage, dass ihr der Besuch »schon zu viel« sei. Ich hebe hervor, dass bei Bedarf auch erneut ein Einsatz vor Ort möglich sei.

Telefonat (Dauer: 25 min): 2 Wochen und 2 Tage nach dem Ereignis

Die Mutter kontaktiert mich telefonisch und sagt, dass sie sich auch im Namen ihres Sohnes bedanken und wieder melden wollte. Sie berichtet, es in den ersten Tagen nicht geschafft zu haben, sich zu melden oder in eine »sinnvolle Interaktion« zu gehen. Während sie spricht, wirkt die Stimme immer wieder weinerlich und ich erwidere, dass es bestimmt noch schwer sei. Ich ergänze, es sei vollkommen normal, dass sie Zeit gebraucht habe, und dass sie diese auch noch brauchen werde. Sie solle sich diese auch ganz bewusst nehmen und im Umfeld um Rücksicht bitten. Wir sprechen nochmals über diverse Abgrenzungstechniken, wie sie gut auf sich achten sowie Distanz zu Menschen bewahren und aufbauen kann, die ihr aktuell nicht guttun. Die Mutter erzählt mir auch von der Überforderung ihrer Schwester, welche unbeholfen reagiere, sich wie »die Betroffene« verhalte, und dass die Mutter zeitweise das Gefühl habe, »die Starke« sein zu müssen. Sie sei wiederkehrend extrem müde und habe das Gefühl, dass sie »zu viel heben« müsse, obwohl der Sohn ohnehin den Großteil der organisatorischen Aufgaben erledige. Wir sprechen über ihren aktuellen Belastungszustand und ich normalisiere diesen.

THEORIE-INPUT

Seibl et al. (2021) heben hervor, dass Betroffene ein hohes Maß an subjektiv wahrgenommener psychischer, körperlicher und sozialer Belastung empfinden. Dies ist vor allem abhängig von individuellen Faktoren (Umstände des Suizids, Beziehung zur verstorbenen Person, Persönlichkeitsfaktoren der Hinterbliebenen), aber auch gesellschaftlichen und sozialen Faktoren (Tabuisierung des Themas Suizid, Stigmatisierung Betroffener, Überforderung und Hilflosigkeit des sozialen Umfelds). Ziel ist es, diese Faktoren bei jeder Betreuung auch immer im Hinterkopf zu haben und bei Bedarf zu thematisieren. Das alleinige Ansprechen und oftmals auch Normalisieren wirken erleichternd und eröffnen den Raum, bei späterer Gelegenheit (im professionellen Setting) darüber zu sprechen.

Die Mutter teilt dann auch mit, dass es aktuell mehrere positive Zwischenschritte gegeben habe. Die Pfarre habe einen eigenen Fonds für »solche Angelegenheiten« und übernehme die Kosten der Beisetzung. Die gesammelten Spenden wollten sie und ihr Sohn einer Organisation zukommen lassen, welche sich der Unterstützung von Verbrechensopfern oder dem Gewaltschutz verschrieben hat.

Man habe sie einmal beim Spazierengehen darauf angesprochen, dass der Vater »schon immer ein bisserl komisch war« und es dann schnell passieren könne, dass »solche Menschen so etwas tun«. Sie sei sprachlos gewesen und habe einen »Feuerball im Hals« gehabt. Wir sprechen daraufhin über den Umgang mit Personen, die Unwahrheiten verbreiten, und wie sie darauf reagieren kann.

Zusätzlich erwähnt sie am Rande, mit dem Hausarzt bezüglich einer beruhigenden Medikation gesprochen zu haben, die sie dauerhaft einnehmen kann und die kein Abhängigkeitspotenzial aufweist. Sie habe sich außerdem krankschreiben lassen, obwohl sie »eigentlich nicht klassisch krank« sei. Ich bestärke sie, indem ich sage, dass sie erst vor kurzem einen großen Schmerz erlitten habe und psychische Belastung genauso zu einem Krankenstand berechtige wie physischer Schmerz oder Krankheit. Wir sprechen über die Aufrechterhaltung der Alltagsstruktur und wie sie nach ihrem Krankenstand wieder zurück in ihr Arbeitsleben finden kann.

Laut Auskunft der Mutter sind in der Zwischenzeit sowohl der Vater als auch die Tochter begraben worden. Die Familie habe sich in beiden Fällen für eine Feuerbestattung und Urnenbeisetzung im kleinen Rahmen entschieden. Der Termin sei nur einem kleinen, ausgewählten Kreis bekannt gewesen. Viele hätten dafür Verständnis, einige wenige Bekannte im Umfeld seien verärgert gewesen, da keine Einladung ausgesprochen worden war. Die Tage nach der Beisetzung seien noch sehr bedrückend gewesen, es werde jedoch von Tag zu Tag besser. Sie könne nun auch »immer länger richtig darüber reden, ohne dass das Gefühlschaos« wieder auftauche.

Der Sohn habe Kontakt mit einer Tatortreinigungsfirma aufgenommen. Diese habe bereits mit der Reinigung begonnen, bewohnbar werde das Haus aber längerfristig noch nicht sein. Es sei jedoch ohnehin geplant, das Haus zu verkaufen.

Als die Mutter fragt, ob eine weitere psychologische Betreuung möglich sei, sichere ich ihr dies für die nächsten Wochen zu, frage sie aber auch, ob sie Kontaktadressen für eine weitere Betreuung benötige, woraufhin sie zustimmt. Sie und ihr Sohn seien der Meinung, dass sie »noch lange damit kämpfen« werden, und dies solle jedenfalls begleitet sein. Diesbezüglich sichere ich ihr eine E-Mail zu, in der eine Liste mit niedergelassenen Psychotherapeut:innen mit erweiterten Kenntnissen im Umgang mit Menschen, welche von Trauer nach plötzlichen, tragischen Todesfällen betroffen sind, angeführt sein wird. Sie bedankt sich für die Betreuung und meint, dass diese ihr und ihrem Sohn sehr geholfen habe. Bei Bedarf werde sie sich erneut melden.

Ich sende ihr kurz nach dem Gespräch die erwähnte E-Mail und füge noch psychosoziale Beratungsstellen hinzu, welche den Fokus unter anderem auf Trauerberatung legen.

Schlussbericht

Die Familie meldete sich nicht mehr, weshalb von einem positiven Verlauf ausgegangen und ein Abschlussbericht verfasst wurde.

5.5 Diskussion und Reflexion

Zur Evaluation des Erfolgs der Interventionen wurde während der Betreuung auf die Rückmeldungen der Mutter und des Sohnes geachtet, wobei diese die gesetzten Interventionen begrüßten, vor allem in Bezug auf das Schweigen und gemeinsame Aushalten. Auch die im Rahmen der weiteren Stabilisierung gesetzten Rituale und Interventionen wirkten für die Familie erleichternd. In Summe kam es zu einer Abnahme der Risikofaktoren sowie einer Stabilisierung, sodass eine weitere psychologische Betreuung nicht mehr erforderlich war. Dennoch wurde dem Sohn nahegelegt, im regelmäßigen Kontakt mit der Mutter zu bleiben und diese auch weiterhin zu beobachten. Hier könnte sich – wie bereits weiter oben erwähnt – eine Anpassungsstörung (F43.2 nach ICD-10, BdArM, 2023b) oder eine anhaltende Trauerstörung (Code: 6B42, BfArM, 2023c) entwickeln. Im Rahmen der Betreuung war es auch immer wieder wichtig, zu normalisieren, z. B. mit dem Satz: Das sind »normale Reaktionen eines normalen Menschen auf ein nicht normales Ereignis bzw. nicht normale Umstände« (Hausmann, 2021, S. 330). Vor allem der Sohn erwähnte später immer wieder, dass ihm das geholfen habe, da er aufgrund des Drucks gefürchtet hatte, »verrückt« zu werden und nicht mehr normal zu sein.

Der Sohn sprach im Rahmen der Betreuung wiederholt davon, dass er sich von den Medien weder verstanden noch gehört fühle. Diese berichteten zum Teil falsche Inhalte reißerisch und schrieben davon, dass sein Vater einen »erweiterten Suizid« begangen habe. Er besteht darauf, dass dies vielmehr ein Mord an seiner Schwester und dann ein Suizid gewesen sei. Es muss an dieser Stelle erwähnt werden, dass der Mord hier eindeutig im Vordergrund steht und die Tötung eines der Familienmitglieder andernfalls verharmlost wird (vgl. Reichel, 2018). Dietz et al. (2022) verstehen unter einem erweiterten Suizid auch einen Mitnahmesuizid. Mit dieser Begrifflichkeit benennen sie einen »Selbstmord nach vorangegangener Tötung mindestens einer anderen Person, ohne deren Zustimmung und Wissen« (ebd., S. 283). Häufig werden dabei Personen ermordet, für die man verantwortlich ist, wie z. B. Kinder, wobei dies dann als Infantizid oder Filizid bezeichnet wird. Sie kritisieren zudem, dass übliche Definitionen in vielen Fällen nicht ausreichend abgrenzen und nicht wertfrei sind. Manchmal wird in diesem Zusammenhang auch von Homizid-Suiziden gesprochen (vgl. z. B. Hellen et al., 2014), wobei diese immer eine eigene Charakteristik beinhalten, auf welche hier nicht weiter eingegangen wird.

Die Formulierung »erweiterter Suizid« ist hinsichtlich des Begriffs, der Definition, der forensisch-psychiatrischen Beurteilung sowie der strafrechtlichen Folgen mit viel Interpretationsspielraum verbunden und die Unterschiede dieser Tragödien sind größer als die Gemeinsamkeiten, weshalb auf diesen Begriff verzichtet werden sollte (Foerster, 2009). Das bedeutet, das subjektive Empfinden des Sohnes deckt sich auch mit den Erkenntnissen der Fachwelt. Die Massenmedien sollten Mord sowie einen darauffolgenden Suizid also nicht vermischen, um ein mediales Faszinosum zu erzeugen.

THEORIE-INPUT

Erforderliche Symptome einer **verlängerten Trauerstörung** (engl. Prolonged Grief Disorder, ICD-11-Code: 6B42, nach BfArM im Auftrag des BMG unter Beteiligung der Arbeitsgruppe ICD des KKG, 2023b) in der deutschen Entwurfsfassung sind:

- Auftreten > 6 Monate nach einem Verlust
- Sehnsucht nach dem Verstorbenen oder anhaltende Beschäftigung mit dem Verstorbenen
- intensiver emotionaler Schmerz (z. B. Schuldgefühle; Verleugnung; Wut; Schwierigkeiten, sich auf Beziehungen einzulassen; sozialer Rückzug etc.)
- Trauerreaktionen entsprechen nicht den kulturellen, sozialen oder religiösen Normen für die Kultur und den Kontext der Person
- Beeinträchtigung in persönlichen, familiären, sozialen, schulischen, beruflichen Funktionsbereichen

In der Theorie finden sich Ergänzungen bzw. weitere Erklärungen (vgl. Butollo & Pfoh, 2016; Hausmann, 2016; Prigerson et al., 2009):

- auf den Tod der nahestehenden Person bezogene Trauer, Trennungsstress, täglich mind. fünf Symptome:
  - Unsicherheit über eigene Rollen; Gefühl der Sinnlosigkeit des eigenen Lebens; Schwierigkeiten, den Tod zu akzeptieren (»Ich kann es nicht fassen ...«)
  - Vermeidung der Erinnerung an den Verlust (»Ich kann nicht ans Grab gehen ...«)

- Schwierigkeit, anderen zu vertrauen (»So etwas passiert mir nicht noch einmal ...«)
- verlustbezogene Verbitterung/Wut (»Wir wollten noch so viel unternehmen ...«)
- Schwierigkeiten, das Leben weiterzuführen (»Allein macht das keinen Spaß ...«)
- emotionale Taubheit seit dem Verlust (»Ich kann mich über nichts mehr freuen ...«)
- Empfindung eines unerfüllten und bedeutungslosen Lebens (»Alles sinnlos ...«)
- Schock, Benommenheit und Betäubung (»Ich kann nichts mehr fühlen ...«)

• > 6 Monate seit Verlust klinisch signifikante Beeinträchtigungen in sozialen, beruflichen oder anderen Lebensbereichen, Ausschluss von depressiven Störungen, generalisierten Angststörungen oder PTBS

Eine Abgrenzung zwischen Depression und komplexen Trauerphänomenen kann schwierig sein, wobei es phänomenologisch einige Hinweise gibt, auf die sich die eben genannten Autor:innen beziehen. Zur Diagnostik kann z. B. das Inventory of Complicated Grief – ICG-D (Lumbeck et al., 2012) verwendet werden.

Zentrale Gedanken im Zusammenhang mit dieser Betreuungsdokumentation:

- Als sich der KI-Mitarbeiter verabschiedete, war – wie bereits weiter oben erwähnt – die Telefonnummer des Vaters noch nicht bekannt und die Polizei bat mich, diese zu erfragen. Dies war im Rahmen der Betreuung für die Mutter belastend. Eine Möglichkeit wäre gewesen, dass der KI-Mitarbeiter den Sohn danach fragt, während ich bei der Mutter bin, und diesen auch beim Auf-und-ab-Gehen begleitet. Alternativ wäre dies durch eine weitere psychosoziale Fachkraft möglich gewesen, welche man jedoch nachfordern hätte müssen. Normalerweise sind Adressen, Telefonnummern etc. Informationen, die bereits von der Polizei eingeholt wurden. Vermutlich war dies aufgrund des Naheverhältnisses für die Polizist:innen zu belastend.
- Bei den Polizist:innen und Rettungssanitäter:innen kam es zu keinen notfallpsychologischen Interventionen oder einem anderen Angebot durch psychosoziale Fachkräfte. Dies hätte man eventuell ergänzend im Sinne eines Nachfolgetelefonats mit dem Einsatzleiter der Polizist:innen klären können. Polizist:innen und Rettungssanitäter:innen haben in den Augen der Bevölkerung bestimmte Aufgaben, sollten gewisse Normen und Werte

vertreten, und vor allem Polizist:innen sind »für die Aufrechterhaltung der gesellschaftlichen Ruhe, Ordnung und Sicherheit zuständig und haben dabei die Einhaltung der staatlichen Ordnung (Vorschriften, Gesetze, …) zu überwachen […] [Außerdem sind sie dafür zuständig,] die Sicherheit der Bevölkerung zu überwachen und Gefahrenquellen zu erkennen und Maßnahmen zu treffen, damit diese beseitigt werden.« (Juen & Kratzer, 2012, S. 167) Im vorliegenden Fall war es jedoch ein Rettungssanitäter, der die Tat verübte. Auch diese haben gewisse Aufgaben und stellen eine schutzgebende Instanz dar. Dieses Bild wird durch ein solches Ereignis in Frage gestellt und es kommt zur Erschütterung grundlegender Werte und Überzeugungen. Bei den Polizist:innen und Rettungssanitäter:innen können dadurch das professionelle Selbstverständnis sowie die Arbeitsfähigkeit (und damit Beziehungen sowie Wohlbefinden) leiden, vor allem durch die direkte Bekanntschaft. Vorher als unverrückbare Säulen wahrgenommen, können diese plötzlich zu bröckeln beginnen. Hier kann eine Stressbearbeitung nach belastenden Ereignissen (Critical Incident Stress Management/CISM, vgl. Mitchell, Everly & Müller-Lange, 2019) sinnvoll sein. Es bleibt zu hoffen, dass nach dem Einsatz der Psychologische Dienst des Bundesministeriums für Inneres zur Einsatznachbearbeitung oder das Peer-System involviert wurden.

6 Betreuungsdokumentation 4: Suizid

Themenüberblick

- Befähigung und Psychoedukation von primären Bezugspersonen
- Posttraumatisches Wachstum nach Suizid
- Umgang mit Scham nach Suizid
- Weiterbetreuung

Die Betreuungsdokumentation bezieht sich auf einen Suizid eines Vaters mittels Schrotflinte, welcher sich in seinem Wohnbereich eines Mehrfamilienhauses seiner Ursprungsfamilie erschoss und zwei Kinder sowie eine geschiedene Gattin, seinen Vater und seine Geschwister hinterließ.

Aufgrund der massiven Betroffenheit sowie Handlungsunfähigkeit der Ursprungsfamilie des Suizidenten wurde der Erstkontakt zu den psychosozialen Fachkräften seitens des KI-Teams, welches aus mindestens zwei geschulten Laienhelfer:innen besteht, hergestellt. Der grundlegende Fokus lag auf der Entlastung sowie der Hintanhaltung der Entwicklung psychischer Probleme. Folgende wesentliche Fragestellungen kristallisierten sich heraus: der Umgang mit den Kindern infolge des Suizids sowie die Abklärung, ob und inwiefern sowohl die betroffenen Erwachsenen als auch die Kinder problematische Akutreaktionen aufwiesen, welche einer langfristigen Betreuung bedurften.

In der vorliegenden Betreuungsdokumentation waren die Setting-Örtlichkeiten die jeweiligen Eigenheime der Ursprungsfamilie des Suizidenten sowie der geschiedenen Gattin und der gemeinsamen Kinder.

Im Rahmen der Akutbetreuung kam es zu folgenden **Kontakten** (siehe auch Anhang B):

Fachlicher Hintergrunddienst:

- Einsatzübernahme und telefonische Abklärung (Dauer: 20 min)
  - Alarmierung: »Suizid« – Alarmierung durch KI-Team
  - Beschreibung: »Das KI-Team ersucht um Unterstützung bzw. Nachbetreuung durch psychosoziale Fachkräfte, die Zustimmung der Familie zur psychologischen Betreuung ist vorhanden und wird von dieser, wenn möglich am selben Tag, gewünscht.«
- Telefonat (Dauer: 19 min): 7 Tage nach der Alarmierung

Klinische Psychologie:

- Familie A.
  - Ersteinsatz vor Ort (Dauer: 3 h 27 min): Tag 1 – 1 h nach der Alarmierung
  - Telefonat (Dauer: 30 min): 2 Wochen und 3 Tage nach der Alarmierung
- Familie Z.
  - Ersteinsatz vor Ort (Dauer: 2 h 40 min): 1 Tag nach der Alarmierung
  - Folgeeinsatz vor Ort (Dauer: 2 h 40 min): 2 Wochen nach der Alarmierung

6.1 Auftragsklärung

Infolge der Fallübergabe durch den fachlichen Hintergrunddienst nehme ich, außerhalb meiner regulären Dienstzeit, unverzüglich Kontakt mit dem zuständigen KI-Mitarbeiter auf, welcher mir erste Informationen zur Situation vor Ort übergibt. Zudem vereinbare ich mit ihm die weitere Vorgehensweise, da der Vater des Suizidenten über kein Telefon verfügt.

Der KI-Mitarbeiter wirkt während des Gesprächs etwas getrieben, jedoch strukturiert. Er ersucht mich darum, die Uhrzeit meines Eintreffens bekanntzugeben, da die Familie »dringend« psychologische Unterstützung benötige. Ich teile ihm mit, dass der Einsatz bei der Familie in einer Stunde erfolgen werde.

6.2 Vorgeschichte

Der fachliche Hintergrunddienst konnte erheben, dass Herr A. in dem von ihm bewohnten Teil des Mehrfamilienhauses von seinem Vater tot aufgefunden wurde und sich mit einer Schusswaffe (Schrotflinte) suizidierte. Die Wohnverhältnisse der Familie sind, laut KI-Mitarbeiter, desolat, der Vater ist in seiner Bewegungsfähigkeit eingeschränkt und die Geschwister sowie die geschiedene Gattin wurden bereits über den Suizid informiert. Die gesamte Familie, die Kinder ausgenommen, wird sich zur Betreuung im Mehrfamilienhaus der Ursprungsfamilie des Suizidenten aufhalten.

Die Scheidung der Ehegatten erfolgte bereits vor vielen Jahren, das Verhältnis blieb jedoch freundschaftlich, und zu den Kindern – der 11-jährigen Tochter und dem 10-jährigen Sohn – bestand seitens Herrn A. ein Kontaktrecht bei Obsorge beider Eltern. Infolge der Scheidung zog er in das elterliche Mehrfamilienhaus.

6.2.1 Gespräch mit der Familie und psychosoziale Interventionen

Einsatz vor Ort (Dauer: 3 h 27 min): Tag 1 – 1 h nach der Alarmierung

Der KI-Mitarbeiter empfängt mich an der Haustüre des Mehrfamilienhauses, führt in den Wohnbereich und zur Essecke, wo auch das Gespräch, zunächst nur mit dem Vater, stattfindet. Die Geschwister und die geschiedene Gattin sind zu diesem Zeitpunkt noch nicht vor Ort, der KI-Mitarbeiter verabschiedet sich und verlässt das Mehrfamilienhaus.

Der Vater berichtet, sein Sohn, Herr A., sei am heutigen Morgen nicht, wie normalerweise üblich, bei ihm gewesen. Daher habe er ihn in seinem Teil des Mehrfamilienhauses aufgesucht und tot vorgefunden. Zunächst sei er von einem Sturz ausgegangen, da der Sohn »blutüberströmt dagelegen ist«, habe dann bei näherer Betrachtung jedoch festgestellt, dass sein Sohn nicht mehr atmet, und seinen Tod vermutet. Er sei auf die Straße gelaufen, habe laut geschrien und ein Nachbar sei zu ihm gelaufen. Nach kurzer, bruchstückhafter Schilderung des Ereignisses habe dieser die Rettungskette in Gang gesetzt, wobei durch den Notarzt nur mehr der Tod festgestellt werden konnte. In weiterer Folge habe der angeforderte Totenbeschauarzt den Todeszeitpunkt im Bereich der späten Abend- bis frühen Morgenstunden geschätzt. Kurze Zeit darauf sei sein Sohn vom örtlichen Bestatter abgeholt worden, wobei eine Verabschiedung der Familie weder stattgefunden habe noch von dieser gewünscht gewesen sei.

In der Zwischenzeit sind die Geschwister des Suizidenten sowie seine geschiedene Gattin eingetroffen. Alle Anwesenden sind geschockt und niemand dachte an einen Suizid, »es hat keine Anzeichen gegeben und er hat auch nichts gesagt« (Anmerkung d. V.: in Mundart, jedoch wird die Aussage zur besseren Verständlichkeit in Standarddeutsch wiedergegeben), so die Familie. Gemeinsam mit der Familie erarbeite ich, dass eine Verabschiedung vom Leichnam – sofern ein diesbezüglicher Wunsch noch auftritt – auch mit dem Bestattungsunternehmen vereinbart werden kann, wobei dieses die Möglichkeit hat, Kopf und Gesicht des Suizidenten abzudecken. Ich empfehle der geschiedenen Gattin, Frau Z., den Kindern ebenfalls – nach Überbringung der Todesnachricht – eine Verabschiedung vom Vater zu ermöglichen. Frau Z. ersucht mich um Anwesenheit nach Überbringung der Todesnachricht an ihre Kinder. Wir vereinbaren einen Einsatz in ihrem Eigenheim am folgenden Tag, welcher noch vor Anwesenheit ihrer Kinder beginnt.

MERKE!
Entgegen der häufigen vorschnellen Äußerung »Behalten Sie ihn/sie so in Erinnerung, wie er/sie war« ist ein körperliches **Abschiednehmen, den Tod begreifen**, ein wesentlicher Einstieg in einen gelungenen Trauerprozess, da es erst dadurch zu einer ersten Realisierung des Todes kommt.
Zudem können bestehende Fantasiebilder zu den Todesumständen – vor allem seitens der Kinder – ausgeräumt werden, da diese beinahe immer Schreckensbilder und meist schlimmer als die Realität sind. In der praktischen Tätigkeit zeigt sich zudem, dass sich Hinterbliebene, sofern keine körperliche Abschiednahme ermöglicht wird oder ihnen diese verwehrt bleibt, um eben diesen letzten Abschied ›betrogen‹ fühlen und dies als fehlendes Element in der Trauer betrachten, welches nicht mehr nachgeholt werden kann.
Da zumeist ein Teil des verstorbenen Körpers unversehrt bleibt, z. B. eine Hand oder ein Fuß, kann der Bestatter die versehrten Teile entsprechend mit Tüchern abdecken und eine körperliche Abschiednahme ermöglichen (vgl. Prein, 2019, S. 74 f.; Hausmann, 2021).

Der Vater erzählt weiter, sein Sohn habe sich mit einer Schrotflinte in den Kopf geschossen – »er hat sich den Kopf weggeschossen« –, und ergänzt, »wie soll ich das je wieder vergessen, ich werde die Bilder immer sehen« (Anmerkung d. V.: in Mundart). Ich frage daraufhin nach, ob er derzeit darüber sprechen oder daran denken möchte. Ich vermittle dem Vater psychoedukativ, dass die Bilder in den nächsten Tagen noch auftreten könnten, üblicherweise jedoch im Zeitverlauf schwächer würden, wobei das Sprechen über das Gesehene die Integration der Bilder und somit ihre Verarbeitung fördere. Darüber hinaus erarbeite ich mit ihm die Möglichkeit, das Bild der Auffindesituation durch ein besonders schönes Bild zu ersetzen, eine besonders schöne Erinnerung mit seinem Sohn, sodass hier ein Austausch der Bilder stattfinden und Erleichterung eintreten kann.

Die Familienmitglieder schildern, Herr A. sei in den letzten Wochen »sehr aggressiv« gewesen. Es konnten körperliche Schmerzen wahrgenommen werden, wobei er vor einigen Jahren einen Herzinfarkt und kürzlich einen weiteren erlitten hat, nach welchem er sich, aus Sicht der Familie, nicht optimal regeneriert hat. Problematisch sei allem voran körperliche Belastung gewesen, weshalb er sich kaum mehr außer Haus begeben und nicht mehr gearbeitet habe. Die Familie erzählt, Herr A. habe während dieser Zeit darüber hinaus »ganz extrem abgebaut« und hätte in einigen Tagen einen Rehabilitationsaufenthalt antreten können.

Ich frage nach, ob sich die Familie bereits in Herrn A.s Wohnbereich aufgehalten habe. Diese verneint und ergänzt, man habe auch keine Informationen erhalten, wie es dort aussieht. Der Vater meint sogleich, er könne den Wohnbereich »nie wieder« betreten, keine Dokumente holen oder sich den Ort überhaupt ansehen. Ich biete an, den von Herrn A. bewohnten Teil des Mehrfamilienhauses aufzusuchen, um die Notwendigkeit einer professionellen Reinigung einzuschätzen – die Familie stimmt zu und ist erleichtert.

Beim Betreten des Wohnbereichs sind Stimmen zu hören und das Licht ist eingeschaltet – der Fernseher sowie die Beleuchtung werden von mir abgedreht. Aufgrund der vorgefundenen Situation infolge des Suizids bespreche ich mit der Familie, ob sie eine professionelle Reinigung einer selbst durchgeführten vorziehe. Mir wird mitgeteilt, eine selbstständige Reinigung weder psychisch noch physisch leisten zu können und die Räumlichkeiten nicht mehr betreten zu wollen. Daher recherchiere ich Kontaktdaten verschiedener Tatortreinigungen und die Familie ersucht mich, diese zu kontaktieren, wodurch es zu mehrfachen telefonischen Kontakten mit den entsprechenden Betrieben kommt. Von den Tatortreinigungen wird zur Kostenschätzung die Zusendung von Fotos der Räumlichkeiten erbeten, woraufhin ich dies mit der Familie kläre und ihre Zustimmung einhole. Die vorläufige Kostenschätzung beläuft sich durchwegs auf ca. € 6000, da aufgrund des insgesamt sehr desolaten Zustandes des Wohnbereichs weitere Maßnahmen der Reinigungsfirma erforderlich sind. Ich schreibe die Kontaktdaten der Tatortreinigungen auf und teile der Familie die erhobenen Informationen mit. Diese gibt an, einen Betrag dieser Höhe nicht bezahlen zu können, weshalb ich eine Kontaktaufnahme durch die Soziale Arbeit zusage, um etwaige Finanzierungsmöglichkeiten zu besprechen.

MERKE!

Ist den Angehörigen die Übernahme der Kosten einer Beisetzung nicht möglich oder können diese nicht aus der Verlassenschaft beglichen werden, kann bei der örtlich zuständigen Gemeinde eine **Sozialbestattung** beantragt werden. Die anfallenden Bestattungskosten werden in diesem Fall von der Gemeinde oder dem Land übernommen – die genaue Regelung ist in den Bestattungsgesetzen der Bundesländer festgeschrieben.

Mit der Beauftragung einer Sozialbestattung haben die Angehörigen ihr Mitspracherecht bei der Ausgestaltung der Bestattung verwirkt, sodass Urne oder Sarg, Blumenschmuck sowie Trauerrede jeweils in der kostengünstigsten Form zur Verfügung gestellt werden. Darüber hinaus wird die Grabstelle nach 10 Jahren aufgelassen. Auch das Bestattungsunternehmen kann dadurch nicht mehr frei gewählt und beauftragt werden – dies wird nach erfolgter Kontaktaufnahme mit der örtlich zuständigen Gemeinde samt Zusage der Kostenübernahme von dieser erledigt. Eine rückwirkende Kostenübernahme kann nicht beantragt werden. (Vgl. Bundesministerium für Finanzen/oesterreich.gv.at-Redaktion, 2023).

Mit der Familie erarbeite ich zudem die ersten Schritte nach einem Todesfall (eine detaillierte Auflistung und Checklisten befinden sich im Anhang K), die Möglichkeit einer Sozialbestattung sowie die Formalitäten in Bezug auf das Bestattungsunternehmen. Die Familie ersucht mich im Zuge dessen, den Wohnbereich abermals zu betreten, um nach dem Rucksack des Suizidenten sowie Fotos des Verstorbenen zu sehen, da der Vater in seinen Wohnräumlichkeiten derzeit kein für die Parte passendes findet. Der Rucksack ist nicht auffindbar, jedoch bringe ich der Familie mehrere Fotos. Diese werden von mir aufgrund der Verunreinigungen der Bilderrahmen durch die Überreste von Herrn A. aus diesen genommen.

MERKE!

Erste Schritte nach einem Todesfall

Die Meldung des Todesfalls hat am auf den Tod folgenden Werktag beim zuständigen Standesamt zu erfolgen, wobei Bestatter, Krankenhäuser oder Pflege- und Betreuungszentren dies zumeist übernehmen. Hierfür erforderliche Dokumente sind:

- Anzeige des Todes durch den/die Totenbeschauärztin/-arzt
- Staatsbürgerschaftsnachweis
- Meldezettel
- Geburtsurkunde
- Heiratsurkunde (verheiratet, verwitwet, geschieden)
- Sterbeurkunde des Ehepartners (verwitwet)
- Scheidungsurteil (geschieden)
- urkundlicher Nachweis des akademischen Grades
- Reisepass (nichtösterreichische Staatsbürgerschaft)

Es erfolgt die Eintragung im Sterbebuch sowie die Ausstellung der Todesbescheinigung – diese wird vom Bestattungsunternehmen zur Durchführung der Beisetzung benötigt –, der Sterbeurkunde sowie der Todesbestätigung (vgl. Bundesministerium für Finanzen/oesterreich.gv.at-Redaktion, 2023).

Zudem sind folgende weitere Schritte – je nach Lebenssituation – erforderlich:

- Arbeitgeber oder bezugauszahlende Stelle informieren (z. B. AMS)
- Abmeldung des Kfz bei der Zulassungsbehörde
- Meldung beim Finanzamt und bei der Grundbuchabteilung
- Vermieter:in/Genossenschaft informieren
- Mobilfunkanbieter und Vereine verständigen
- Abonnements kündigen
- Kontakt zur Bank aufnehmen: Klärung des Zugangs zu Konten, Daueraufträge stornieren
- diverse Versicherungen informieren
- Abmeldung GIS
- digitalen Nachlass verwalten

Abmeldungen bei der Meldebehörde, der Staatsbürgerschaftsstelle, beim Hauptverband der Sozialversicherungsträger, beim Führerscheinregister, beim zentralen Personenstandsregister und bei der konsularischen Vertretungsbehörde (nichtösterreichische Staatsbürgerschaft) werden vom Standesamt durchgeführt (vgl. Bundesministerium für Finanzen/oesterreich.gv.at-Redaktion, 2023).

Ich bereite Frau Z. auf ihren Wunsch hin auf das Gespräch mit den Kindern vor, wobei ich ihr zunächst die Wichtigkeit der Überbringung der Todesnachricht durch eine angehörige, nahestehende Person, im besten Fall durch sie selbst, vermittle. Zudem sollen die Kinder altersadäquat sowie kindgerecht und wahrheitsgetreu über die Todesursache informiert werden (siehe Kapitel 3). Ich bereite Frau Z. darüber hinaus auf etwaige heftige Trauerreaktionen der Kinder vor (z. B. lautes Schreien, Weinen, aggressives Verhalten, Zurückstoßen) und sage ihr, dass es wichtig sei, dies mit ihnen auszuhalten sowie für sie da zu sein, sich als sicheren Ort und schutzgebend anzubieten.

Den anwesenden Personen übergebe ich Folder mit Kontaktadressen psychosozialer Beratungsstellen sowie Visitenkarten mit meinen Kontaktdaten, sodass eine Kontaktaufnahme zu einem späteren Zeitpunkt jederzeit möglich ist.

Beschreibung der Wohnverhältnisse

Diese nehme ich insgesamt sehr desolat wahr: Der Wohnbereich des Vaters ist verschmutzt, seine Katzen wirken unterernährt, der Geruch ist penetrant, im Garten findet sich Katzen- und anderweitiger Tierkot, Knochen- wie Fleischreste von Tieren sowie in einer Voliere eine Vielzahl lebender Singvögel.

Den Zustand des Wohnbereichs des Suizidenten nehme ich ebenfalls überaus desolat wahr: Der Boden, welcher unter anderem einen Teppich aufweist, ist massiv verschmutzt und zum Teil derart abgetreten, dass man auf den Estrich blickt. Im Wohnbereich finden sich der Kopf eines toten kleineren Nagetiers, Staub- sowie Spinnweben, nur das Notwendigste an Mobiliar und gravierende Verschmutzungen. Im Schlafbereich sind Aschenbecher, Plastikverpackungen von Wein, mit Flüssigkeit befüllte Gläser und zerrissene, verschmutzte Bettbezüge ersichtlich. Sämtliche Dekorationsgegenstände sowie Spiegel und Glasflächen sind verunreinigt und abgewohnt, Vorhänge sind beschädigt. Der gesamte Boden ist mit Tannennadeln, Ästchen, Erde sowie Tierhaaren bedeckt.

Nachdem die Familie das Betreten des Wohnbereichs des Suizidenten durch mich wünscht, ziehe ich mir sowohl Einweghandschuhe als auch eine Mundschutzmaske über. Die starken Verunreinigungen und ein beißender Gestank sind unmittelbar wahrnehmbar. Im Bereich des Türrahmens zum Schlafbereich finden sich erste Fleisch-, Knochenstücke und Bluttropfen, ebenso an der Wand, vor der Couch, an Fernseher und Kommode. Unter dem Fenster finden sich vornehmlich Knochenstücke sowie Blutspuren. Die Nachtkästchen sowie die Schrank-Vitrinen-Kombination weisen Blut- und Gewebespuren auf. Auf dem Bett findet sich bereits gestocktes Blut, ein Zahn, Fleisch- sowie Knochenstücke. Das Leintuch ist großräumig zerrissen, die Matratze abgenutzt und blutig. Die unbezogene Bettdecke auf der zweiten Matratze hat einiges an Blut aufgenommen. Darauf finden sich zerdrückte Zigarettenpackungen, eine zerdrückte Getränkeflasche, die Fernbedienung und Broschüren.

MERKE!

Die **Auswirkungen eines Suizids durch Kopfschuss** auf den menschlichen Schädel sind je nach Waffen- und Munitionsart sowie der Durchführung des Schusses, z. B. aufgesetzt oder aus einiger Entfernung, überaus unterschiedlich. In Bezug auf die vorliegende Betreuungsdokumentation kann, aufgrund der vorgefundenen Überreste, von einem »Krönleinschuss« ausgegangen werden. Dieser »beschreibt einen Kopfschuss, bei dem es durch hydrodynamische Sprengwirkung zur Berstung der Schädelknochen kommt und das Hirn mehr oder weniger komplett aus der Schädelhöhle herausgeschleudert wird [46]« (vgl. Fricke, 2015, S. 8).

THEORIE-INPUT

Der Körper nach dem Suizid (vgl. Walraven-Thissen, 2021)

- Autolyse (Verwesung): Sie ist ein chemischer Prozess, bei dem Gewebe und Organe aufgelöst werden, nachdem das Herz seine Tätigkeit eingestellt hat.
- Livor mortis (Hautverfärbung): Das im toten Körper befindliche Blut sackt in die am niedrigsten gelegenen Stellen, sodass sich bodennahe Körperstellen purpurfarben verfärben.
- Putrefaktion (Gewebezersetzung): Der Begriff bezeichnet Zersetzungsprozesse des Gewebes durch aus dem Darm freigesetzte Bakterien. Der untere Bereich des Abdomens verfärbt sich dabei grünlich.
- Algor mortis (Körpertemperaturveränderung): Der tote Körper nimmt die Umgebungstemperatur an, weshalb auch aufgrund der Temperatur ein ungefährer Zeitpunkt des Todeseintritts festgestellt werden kann.
- Hautsensitivität: Die menschliche Haut verliert durch den Tod Flüssigkeit und wird daher sehr empfindlich, sodass sie leicht verletzt werden kann und sie z. B. bei Berührung aufreißt.
- Rigor mortis (Leichenstarre): Diese tritt erst Stunden nach dem Versterben ein, wobei sie an den Augenliedern beginnt und sich von dort in den restlichen Körper ausbreitet. Diese Starre löst sich aufgrund der Zersetzungsprozesse im Körper nach Tagen wieder.
- Geräusche: Diese entstehen durch die Gasproduktion im Rahmen der körpereigenen Zersetzungsprozesse. Vor allem beim Bewegen des Leichnams können diese zu hören sein.
- Geruch: Dieser wird oft als Gestank wahrgenommen und kann zu einem Würgereflex führen. Er ist auf die Zersetzungsprozesse durch Bakterien sowie deren nach Fäulnis riechende Gase zurückzuführen.

Nach dem Einsatz wechsle ich die Schuhe, meine Jacke gebe ich in einen Müllbeutel, die Weste lege ich auf den Autositz und trete den Heimweg an. In der Folge wird die Betreuung – nach erfolgter Aufklärung sowie Zustimmung der Familie – telefonisch an die Sozialarbeiterin mit der Bitte um Kontaktaufnahme in der Folgewoche übergeben.

MERKE!
Da die Bedingungen bei einem Einsatz vor Ort oftmals unklar sind, ist es ratsam, Folgendes immer im Auto mitzuführen:

- Einweghandschuhe
- Plastikmüllbeutel
- Ersatzbekleidung – Hose, Weste, T-Shirt, Jacke, Socken
- Ersatzschuhe
- Desinfektionsmittel
- Mundschutz

6.2.2 Emotionale Reaktionen und Verhalten während der akuten Phase

Der Vater, die Geschwister und die geschiedene Gattin befinden sich in einem Schockzustand, weinen und fragen nach dem Warum, wobei sich vor allem der Vater mit den kommenden organisatorischen Belangen überfordert fühlt. Diesbezüglich sichere ich der Familie die Kontaktaufnahme durch die Sozialarbeiterin zu, wobei sich einer der Brüder des Suizidenten als Ansprechperson herauskristallisiert.

Die Geschwister befinden sich in Sorge hinsichtlich des Zustandes des Vaters – dieser lebt nun abermals allein, ist in seiner Mobilität eingeschränkt sowie auf die regelmäßige Einnahme von Medikation angewiesen. Sie vereinbaren daher, sich abwechselnd um ihn zu kümmern, worin ich sie bestärke. Zudem werden sie den Vater in den nächsten Tagen auch während der Nacht nicht allein lassen. Die Hausärztin, welche bereits kontaktiert wurde, hat für den Notfall ein Rezept für »ein Beruhigungsmittel« ausgestellt.

Die Familie ist erschüttert wie enttäuscht, dass sich Herr A. in seinem Wohnbereich suizidiert hat, ohne die Möglichkeit einer Auffindung durch seine Kinder in Erwägung zu ziehen: »Stellen Sie sich vor, was das mit den Kindern gemacht hätte, wenn die ihren Vater so gesehen hätten, wie es jetzt der Papa sehen hat müssen.« (Anmerkung d. V.: In Mundart, jedoch wird die Aussage zur besseren Verständlichkeit in Standarddeutsch wiedergegeben.)

6.2.3 Checkliste Interventionen

Folgende Interventionen wurden im Rahmen des Ersteinsatzes durchgeführt. Die vollständige Checkliste der Interventionen findet sich in Anhang C.

Sicherheitsfördernde Interventionen

- Unterstützung bei der
  - Suche und Zusammenstellung von wichtigen Dokumenten
- Begleitung/Hilfestellungen im Kontakt mit
  - Bestattung
  - Behörden
- Abklärung von
  - Selbstgefährdung
  - Fremdgefährdung
  - Suizidalität
- Informationen zu Setting und weiteren Schritten
- Weitergabe von Visitenkarten, Foldern und Kontaktadressen

Ruhe fördernde Interventionen

- aktives Zuhören, Verständnis zeigen, nachfragen, Strukturierung
- Verbalisierung von Erlebtem
- emotionale Ausdrucksmöglichkeiten fördern
- Normalisierung der Gefühle und Situationen (z. B. Symptome als Bewältigungsstrategie benennen)
- Psychoedukation und Hilfestellungen im Umgang mit (Trauma-)Reaktionen
- Bereitstellung von Informationen
- Bearbeitung und Entlastung von Schuld-/Schamgefühlen

Selbstwirksamkeit fördernde Interventionen

- Planung der nächsten Tage und Schritte
- Förderung der Handlungsfähigkeit und Wiedergewinnung von Kontrolle

Verbundenheit fördernde Interventionen

- Einbindung in tragfähige soziale Netzwerke
  - Familie
  - Nachbarschaft
- Stabilisierung der Bezugssysteme (Eingrenzung von Konflikten/Konfrontationen)
- Vermeidung von Isolation

Hoffnung fördernde Interventionen

- Beratung über
  - Förderungen in Notsituationen/Katastrophenhilfe

6.2.4 Checkliste Risiko- und Schutzfaktoren

Nach dem Einsatz wurde für diagnostische sowie dokumentarische Zwecke eine Checkliste mit Risiko- und Schutzfaktoren verwendet, um den Bedarf der Weiterbetreuung oder Stabilisierung besser identifizieren zu können. Die vollständige Checkliste der Risiko- und Schutzfaktoren ist in Anhang D zu finden.

Schutzfaktoren

- unterstützendes soziales Netzwerk
- Offenheit für Unterstützung

Risikofaktoren

- chronische Erkrankung oder Beeinträchtigung
- Personenfaktoren
  - schlechter Allgemeinzustand/Gesundheitszustand
- Situationsfaktoren
  - objektive Handlungsunfähigkeit, der Situation ausgeliefert sein
  - vorsätzliches menschliches Fehlverhalten
- Akutreaktionen
  - Gefühl von Hoffnungslosigkeit, Hilflosigkeit, Ohnmacht
  - Erschütterung grundlegender Werte und Überzeugungen
  - Teilnahmslosigkeit, emotionale Taubheit

6.3 Gespräch mit der geschiedenen Gattin und psychosoziale Interventionen

Einsatz vor Ort (Dauer: 2 h 40 min): 1 Tag nach der Alarmierung

Die Kinder befinden sich zu Beginn meines Einsatzes – im Eigenheim der Familie – in der Schule und werden von einer Freundin nach Hause gebracht.

Frau Z. erzählt mir, die Kinder über den Tod des Vaters informiert und diesen die Entscheidung überlassen zu haben, von ihm Abschied zu nehmen. Dies werde von ihnen gewünscht und man könne Herrn A. beim Bestattungsunternehmen, adäquat vorbereitet, aufsuchen. Ich erarbeite mit Frau Z. die Notwendigkeit, Herrn A. zunächst allein zu sehen und den Kindern in der Folge die Situation zu beschreiben – z. B. wie ihr Vater aussieht, wie der Raum aussieht, wie die Temperatur ist. Es sei wichtig, ihnen zu erklären, dass es in Ordnung sei, wenn sie sich doch nicht verabschieden oder den Raum schnell wieder verlassen möchten. Die Kinder fragen Frau Z. wiederholt: »Warum ist denn der Papa nicht mehr da?« Frau Z. erklärte den Kindern, dass ihr Vater sein Leben selbst beendet habe, wobei dies allerdings ihre Vorstellungskraft übersteigt. Nach der Überbringung der Todesnachricht durch Frau Z. hätten sie »viel geweint«, »sich mit fernsehen und Videospielen abgelenkt«. Ich erkläre in einer kurzen psychoedukativen Sequenz die Charakteristik der Trauer von Kindern und Jugendlichen im Vergleich zu Erwachsenen (siehe Kapitel 3, S. 29–31).

Ihr geschiedener Gatte, so Frau Z., habe aufgrund des frühen Todes seiner eigenen Mutter an Depression (siehe Kapitel 7, S. 162) gelitten. Frau Z. erzählt mir weiter, die Mutter ihres geschiedenen Gatten habe sich ebenfalls suizidiert, »sie hat sich aufghängt«. Nach der Ehescheidung, so Frau Z., habe »er [ihr geschiedener Gatte] sich immer mehr gehen lassen«.

Auch sein gesundheitlicher Zustand habe sich über die Jahre massiv verschlechtert – er sei »stark übergewichtig« gewesen, habe »viel geraucht« und fallweise »übermäßig Alkohol« konsumiert. Frau Z. erzählt mir, Alkoholkonsum sei seit jeher eine Problemlösestrategie ihres geschiedenen Gatten gewesen. Letztlich habe er innerhalb weniger Jahre zwei Herzinfarkte erlitten, chronische Schmerzen und eine stark eingeschränkte Leistungsfähigkeit seien langfristige Folgeerscheinungen davon gewesen. Neurologische Ausfälle oder weitere Beeinträchtigungen habe er nicht aufgewiesen. Weiter von mir nachgefragt, teilt mir Frau Z. mit, dass ihr geschiedener Gatte in der Vergangenheit keine Suizidgedanken geäußert, keine Psychotherapie in Anspruch genommen oder Medikation eingenommen habe. Den Suizid seiner eigenen Mutter habe er daher weder verarbeiten noch verkraften können, so Frau Z. Darüber hinaus sei dieser sowohl innerhalb der Familie als auch nach außen »totgeschwiegen« worden.

THEORIE-INPUT

Die **transgenerationale Weitergabe** betreffend hat sich in verschiedenen Studien gezeigt, dass vor allem traumatische Erfahrungen, wie z.B. Misshandlungen jeglicher Art, und psychische Erkrankungen hiervon betroffen sind (vgl. Wewetzer & Quaschner, 2019).
Betrachtet man zudem die **genetische Prädisposition**, zeigen Forschungen, dass oftmals eine Depression dem suizidalen Verhalten vorangeht, womit auch der Zusammenhang zwischen genetischem Einfluss und Suizid erklärt werden kann.
Darüber hinaus wurde deutlich, dass für Betroffene eines familiengeschichtlichen Suizids ein erhöhtes Suizidrisiko aufgrund einer vererbten Vulnerabilität vorliegt.

Bereits im Jahr 2007 konnten Voracek und Loibl im Rahmen einer Meta-Analyse zwillingsbasierter Studien einen Zusammenhang genetischer Komponenten und suizidalen Verhaltens feststellen.
Zudem konnte in einer Studie von Bernegger et al. (2018) bei an affektiven Störungen erkrankten Personen ein Zusammenhang zwischen suizidalem Verhalten und dem COMT-Gen sowohl bei Menschen mit als auch ohne Misshandlung in der Kindheit als Umweltfaktor gefunden werden. Das COMT-Gen codiert das Enzym Catecholamin-O-Methyltransferase (COMT), welches im Dopamin-Stoffwechsel eine wesentliche Rolle spielt und zur Entstehung psychiatrischer Störungen, wie z.B. Depression, beitragen kann (vgl. Bernegger et al., 2018).

Abermals auf meine Nachfrage erfahre ich, dass Ressourcen der Familie die Eltern von Frau Z. sind, aber auch ihre Geschwister, welche sie seit jeher mit den Kindern unterstützen.

6.3.1 Emotionale Reaktionen und Verhalten während der akuten Phase

Frau Z. wirkt kaum belastet sowie emotionslos, beantwortet auftretende Fragen der Kinder jedoch adäquat. Sie erklärt ihnen alles und bezieht sie in organisatorische Belange die Beisetzung betreffend ein, ist um ihr Wohlbefinden bemüht.

6.3.2 Gespräch mit den Kindern und psychosoziale Interventionen

Der Sohn fragt mich, warum sich sein Vater suizidiert habe. Ich erkläre ihm auf kindgerechte Weise, dass »die Seele genau wie der Körper krank werden« und dies zu großen Belastungen führen könne, welche man nicht mehr verändern zu können glaubt. Darüber hinaus bespreche ich mit dem Sohn, dass den genauen Grund dafür nur sein Vater kenne und man ihn nicht mehr fragen könne, weshalb es keine konkrete Antwort auf seine Frage gebe.

Er erzählt mir, dass sein Vater »immer alleine sein« wollte und während aufrechter Ehe der Eltern oft abwesend gewesen sei, viel in seinem Arbeitszimmer gebastelt und kaum mit ihm gespielt habe – »das ist mit Mama anders«. Auf meine Nachfrage teilt mir der Sohn mit, dass seine Mutter sich jeden Tag Zeit nehme, mit den Kindern gemeinsam zu essen, die Hausaufgaben zu erledigen und mit ihnen zu spielen – »wenn es schön ist draußen und sonst drinnen«. Der Sohn berichtet unter anderem, dass sie gemeinsam Fußball spielen, schwimmen, rodeln und Brettspiele spielen.

Die Tochter bringt sich in das Gespräch ein, ist davon überzeugt, dass sich ihr Vater nicht suizidieren wollte, und erklärt: »Der Papa ist oft ohne etwas zu sagen weggegangen und ist in der Nacht oder in der Früh nach Alkohol riechend wiedergekommen. Ich glaube, er hat Wein oder Bier getrunken. Das war ihm unangenehm und er hat sich dann auch immer entschuldigt. Diesmal hat er eben die Waffe gesehen, sie in seine Richtung gehalten und dann hat sich sicher einfach ein Schuss gelöst. Das wollte er bestimmt auf gar keinen Fall.« (Anmerkung d. V.: In Mundart, jedoch werden die Aussagen zur besseren Verständlichkeit in Standarddeutsch wiedergegeben.) Ich erkläre der Tochter daraufhin psychoedukativ und altersadäquat die einem Suizid vorangehenden Prozesse, worauf sie sehr wütend wird. Sie meint: »Du kennst meinen Papa nicht, aber ich weiß, wie er ist; ich gehe jetzt« (Anmerkung d. V.: In Mundart), und sie verlässt das Gespräch in Richtung Frau Z. Diese erklärt ihrer Tochter auf dem Weg in deren Zimmer, dass der Vater krank gewesen sei, und versucht sie zu trösten. Nachdem sie sich beruhigt hat, kommt die Tochter wieder zum Gespräch zwischen ihrem Bruder und mir dazu und wir besprechen die Möglichkeit, ihrem Vater Briefe – mit allem, das ihnen wichtig ist – zu schreiben und diese in den Sarg zu legen. Der Sohn fragt nach, ob diese dann im Sarg blieben, was ich bejahe. Die Kinder erzählen noch, in nächster Zeit sei der Besuch eines Tierparks mit dem Vater geplant gewesen, und fragen ihre Mutter, ob sie diesen mit ihnen aufsuchen werde. Frau Z. sichert ihnen dies zu.

Gemeinsam mit Frau Z. und den Kindern bespreche ich das Beiwohnen bei der Verabschiedung und Beisetzung – der Vater wird kremiert und anschließend im Familiengrab der Ursprungsfamilie beigesetzt – sowie den Vorbereitungen. Die Kinder wünschen eine Mitgestaltung und das Beiwohnen bei der Verabschiedung. Dies wird von der Mutter in Abstimmung mit der Ursprungsfamilie des Vaters ermöglicht. Mit den Kindern erarbeite ich, dass sie sowohl die Verabschiedung als auch die Beisetzung jederzeit verlassen können, sollte ihnen die Situation zu viel werden. Frau Z. bitte ich deshalb darum, ein bis zwei Personen zu organisieren, welche die Verabschiedung und die Beisetzung gegebenenfalls mit den Kindern verlassen. Dies wird von Frau Z. zugesagt.

Die Kinder möchten gerne einige Erinnerungsstücke ihres Vaters aussuchen und aufbewahren. Ich stelle fest, dass gemeinsam mit der Mutter Erinnerungsboxen gestaltet sowie befüllt werden könnten. Frau Z. wird sich mit dem Vater des geschiedenen Gatten in Verbindung setzen und dann gemeinsam mit den Kindern, nach der Reinigung des Wohnbereichs von Herrn A., Erinnerungsstücke aussuchen.

6.3.3 Auftragsklärung Familie A. – Soziale Arbeit

Telefonat (Dauer: 19 min): 7 Tage nach der Alarmierung

Nach ihrem Einsatz bei Familie A. informiert mich die Klinische Psychologin darüber sowie über mögliche relevante Themen. Die Zustimmung der Familien zur Übermittlung dieser Informationen ist vorhanden.

Eine Woche später nehme ich, wie vereinbart, telefonisch Kontakt mit einem Bruder des Suizidenten auf, welcher über alle meine Informationen mit der Familie Rücksprache hält. Hinsichtlich der im Einsatz der Klinischen Psychologin kommunizierten Überforderung bezüglich der organisatorischen Belange sowie der Finanzierung der Reinigung berichtet mir der Bruder des Suizidenten, dass die Familie Unterstützung von Bekannten erhalte, weshalb eine weitere Betreuung durch die Soziale Arbeit derzeit nicht erforderlich sei. Ich informiere die Familie über die Möglichkeit der direkten Kontaktaufnahme mit mir, sollte in den nächsten Tagen und Wochen sozialarbeiterischer Unterstützungsbedarf evident werden.

Nach dem Telefonat bringe ich der Klinischen Psychologin, abermals mit Zustimmung der Familien, die aktuelle Situation zur Kenntnis.

6.4 Gespräch mit der geschiedenen Gattin, den Kindern und psychosoziale Interventionen

Einsatz vor Ort (Dauer: 2 h 40 min): 2 Wochen nach der Alarmierung

Frau Z. erzählt mir, im Zuge der Abschiednahme viel Zeit allein mit ihrem geschiedenen Gatten verbracht und mit ihm gesprochen zu haben, wobei sich alle Familienmitglieder von Herrn A. verabschiedet hätten – der Bestatter habe dafür viel Zeit zur Verfügung gestellt. Frau Z. hat ihren geschiedenen Gatten an den Händen berührt und es war für sie »wichtig, zu spüren, dass er sich anders anfühlt als im Leben«. Die Berührung der Hände des Vaters habe auch den Kindern geholfen, die Intensität des Gefühls des baldigen Kontaktrechts durch den Vater – dies war für die Woche nach dem Suizid vorgesehen – zu reduzieren. Die Kinder klammerten sich an die Hände des Vaters und wollten sich auch zu ihm legen, was Frau Z. jedoch unterband. Nach der Verabschiedung, so Frau Z., hätten sie nicht über diese gesprochen und auch keine weiteren Fragen diesbezüglich gestellt. Die Kinder treffen sich »zur Ablenkung« häufig mit Freunden, was von der Mutter gefördert wird und wobei ich sie bestärke. Frau Z. berichtet auch, dass die Kinder vermehrt Phasen von »Normalität« zeigten. Auf meine Nachfrage hin erläutert sie, sie könnten lachen, spielen und »immer noch Kinder« sein – die Trauer um den Vater durchbreche diese »Normalität« allerdings wiederkehrend.

Frau Z. erzählt mir weiter, die Kinder stellten meist abends noch Fragen, welche sie auf kindgerechte Weise beantworte. Sie habe Erklärbücher für Kinder zu den Themen Depression sowie Suizid gekauft und diese bereits mit den Kindern gelesen. Die Kinder verarbeiten den Suizid des Vaters insgesamt »recht gut«, so der Eindruck von Frau Z. Sie könnten ihre Trauer jederzeit gemeinsam mit ihr ausleben, sie habe jedoch Sorge, dass sie »vieles der Ereignisse wegschieben«. Ich erkläre psychoedukativ nochmals die Trauer von Kindern und Jugendlichen im Vergleich zu Erwachsenen und erarbeite mit Frau Z., aktiv auf die Kinder zuzugehen, ihnen Gespräche anzubieten und sich in regelmäßigen Abständen nach ihrer Befindlichkeit zu erkundigen. Außerdem frage ich bei Frau Z. nach, ob sie etwaige negative Verhaltensveränderungen bemerkt habe. Sie antwortet: »Ganz im Gegenteil, positive.« So kümmere sich ihre Tochter selbstständig um ihren Bruder, helfe vermehrt im Haushalt mit und »lernt brav«. In diesem Zusammenhang informiere ich psychoedukativ über mögliche positive Entwicklungsfaktoren.

THEORIE-INPUT

Posttraumatisches Wachstum nach Suizid (vgl. McCarthy, 2006, in Wagner, 2013, S. 78) kann durch einen Trauerfall bedingt werden. Trauemde Kinder und Jugendliche können auch Stärken entwickeln sowie allgemein eine positive Entwicklung zeigen. Sie können

- eine realistischere Sichtweise auf das Leben,
- ein Gefühl von Stärke,
- eine Zunahme der persönlichen Reifung,
- eine erhöhte Spiritualität,
- eine Zunahme der Wertschätzung ihrer persönlichen Beziehungen aufgrund der Erkenntnis, dass das Leben endlich ist,
- ein erhöhtes Selbstwertgefühl aufgrund der Bewältigung der mit dem Verlust einhergehenden Aufgaben

entwickeln.

Zum gegenwärtigen Zeitpunkt liegen allerdings nur wenige Studien zu dieser Thematik vor.

Langfristig möchte Frau Z. ihren Kindern professionelle Unterstützung bei der Trauerverarbeitung anbieten, kann jedoch aktuell nicht einschätzen, ob eine frühzeitige Anbindung der Kinder an eine Psychotherapie hilfreich ist. Im Gespräch erarbeite ich mit Frau Z., dass es sinnvoll ist, weiterhin auf auftretende beziehungsweise anhaltende Verhaltensveränderungen der Kinder zu achten und diese auch nach ihrem Bedarf an Unterstützung zu fragen. Ich informiere Frau Z. zudem über verschiedene Angebote (z. B. Trauerbegleitung für Kinder im Einzel- oder Gruppensetting, Ferienangebote für Kinder nach dem Tod eines Elternteils), sollte eine professionelle Weiterbetreuung erforderlich sein.

THEORIE-INPUT

Grundsätzlich kann der Bedarf an **Weiterbetreuung** erst Tage, Wochen, Monate oder Jahre nach dem eigentlichen Notfall evident werden, z. B. am Jahrestag des Notfalls, an Weihnachten oder am Notfallort. Er umfasst psychologische sowie psychotherapeutische Behandlung durch niedergelassene Fachkräfte, wobei die Weitergabe von Kontaktdaten seitens der Fachkräfte der psychosozialen Akutbetreuung erfolgt. Indiziert ist eine Weiterbetreuung (vgl. Hausmann, 2005 und 2021) vor allem bei

- anhaltenden Symptomen bzw. Reaktionen auf den Notfall oder Verschlechterung dieser.
- subjektivem Leidensdruck bzw. subjektiv anhaltender Belastung.
- Auftreten bzw. nicht Abklingen starker Belastungsreaktionen, wie Flashbacks, Schlafstörungen etc.

Häufige Anlässe für Weiterbetreuungen sind nach Hausmann (2021, S. 359):

- »unterdrückte oder verschleppte Trauer
- ein sehr belastendes Gerichtsverfahren
- eine besonders stark betroffene Institution (Schule, Betrieb)
- psychosoziale Angebote nach einer Katastrophe (bis zum 1. Jahrestag)«

Die Kinder erzählen mir von der Verabschiedung, dass sie Briefe an den Vater geschrieben, diese mitgegeben und auch etwas gebastelt hätten. Sie möchten auch für das Grab etwas gestalten und sagen, dass die Urne »oben drauf« stehen werde. Dann wird von den Kindern das Thema gewechselt, sie erzählen mir von der Schule und ihren Freund:innen, die sie regelmäßig treffen, nebenbei wird gezeichnet.

Frau Z. berichtet, bereits verschiedene Amtswege erledigt zu haben, unter anderem jenen bezüglich der Waisenpensionsanträge. Das Verlassenschaftsverfahren sei noch nicht eröffnet. Vor dem Suizid hatte Frau Z. geplant, mit den Kindern und einer befreundeten Familie einen Urlaub zu verbringen, worauf sich die Kinder »sehr gefreut« haben. Auf meine Nachfrage hin äußern die Kinder, den geplanten Urlaub »auf jeden Fall machen« zu wollen, und ich bestärke sowohl die Kinder als auch Frau Z. in der Entscheidung, den Urlaub wahrzunehmen. Schlafen und essen ist für alle problemlos möglich, wobei die Kinder derzeit mehr Nähe zu Frau Z. suchen. Dies empfinde sie teils als »anstrengend«, erzählt sie, da ihr dadurch »Zeit für mich« fehle. Dennoch sei ihr die Wichtigkeit ihrer Nähe für die Kinder, vor allem an »traurigen Tagen«, bewusst. Ihre Ursprungsfamilie sowie befreundete Familien mit Kindern im selben Alter stellten seit jeher Ressourcen sowohl für sie als auch für die Kinder dar. Frau Z. meint, dass die Ursprungsfamilie ihres geschiedenen Gatten aktuell noch zu belastet sei, um sich mit den Kindern zu beschäftigen, weshalb Erinnerungsstücke bisher nicht ausgesucht werden konnten.

Nachdem derzeit weder die Kinder noch die Mutter offene Fragen haben, verbleiben wir bei der Möglichkeit, sich telefonisch zu melden. Die Betreuung wird an diesem Punkt abgeschlossen.

6.4.1 Checkliste Interventionen

Folgende Interventionen wurden im Rahmen des Einsatzes durchgeführt. Die vollständige Checkliste der Interventionen findet sich in Anhang C.

Ruhe fördernde Interventionen

- aktives Zuhören, Verständnis zeigen, nachfragen, Strukturierung
- Verbalisierung von Erlebtem
- emotionale Ausdrucksmöglichkeiten fördern
- Normalisierung der Gefühle und Situationen (z. B. Symptome als Bewältigungsstrategie benennen)
- Psychoedukation und Hilfestellungen im Umgang mit (Trauma-)Reaktionen
- Bereitstellung von Informationen

Selbstwirksamkeit fördernde Interventionen

- Planung der nächsten Tage und Schritte
- Förderung der Handlungsfähigkeit und Wiedergewinnung von Kontrolle
- Ressourcenaktivierung/-aufbau
- Förderung von Selbstfürsorge und Fürsorge für andere
- Rituale

Verbundenheit fördernde Interventionen

- Einbindung in tragfähige soziale Netzwerke
  - Familie
  - Freund:innen
- Stabilisierung der Bezugssysteme (Eingrenzung von Konflikten/Konfrontationen)

6.4.2 Checkliste Risiko- und Schutzfaktoren

Nach dem Einsatz wurde für diagnostische sowie dokumentarische Zwecke eine Checkliste mit Risiko- und Schutzfaktoren verwendet, um den Bedarf der Weiterbetreuung oder Stabilisierung besser identifizieren zu können. Die vollständige Checkliste der Risiko- und Schutzfaktoren ist in Anhang D zu finden.

Schutzfaktoren

- Alltagsstruktur vor der Krisensituation
- unterstützendes soziales Netzwerk
- Offenheit für Unterstützung
- Akzeptanz der Veränderung/des Verlustes

Risikofaktoren

- Personenfaktoren
  - mangelnde Erfahrung/niedriger Entwicklungsstand/begrenztes Verständnis
- Situationsfaktoren
  - objektive Handlungsunfähigkeit, der Situation ausgeliefert sein
  - vorsätzliches menschliches Fehlverhalten
- Akutreaktionen
  - Erschütterung grundlegender Werte und Überzeugungen

6.5 Auftragsklärung Familie A.

Telefonat (Dauer: 30 min): 2 Wochen und 3 Tage nach der ersten Alarmierung

Ich nehme abermals Kontakt mit dem Bruder des Suizidenten auf, um zu erfragen, ob Betreuungsbedarf – vor allem den Vater betreffend – besteht.

Der Bruder berichtet mir, dass die Reinigung des Wohnbereichs von Herrn A. durch eine spezialisierte Reinigungsfirma sowie die Beisetzung mit finanzieller Unterstützung möglich gewesen seien. Der Vater trauere nach wie vor, möchte jedoch keinerlei professionelle Hilfe in Anspruch nehmen. Seine Geschwister und er selbst hielten sich regelmäßig wechselweise bei ihrem Vater auf, da sie sich hinsichtlich seiner psychischen Verfassung nach wie vor sorgten. Sie versuchten ihn auch von einer Trauerbegleitung beziehungsweise psychotherapeutischen Behandlung zu überzeugen, doch bisher sei dies erfolglos geblieben.

Den Geschwistern gehe es »den Umständen entsprechend gut«. Die Verabschiedung vom Bruder sei »positiv« gewesen, der Bestatter habe der Familie »viel Zeit« gegeben und es sei für die Familie wichtig gewesen, diese Möglichkeit in Anspruch zu nehmen, um seinen Tod zu realisieren.

Abschließend erzählt mir der Bruder, dass die Familie den Todesumstand Suizid, wie in der Vergangenheit, außerfamiliär nicht erwähne. Sie würden Vorwürfe bzw. »blödes Gerede« fürchten und auf diverse Nachfragen einen Herzinfarkt als Todesursache nennen. Hierzu erfolgt meinerseits noch eine kurze Psychoedukation zum Thema Scham.

THEORIE-INPUT

Schamgefühle können durch die Tatsache entstehen, dass der Tod absichtlich und selbst herbeigeführt wurde, wobei die nach wie vor bestehende gesellschaftliche Tabuisierung des Todes im Allgemeinen und des Suizids im Speziellen dazu beiträgt. Vielfach kommt es aufgrund des Schamgefühls in Verbindung mit der Angst, was andere Personen über die Hinterbliebenen denken, zu einer Geheimhaltung der Todesumstände – wie in der dargestellten Betreuungsdokumentation.

Hinterbliebene nach Suizid fühlen sich vom (sozialen) Umfeld häufiger stigmatisiert, isoliert und erleben weniger (soziale) Unterstützung als Hinterbliebene nach anderen Todesursachen, wobei sie sich gleichermaßen selbst isolieren und weniger Unterstützung einfordern. Verhaltensweisen des Umfeldes, aufgrund von Nichtverfügbarkeit ›der richtigen Worte‹, z. B. aus dem Weg gehen, können das Schamgefühl erheblich steigern.

Wie bereits in Kapitel 5 dargestellt, führt auch ein Suizid zu Schuldgefühlen und Selbstvorwürfen sowie zur Suche nach einer Erklärung und nach Motiven.

Scham hat jedoch, z. B. im Gegensatz zu Schuld, ausschließlich negative Auswirkungen und keinerlei Nutzen, impliziert darüber hinaus, dass der/die Suizident:in oder die hinterbliebene Person selbst ›ein Fehler‹ ist, weshalb es überaus wichtig ist, über Schamgefühle zu sprechen. Dadurch verlieren sie ihre Macht und verringern sich (vgl. Wagner, 2014; Walraven-Thissen, 2019).

Ich biete dem Bruder an, bei Bedarf Kontakt mit mir aufzunehmen sowie ihn und seine Geschwister bei der Suche passender psychotherapeutischer Behandlung zu unterstützen. Dies nimmt er für den Bedarfsfall dankend an.

6.6 Diskussion und Reflexion

Im Rahmen der Akutbetreuung kann es zu unklaren und/oder herausfordernden Situationen kommen, weshalb das Wissen über mögliche Nachwirkungen einer Situation essenziell ist. So ist es wesentlich, sich mit seinen eigenen Grenzen auseinanderzusetzen, sich zu fragen: »Was kann ich ertragen und was kann ich absolut nicht aushalten?« – und entsprechend zu handeln, denn Selbstschutz hat immer Vorrang!

Bezogen auf die Betreuungsdokumentation war es für mich bei der Betrachtung der Fotos vom Wohnbereich des Suizidenten, welcher im Kapitel beschrieben wird, über Monate herausfordernd, sofort wieder den Geruch der Situation vor Ort in der Nase zu haben, wobei sich dies über die Zeit auflöste und es mir mittlerweile möglich ist, die Fotos ohne Auslösung des Geruchs zu betrachten. Auch hier muss auf individuelle Unterschiede hingewiesen werden. Ganz grundsätzlich liegt diesem Phänomen die besondere Strukturierung des olfaktorischen Systems zugrunde, welches ohne thalamische Filterung direkt in das limbische System projiziert (vgl. Wilson et al., 2004).

Mit Unterstützung der Geschwister des Suizidenten hätte ich doch ein weiteres Gespräch mit dem Vater initiieren sollen, um ihm hinsichtlich der Bilder der Auffindesituation noch Strategien mitzuteilen sowie mit ihm weiteren, langfristigen Unterstützungsbedarf abzuklären.

Zusätzlich wäre es sinnvoll gewesen, nach etwa zwei bis drei Monaten ein weiteres Gespräch oder Telefonat zu führen, um zu erheben, ob es den Kindern und der geschiedenen Gattin gut geht oder ob ein weiterführender Betreuungsbedarf in den Vordergrund getreten ist. Aufgrund der angeführten Schuld- sowie Schamgefühle und der gesellschaftlichen Tabuisierung kann es vorkommen, dass auch die Inanspruchnahme einer weiteren Betreuung erschwert ist.

Es kann sinnvoll sein, den Termin beim Bestattungsunternehmen – den Wunsch der Familie vorausgesetzt – gemeinsam zu gestalten und psychologisch zu betreuen. In der vorliegenden Betreuungsdokumentation war dies einerseits für das Bestattungsunternehmen unüblich und andererseits von der Familie nicht gewünscht.

7 Betreuungsdokumentation 5: Psychiatrische, soziale Krise

Themenüberblick

- Befähigung und Psychoedukation von primären Bezugspersonen
- Mobbing und Bullying
- Weiterbetreuung

Die Betreuungsdokumentation bezieht sich auf eine psychiatrische und soziale Krisensituation einer Familie samt Suizidversuch des Gatten/Vaters, welche weitreichende Folgen für einzelne Familienmitglieder mit sich brachte. Die Gespräche fanden im Eigenheim der Familie statt.

Der Erstkontakt wurde seitens des KI-Teams hergestellt, wobei zum Vorfalls- sowie Alarmierungszeitpunkt ein Fremdverschulden – der Vater weist »auffällige Verletzungen im Halsbereich« auf – noch nicht ausgeschlossen werden konnte. Das grundlegende Interesse galt der Entlastung sowie Hintanhaltung der Entwicklung psychischer Probleme. Zudem standen psychoedukative Inhalte und die Suche nach Erklärungsmöglichkeiten das Ereignis betreffend im Vordergrund, ebenso wie die Anbindung an adäquate Weiterbetreuung.

Als grundlegende Fragestellungen kristallisierten sich der Umgang mit dem psychiatrisch auffälligen Vater und den ebenfalls psychiatrisch auffälligen Töchtern heraus, weiters der Umgang mit dem Tod des Katers der Familie und der damit einhergehenden Trauer sowie die Abklärung, ob und inwiefern die betroffenen Personen problematische Akutreaktionen aufweisen, welche einer langfristigen Betreuung bedürfen.

Im Rahmen der Akutbetreuung kam es zu folgenden Kontakten (siehe auch Anhang B):

Fachlicher Hintergrunddienst:

- Einsatzübernahme und telefonische Abklärung (Dauer: 13 min)
  - Alarmierung: »Psychiatrische Krise«
  - Beschreibung: »Das KI-Team war auf der Suche nach dem Gatten/Vater bis in die frühen Morgenstunden im Einsatz und ersucht um Unterstützung bzw. Nachbetreuung der Familie. Die Zustimmung zur psychologischen Betreuung ist ihrerseits vorhanden und wird von dieser, wenn möglich am selben Tag, gewünscht.«

Klinische Psychologie:

- Einsatz vor Ort (Dauer: 2 h): Tag 1 – 1 h nach der Alarmierung
- Telefonat mit dem Landesklinikum (Dauer: 10 min): 1 Tag nach der Alarmierung
- Telefonat mit der Gattin (Dauer: 10 min): 2 Tage nach der Alarmierung
- Folgeeinsatz vor Ort (Dauer: 1 h): 3 Tage nach der Alarmierung
- Telefonat mit der älteren Tochter (Dauer: 10 min): 4 Wochen nach der Alarmierung
- Telefonat mit der Gattin (Dauer: 10 min): 5 Wochen nach der Alarmierung
- Telefonat mit der älteren Tochter (Dauer: 10 min): 5 Wochen nach der Alarmierung
- Telefonat mit der Gattin (Dauer: 10 min): 6 Wochen nach der Alarmierung
- Folgeeinsatz vor Ort bei Herrn H. (Dauer: 2 h): 6 Wochen und 1 Tag nach der Alarmierung
- Telefonat mit Herrn H. (Dauer: 10 min): 8 Wochen nach der Alarmierung

7.1 Auftragsklärung

Unmittelbar nach der telefonischen Fallübergabe durch den fachlichen Hintergrunddienst nehme ich mit dem zuständigen KI-Mitarbeiter Kontakt auf, welcher mir bereits ausführliche Informationen zur aktuellen Sachlage übergibt. Zudem vereinbare ich mit ihm, mich binnen einer Stunde zu Familie H. zu begeben, und bitte ihn, dies der Familie mitzuteilen – diese stimmt dem geplanten Vorgehen zu.

7.2 Vorgeschichte der Betroffenen

Tag 1 – 1 h nach der Alarmierung: Ersteinsatz vor Ort (Dauer: 2 h)

Im Gespräch mit dem KI-Mitarbeiter konnte ich erheben, dass der Gatte/Vater, Herr H., welcher an einem operativ behandelbaren Tumor an der Prostata leidet, möglicherweise einen Suizidversuch unternommen hat und bereits mit dem Rettungswagen ins nächstgelegene Landesklinikum transportiert wird. Die ältere Tochter der Familie war in der Vergangenheit bereits und ist aktuell an eine Psychotherapie sowie einen Facharzt für Psychiatrie angebunden. In der Vergangenheit war sie mehrfach an der örtlich zuständigen psychiatrischen Abteilung aufgenommen, wobei der KI-Mitarbeiter berichtete, ihm sei keine diesbezügliche Diagnose mitgeteilt worden. Die jüngere Tochter weist, aufgrund des Todes ihrer besten Freundin nach langer Krankheit, »verschiedene Ängste« auf, befindet sich jedoch nicht in psychologischer oder psychotherapeutischer bzw. fachärztlicher Behandlung. Darüber hinaus hat sie ihren Vater im Zuge der Menschensuche aufgefunden, weshalb von einer zusätzlich massiven Belastung auszugehen ist. Laut aktueller Information des Landesklinikums spaltet Herr H. den Vorfall ab und meint: »Mir ist das sicher nicht passiert, ich hab nichts gemacht, das ist sicher irgendjemand anderem passiert.« Er berichtet im Zuge der Einvernahme durch die örtlich zuständige Polizei auch, an das nächtliche Ereignis keinerlei Erinnerung zu haben. Daher erwägt das Landesklinikum nach der ersten medizinischen Versorgung eine Überstellung an die örtlich zuständige psychiatrische Abteilung. Zudem hat eine Ärztin der Notaufnahme der örtlich zuständigen Polizei »auffällige Verletzungen im Halsbereich« Herrn H.s gemeldet, wobei nun hinsichtlich Fremdverschulden ermittelt und Frau H. als Beschuldigte geführt wird.

7.3 Gespräch mit der Familie und psychosoziale Interventionen – akute Phase

Die Gattin, Frau H., empfängt mich an der Haustüre und bittet mich in das Esszimmer, wo das Gespräch gemeinsam mit den Töchtern stattfindet. Während des ersten Einsatzes bei Familie H. kontaktiere ich die örtlich zuständige Polizei und hole – auf Wunsch sowie mit dem Einverständnis der Familie – Informationen zum aktuellen Ermittlungsstand ein. Es wird mir berichtet, dass die Ermittlungen andauerten und die Situation nach wie vor gänzlich unklar sei. Darüber hinaus sollen die Aufnahmen der Überwachungskamera des Eigenheims der Familie sichergestellt und ausgewertet werden. Zudem werden, unabhängig voneinander, Einvernahmen von Herrn und Frau H. erfolgen.

Frau H. ist gegen 03.40 Uhr aus dem Schlaf »aufgschreckt«. Sie stellte fest, dass ihr Gatte nicht neben ihr schlief, woraufhin sie »im ganzen Haus« erfolglos nach ihm suchte. Im Zuge dieser Suche erwachten ihre im gemeinsamen Haushalt lebenden Töchter und sie weiteten den Suchradius auf den, an das Eigenheim angrenzenden, landwirtschaftlichen Betrieb aus. Frau H. berichtet, sie habe Polizei, Feuerwehr und Rettung kontaktiert, nachdem ihr Gatte auf dem weitläufigen Areal nicht auffindbar gewesen sei, wobei auch die Suchhundestaffel beigezogen wurde. Schließlich hätten in der Nähe der Stallungen in matschiger, aufgeweichter Erde Fußspuren ihres Gatten wahrgenommen werden können und man sei diesen gefolgt. Ihr Gatte sei schließlich unter einem LKW-Anhänger kauernd vorgefunden worden. Er sei ansprechbar, jedoch unterkühlt gewesen, habe ausschließlich mit einem Nachtshirt bekleidet und barfuß das Eigenheim verlassen, allerdings auf den ersten Blick unverletzt. Er sei unverzüglich in das örtlich zuständige Landesklinikum transportiert worden, um etwaige innere Verletzungen ausschließen, die Unterkühlung beobachten sowie ein psychiatrisches Konsil erstellen zu können.

Frau H. und ihre Töchter stehen ob der nächtlichen Situation unter Schock (Kapitel 4.8, S. 90). Sie können die Gründe für das Verlassen des Eigenheims durch Herrn H. nicht nachvollziehen. Ein Suizidversuch wird von keinem Familienmitglied in Betracht gezogen. Ein Telefonat mit ihrem Gatten habe sie bereits geführt, erzählt Frau H. Es gehe ihm den Umständen entsprechend »gut«, allerdings weise er mehrfache Verletzungen im Gesichts- sowie Halsbereich auf, welche medizinisch versorgt wurden. Zu den Geschehnissen der Nacht habe ihr Gatte nichts erzählen können, da ihm diese gegenwärtig nicht erinnerlich seien.

Die ältere Tochter der Familie schildert, sie sei »ganz schlimm fertig«, aufgrund von »extremem Druck in der Arbeit« und damit einhergehendem »sehr schlechtem seelischen Zustand« im Krankenstand. Im Gespräch weint sie sehr viel und sorgt sich um ihren Vater, zu welchem sie ein »sehr inniges Verhältnis« hat. Auf meine Nachfrage teilt sie mit, sie habe sich während der Suche gedacht, »den finden wir nicht mehr lebend«, wobei dies in ihr »totale Angstzustände« ausgelöst habe. Zu ihrer eigenen psychischen Verfassung schildert sie, an einer diagnostizierten »Depression« zu leiden, wobei, aufgrund ihres sichtbaren Untergewichts, meine Verdachtsdiagnose einer Anorexie ebenso abgeklärt werden sollte.

Die jüngere Tochter der Familie äußert sich insgesamt sehr wenig, ist überaus in sich gekehrt, beteiligt sich ab und an am Gespräch, weist eine verwaschene, kaum verständliche Aussprache auf und hinterlässt einen intellektuell nicht altersentsprechenden Eindruck – sie wirkt deutlich jünger und weist ebenso sichtbares Untergewicht auf. Ich frage sie, woran ihre beste Freundin verstorben sei. Die Familie erzählt mir, es sei bereits in jungen Jahren eine Leukämie diagnostiziert worden, welche einen langen Behandlungsverlauf nach sich gezogen und letztlich zum Tod geführt habe.

Das Gespräch wird durch einen Anruf von Herrn H. unterbrochen. Ich bitte die Familie, ihn die Ereignisse der Nacht schildern zu lassen, und leite das Gespräch einerseits an und strukturiere andererseits durch Fragen – diese schreibe ich der Familie auf einen Zettel. Die Anleitung und Strukturierung des Telefonats ist aufgrund des Schockzustands, der Abwehr gegenüber einem möglichen Suizidversuch und der Belastung der Familie erforderlich, um wesentliche fachliche Fragen in Bezug auf die weitere psychosoziale Betreuung klären zu können. Ein Telefonat meinerseits mit Herrn H. bietet sich in dieser Situation nicht an, da dieser keine Kenntnis der psychosozialen Betreuung der Familie hat und aufgrund seines Zustandes keine Zustimmung zu dieser geben kann. Telefonisch schildert Herr H., dass es sich – entgegen der Annahme seiner Angehörigen – um einen Suizidversuch gehandelt habe. Daraufhin ersuche ich die Familie, zugrundeliegende Belastungen sowie den

Ablauf der nächtlichen Ereignisse zu erfragen. Herr H. schildert, berufliche Belastungen, andauernde Schlafstörungen, stetiges Gedankenkreisen samt innerlicher Unruhe und eine verminderte Leistungsfähigkeit seien ihm »viel zu viel« geworden, wobei auch Ängste die geplante Operation betreffend evident geworden seien. Insgesamt habe er in den letzten Wochen »eigentlich nicht geschlafen« und das aufdrängende Gefühl gehabt, »ich will endlich meine Ruhe haben«. Herr H. erzählt weiter, »irgendwann in der Nacht« gedacht zu haben, »ich kann wieder nicht schlafen, so ein Mist, jetzt reicht es einfach, es muss jetzt sein – und ich habe gewusst, dass ich mich wo hinunterschmeiße«. In der Folge sei er in die Garage gelaufen, habe überlegt, die Ortschaft zu verlassen, um den Suizid weiter entfernt zu begehen, habe jedoch niemand anderen verletzen wollen und sei dann ohne sich der Witterung entsprechend zu bekleiden hinausgelaufen. Wie ursprünglich überlegt, so Herr H., wollte er sich zunächst durch einen Sprung in die Tiefe suizidieren. Er habe diesen Gedanken allerdings verworfen, sei beim Abstieg auf nassem Kopfsteinpflaster ausgerutscht und mit dem Gesicht auf dem Boden aufgeschlagen. Diesbezüglich habe er jedoch (Anmerkung: im Rahmen seines emotionalen Ausnahmezustandes) keine Schmerzen verspürt. Er habe weiter überlegt, welche Suizidmethode »erfolgreich« sein könnte, weshalb er versucht habe, sich »mit bloßen Händen umzubringen« – »ich habe schon keine Luft mehr bekommen, aber mir ist dann einfach die Kraft ausgegangen«. Er könne sich erinnern, sowohl die Sirene als auch in weiterer Folge Rufe »dumpf« gehört, diese allerdings nicht mit sich in Verbindung gebracht zu haben. Suizidgedanken, so Herr H., bestünden seit Monaten latent, seine Stimmungslage habe sich zusehends verschlechtert. Auf die Frage, wie es ihm damit gehe, noch am Leben zu sein, obwohl er sterben wollte, meint er ohne jegliche Gefühlsregung bis mit depressiv belasteter Stimmungslage: »Super, ich bin froh, dass man mich gefunden hat und ich überlebt habe«, wobei Inhalt und Affekt nicht übereinstimmen.

THEORIE-INPUT

Suizidversuche werden, aufgrund nicht erforderlicher medizinischer Versorgung, oft nicht als solche erkannt beziehungsweise dokumentiert und somit nicht evident. Internationale Schätzungen auf Basis von Studien gehen davon aus, dass die Zahl der Suizidversuche jene der Suizide um das zehn- bis dreißigfache übersteigt. Demnach kann pro Jahr von 11 000 bis 32 000 Suizidversuchen in Österreich ausgegangen werden (vgl. Suizidbericht 2022).

Bei vielen Suizidversuchen steht die suizidale Intention, welche stark ausgeprägt ist, im Vordergrund, wodurch ca. 73 % der Suizidversuche zufällig entdeckt werden. Ohne diese zufällige Entdeckung wäre die genau geplante Handlung tödlich verlaufen. Zudem erhöht

sich durch das Überleben des Suizidversuchs das Risiko eines späteren Suizids.
Viele Studien sprechen dafür, dass ein auf einen Suizidversuch folgender Suizid häufiger bereits nach kurzer Zeit stattfindet. Hinsichtlich der Prävention ist es wesentlich, das Umfeld der betroffenen Person einzubinden und aufzuklären sowie auf kritische Phasen, z. B. Wechsel des Settings von stationär zu ambulant oder Entlassung, zu achten (vgl. Sonneck, 2000)!
Menschen haben nach einem Suizidversuch die Erwartung, dass man mit ihnen über diesen spricht (vgl. ebd., S. 157f.)!

An Verletzungen weist Herr H. eine Platzwunde an der Stirn, eine Gehirnerschütterung, ein verschwollenes Gesicht sowie Würgemale am Hals auf, innere Verletzungen sowie Knochenbrüche liegen nicht vor. Im Gespräch zeigen sich eine teilweise nicht nachvollziehbare zeitliche Struktur sowie eine die Ereignisse betreffende teils bruchstückhafte Erinnerung.

Nach Beendigung des Telefonats teile ich der Familie meine Einschätzung der aktuellen Stimmungslage von Herrn H. mit und dass eine weiterhin bestehende Suizidalität mit neuerlichem Versuch nicht ausgeschlossen werden könne. Aus diesem Grund empfehle ich einen stationären Aufenthalt an der örtlich zuständigen psychiatrischen Abteilung des Landesklinikums.

Seitens der Familie hole ich die Zustimmung zur Kontaktaufnahme sowie zum Austausch mit dem Klinischen Psychologen des örtlich zuständigen Landesklinikums ein.

7.3.1 Gespräch mit dem Klinischen Psychologen des Landesklinikums

Telefonat (Dauer: 10 min): 1 Tag nach der Alarmierung

Nachdem ich den Klinischen Psychologen über das Einverständnis der Familie zur Informationseinholung sowie zum Austausch bezüglich Herrn H. informiert habe, berichtet er, diesen bereits aufgesucht zu haben. Die Fachärztin für Psychiatrie werde ihn ebenfalls am heutigen Tag aufsuchen. Hinsichtlich des Suizidversuchs sowie des Tumors an der Prostata habe Herr H. einerseits wenig Erinnerung, andererseits kaum Interesse, darüber zu sprechen. Eine Überstellung an die örtlich zuständige psychiatrische Abteilung zur stationären Aufnahme werde – seiner Einschätzung nach – jedenfalls erfolgen, wobei die Dauer des Verbleibs gänzlich offen sei.

7.3.2 Gespräch mit der Gattin

Telefonat (Dauer: 10 min): 2 Tage nach der Alarmierung
Frau H. meldet sich telefonisch bei mir und ersucht dringend um einen weiteren Einsatz an der Adresse der Familie, da sie sich um ihre jüngere Tochter sorgt. Zudem berichtet sie, dass ihre ältere Tochter aufgrund einer »massiven Verschlechterung« ihres psychischen Zustandes, welche auf den Suizidversuch ihres Vaters zurückzuführen sei, sowie auf Anraten des Facharztes für Psychiatrie freiwillig eine stationäre Aufnahme an der örtlich zuständigen psychiatrischen Abteilung des Landesklinikums in Anspruch nehme. Nach dem ersten Einsatz habe die Familie »noch viel« gesprochen. Dabei habe die älteste Tochter beinahe ausschließlich geweint und nach dem Gespräch eine schlaflose Nacht verbracht. Frau H. konnte hinsichtlich der »heftigen« Reaktion ihrer älteren Tochter in Erfahrung bringen, dass sie sich für den Suizidversuch ihres Vaters verantwortlich fühlt und diesbezüglich »massive« Schuldgefühle aufweist. Anschließend an den akuten stationären Aufenthalt ist eine weitere stationäre Behandlung an einer spezialisierten Klinik geplant. Ich vereinbare mit Frau H. einen Einsatz im Haushalt der Familie am nächsten Tag.

7.3.3 Gespräch mit der jüngeren Tochter und psychosoziale Interventionen

Folgeeinsatz vor Ort (Dauer: 1 h): 3 Tage nach der Alarmierung
Frau H. empfängt mich abermals an der Haustüre und führt in das Arbeitszimmer im oberen Stockwerk, wo das Gespräch, auf Wunsch der jüngeren Tochter im Einzelsetting, stattfindet.

Auch die jüngere Tochter erzählt mir von den jüngsten Ereignissen, vom stationären Aufenthalt ihrer älteren Schwester sowie vom geplanten längerfristigen Therapieaufenthalt und dass sie sich um deren Zustand sorge. Weiters berichtet die Tochter, ihr Vater sei bereits »stabil«, er sei auf die Normalstation verlegt worden. Voraussichtlich werde er am folgenden Tag an die örtlich zuständige psychiatrische Abteilung des Landesklinikums transferiert. Allerdings hat sie Bedenken, dass ein abermaliger Suizidversuch seinerseits erfolgen könnte. Sie kann diese jedoch durch die längere Abwesenheit aufgrund des stationären Aufenthalts für sich relativieren.

Die jüngere Tochter selbst hat »schlimme Angst vor dem Tod«, welche sich, nachgefragt, durch den schwierigen wie langandauernden Behandlungsverlauf ihrer besten Freundin ergibt – »wir waren wie Schwestern«. Meine Frage, ob sie hinsichtlich des Todes ihrer besten Freundin etwaige therapeutische Unterstützung in Anspruch genommen habe, verneint sie und ergänzt, diesen nicht aufgearbeitet zu haben. Über weitere Freund:innen verfüge sie nicht. Sie suchte keine Trauergruppe auf, weshalb es auch zu keinerlei Gesprächen in Bezug auf ihre Trauer mit ebenso Betroffenen kam. Ich frage nach, ob sie sich von ihrer besten Freundin sowohl vor als auch nach deren Tod verabschieden konnte, und sie erzählt, diese durch ihre Krankheit begleitet und sich somit vor ihrem Ableben verabschiedet zu haben. Eine Abschiednahme vom Leichnam (siehe Kapitel 6.2.1, S. 128) habe sie nicht in Anspruch genommen, da sie sich diese »nicht zugetraut« habe – rückblickend bereue sie dies.

An weiteren psychischen Problemen berichtet die jüngere Tochter wiederkehrende Panikattacken (siehe Kapitel 4.4.2, S. 66), welche sie oftmals »einfach überkommen«, vor allem, wenn »ich zu viel über alles nachdenke«. Ein angstauslösendes Moment in der Vergangenheit ist ihr nicht erinnerlich. Sie können sich aber im Allgemeinen immer selbst beruhigen, indem sie sich »auf Gutes« konzentriere. Sie erläutert auf meine Nachfrage hin, dass sich die Angst- bzw. Panikattacken darüber hinaus auf medizinische Belange bezögen. So meint sie, gegebenenfalls an einem Tumor zu versterben, da sie diesen möglicherweise »nicht bemerken« könnte, weshalb sie von ihr wahrgenommene Auffälligkeiten »panisch« ärztlich abklären ließe. Hierzu kann ich erheben, dass neben der Tumorerkrankung ihres Vaters eine weitere familiengeschichtliche Vorbelastung vorhanden ist. Ihre Tante und ihr Onkel mütterlicherseits, welche in ihrer Kindheit wichtige Bezugspersonen gewesen sind, verstarben nach einem langen, leidvollen Behandlungsweg an einem Gebärmutterhals- bzw. Magentumor. Obgleich alle zum gegenwärtigen Zeitpunkt durchgeführten Untersuchungen keine physiologische Problematik ergeben haben, legte keine/r der bisher konsultierten Ärzt:innen der Tochter eine psychiatrisch-fachärztliche Abklärung oder die Inanspruchnahme von Psychotherapie nahe.

Ich bitte die jüngere Tochter, mir den Verlauf einer Panikattacke zu beschreiben. Sie führt aus, diese beginne oftmals mit Grübeln hinsichtlich einer möglichen Tumorerkrankung. Es entstünden dann »Horrorszenarien im Kopf« bezogen auf den Krankheitsverlauf sowie ein potenzielles Versterben, woraufhin sie »hysterisch« zu weinen beginne, versuche, sich zu kontrollieren und sich abzulenken. An vegetativen Symptomen berichtet sie von Schweißausbrüchen, einem Engegefühl in der Brust, Zittern sowie Herzklopfen. Sie sei zudem angespannt, nervös, könne sich schlecht konzentrieren und stehe neben sich. Psychopharmaka zur Behandlung bzw. im Notfall bei Auftreten der Panikattacken nehme sie nicht ein, lediglich täglich zum Einschlafen ein pflanzliches Präparat, bestehend aus dem Extrakt der Passionsblume, welches rezeptfrei erhältlich ist. Weiters berichtet sie mir von Mobbingerfahrungen durch verschiedene Berufsschüler sowie Lehrherren. Sie sei »sogar geschlagen« worden, woraufhin sie weder die Lehre noch die entsprechende schulische Laufbahn beenden wollte.

THEORIE-INPUT

Mobbing und Bullying sind der systematische Missbrauch von Macht, werden als aggressives Verhalten und absichtliches Schädigen durch Peers, welches wiederholt ausgeführt wird und durch ein tatsächliches oder angenommenes ungleiches Machtverhältnis zwischen dem Opfer und dem Bully gekennzeichnet ist, beschrieben (vgl. Wolke & Leyrea, 2015).

Weiters wird zwischen direktem und indirektem Bullying unterschieden, wobei es bei erster Variante zu physischer und verbaler Gewalt, z. B. schlagen, stehlen oder beschimpfen, kommt. Indirektes Bullying ist gekennzeichnet durch soziale Ausgrenzung, z. B. hinausekeln, ignorieren oder Gerüchte verbreiten (vgl. ebd., 2015).

Wird man während der Kindheit ein Opfer von Bullying, so hat dies unmittelbare und langfristige Konsequenzen – bis in das Erwachsenenalter. Diese erstrecken sich von »Depression, Angst, Panikstörung bis hin zu Suizidalität« (Armitage, 2021).

Ich bitte die jüngere Tochter anschließend um eine Selbstbeschreibung. Sie schildert, ihre Bedürfnisse und Wünsche nicht auszudrücken, Probleme mit sich selbst zu lösen oder aufzuschieben, für sie wichtige Personen zu priorisieren sowie im Allgemeinen introvertiert zu sein. Ihre Familie wolle sie in ihre Probleme nicht involvieren, um diese nicht weiter zu belasten. Sie erzählt mir, in Bezug auf ihre körperliche Gesundheit im Kindesalter viele körperliche Probleme erlitten sowie mehrfache Operationen benötigt zu haben, wobei sie diese nicht näher ausführen kann. Einschränkungen oder Folgeschäden weise sie nicht auf.

Abschließend erarbeiten wir förderliche und hilfreiche Strategien im Umgang mit den aktuellen Ereignissen. Hierbei kristallisieren sich vermehrt die Selbstfürsorge fördernde Möglichkeiten heraus, wie ein Bad nehmen, spazieren gehen, ein Buch lesen. Auch möchte sie mit ihrem Vater, nach dessen Entlassung, die Ereignisse besprechen, um seine Beweggründe eventuell nachvollziehen sowie künftig mögliche »Frühwarnzeichen« erkennen zu können. Zudem empfehle ich ihr die Inanspruchnahme einer ambulanten Psychotherapie zur Bearbeitung des Todes ihrer besten Freundin, zum Erlernen von Handlungsmöglichkeiten bei Auftreten der Panikattacken und aufgrund der Tatsache, dass Verdrängtes wiederkehrend ins Bewusstsein gelangen kann, sofern dieses nicht in die eigene Persönlichkeit integriert wird. Darüber hinaus leite ich die 5-4-3-2-1-Übung als Distanzierungstechnik an (siehe Kapitel 4.4.2.2, S. 66).

Während des Gesprächs fällt mir auf, dass sich die jüngere Tochter zusehends entspannt, Vertrauen fasst, sich öffnet, detailliert sowie viel erzählt und auch lachen kann, wobei sich ihre motorischen Stereotypien (monotones, kontinuierliches Vor- und Zurückschaukeln mit dem Oberkörper) mildern.

MERKE!
Motorische Stereotypien werden in der ICD-10 (BfArM, 2023f) unter **F98.4-Stereotype Bewegungsstörungen** wie folgt, beschrieben:
»Willkürliche, wiederholte, stereotype, nicht funktionale und oft rhythmische Bewegungen, die nicht Teil einer anderen psychischen oder neurologischen Krankheit sind. Wenn solche Bewegungen als Symptome einer anderen Störung vorkommen, soll nur die übergreifende Störung kodiert werden. Nichtselbstbeschädigende Bewegungen sind z. B.: Körperschaukeln, Kopfschaukeln, Haarezupfen, Haaredrehen, Fingerschnipsgewohnheiten und Händeschütteln. Stereotype Selbstbeschädigungen sind z. B.: Wiederholtes Kopfanschlagen, Ins-Gesicht-Schlagen, In-die-Augen-Bohren und Beißen in Hände, Lippen oder andere Körperpartien. Alle stereotypen Bewegungsstörungen treten am häufigsten in Verbindung mit Intelligenzminderung auf; wenn dies der Fall ist, sind beide Störungen zu kodieren.«

7.3.4 Emotionale Reaktionen und Verhalten während der akuten Phase

Die Gattin und die Töchter stehen unter Schock, sind übermüdet sowie in Sorge um die psychische Verfassung von Herrn H. Dennoch sind sie zuversichtlich, dass ihm an der psychiatrischen Abteilung des örtlich zuständigen Landesklinikums sowie anschließend im Rahmen des weiteren Rehabilitationsaufenthaltes die adäquate Behandlung zuteilwird. Vorwürfe machen sie Herrn H. nicht, meinen jedoch, es wäre besser gewesen, er hätte das Gespräch mit ihnen gesucht.

Die Familie fragt trotz der ersten Erklärungsversuche von Herrn H. nach dem Warum, da die Ereignisse der vorangegangenen Nacht die Möglichkeit der Einordnung in ihren Bezugsrahmen übersteigen.

7.4 Gespräch und psychosoziale Interventionen – Stabilisierungsphase

Nachdem die Akutphase abgeschlossen ist, werde ich von den Familienmitgliedern weiterhin kontaktiert. Es folgen mehrere Telefonate, auch weil ein weiteres kritisches Ereignis auftritt.

7.4.1 Gespräch mit der älteren Tochter

Telefonat (Dauer: 10 min): 4 Wochen nach der Alarmierung
Während ihres Aufenthaltes an der örtlich zuständigen psychiatrischen Abteilung kontaktiert mich die ältere Tochter telefonisch und berichtet, gemeinsam mit ihrem Vater »stationär« zu sein.

Man habe Gelegenheit, sich im Tagesverlauf mehrmals zu sehen, sie führten intensive Gespräche miteinander – »viel bessere als zu Hause« – und ihr Vater habe ihr versichert, weder Schuld an seinem Zustand noch an dem erfolgten Suizidversuch zu tragen. Dies habe sie »sehr entlastet«. Dennoch blicke sie mit Sorge auf sein Verhalten nach der Entlassung, da sie selbst »hoffentlich direkt« an einer spezialisierten Klinik aufgenommen werde und ihre Mutter daher »beim Aufpassen« nicht unterstützen könne.

Ich frage die ältere Tochter, ob bereits eine Diagnose gestellt worden sei, woraufhin sie mir mitteilt, die »Depression wurde bestätigt«, des Weiteren sei die Diagnose »Anorexie« gestellt worden. Allem voran aufgrund der Anorexie werde seitens der örtlich zuständigen psychiatrischen Abteilung des Landesklinikums der folgende stationäre Aufenthalt an einer spezialisierten Klinik befürwortet sowie organisiert.

Insgesamt fühlt sich die ältere Tochter »gut aufgehoben« sowie betreut und empfindet die bisherige Behandlung als hilfreich.

7.4.2 Neuerliche Krise – Gespräche mit der Gattin und der älteren Tochter

Aufgrund unvorhergesehener Ereignisse während der Stabilisierungsphase kann es zu einer neuerlichen Destabilisierung der Betroffenen samt erneuter Akutinterventionen kommen. Dies war in der hier dargestellten Betreuungsdokumentation der Fall, weshalb die neuerliche Krise im Folgenden kurz erörtert wird.

Telefonat mit der Gattin (Dauer: 10 min): 5 Wochen nach der Alarmierung
Frau H. kontaktiert mich sehr aufgeregt, wie getrieben, da der Familienkater »Pezi« im Alter von zehn Jahren unerwartet im Zuge eines Tierarztbesuchs verstarb. Nun benötigt sie Unterstützung, um die Todesnachricht an ihre ältere Tochter zu überbringen, welche erst kürzlich den stationären Aufenthalt beendet hat und »noch nicht so stabil« ist, denn »Pezi ist ihr ständiger Begleiter« gewesen. Frau H. ergänzt, dass es sich beim Arzttermin um eine geplante Zahnsteinentfernung unter Narkose gehandelt habe, weshalb ihre Tochter bereits mehrfach versucht habe, sie zu erreichen, um Pezis Zustand zu erfragen. Sie habe ihr bisher nicht geantwortet. Um ihre Tochter entsprechend unter-

stützen zu können, möchte sie sie »von Angesicht zu Angesicht« von Pezis Versterben in Kenntnis setzen. Auf meine Nachfrage hin erzählt Frau H., sie habe Pezi vom Tierarzt mitgenommen, damit sich die Familie verabschieden könne und dieser »zu Hause« beigesetzt werden könne, worin ich Frau H. bestärke. Wir besprechen, dass sie ihrer Tochter Raum für ihre Trauerreaktionen einräumt, sich bezüglich einer Verabschiedung an deren Bedürfnissen orientiert und sie den Platz der Beisetzung Pezis wählen lässt. Ich biete meine Erreichbarkeit bei weiterem Bedarf der Familie an.

Telefonat mit der älteren Tochter (Dauer: 10 min): 5 Wochen nach der Alarmierung

Einige Stunden nach dem Telefonat mit ihrer Mutter kontaktiert mich die ältere Tochter. Unter Tränen erzählt sie, dass Pezi in ihrer Jugend zu ihnen gekommen sei. Pezi habe sie immer begleitet und: »Er ist zu mir gekommen, wenn ich psychisch fertig gewesen bin – er hat das einfach gewusst.«

Sie schildert ihren »Schockzustand«, sie könne nicht fassen, dass Pezi sterben »musste«, da es sich um eine Routinebehandlung gehandelt habe, und sie meint: »Wie soll ich ohne ihn weitermachen, weiter existieren.« Sie stellt auch eine Fehlbehandlung des behandelnden Tierarztes in den Raum. Sie äußert, auf meine Nachfrage ihren Gemütszustand betreffend: »Ich bin grad leer und hab kein Gefühl.« Ich empfehle ihr, alsbald zu Pezi zu gehen, um sich in ihrem Tempo von ihm zu verabschieden, und wir besprechen mögliche Beisetzungsrituale, z. B. sein Lieblingsspielzeug, seine Decke und/oder einen Brief mit in das Grab zu legen. Die ältere Tochter möchte Pezi an seinem Lieblingsplatz im Garten beisetzen. Ich frage sie, ob sie sich ein Erinnerungsstück von Pezi aufbewahren möchte, und sie erklärt, einige seiner Haare abschneiden zu wollen. Sie erzählt, in der Vergangenheit bereits eine Vielzahl seiner Schnurrhaare gesammelt zu haben und diese nun in einen Kettenanhänger verarbeiten lassen und tragen zu wollen, worin ich sie bestärke. In weiterer Folge bespreche ich mit ihr psychoedukativ den Trauerprozess sowie Trauerreaktionen (siehe Kapitel 3.5, S. 43 f.), woran sie sich aufgrund des Versterbens der besten Freundin ihrer jüngeren Schwester erinnern kann. Ich frage nach, ob es etwas gebe, das ihr damals geholfen habe. Sie antwortet, die beiden Todesfälle nicht vergleichen zu können. Dennoch sei für sie vorstellbar, dass Ablenkung, z. B. ein Buch lesen, fernsehen oder Ähnliches, hilfreich sein könne. Dies wird von mir bestärkt und sie erzählt mir abschließend von ihrer Zeit mit Pezi, von lustigen und schönen Erlebnissen, weint dabei, kann aber auch lachen.

7.5 Weitere Stabilisierung und Abschluss

In den Wochen darauf folgen Telefonate mit Herrn H. und seiner Gattin.

7.5.1 Gespräch mit der Gattin

Telefonat (Dauer: 10 min): 6 Wochen nach der Alarmierung

Frau H. kontaktiert mich sechs Wochen nach der ersten Alarmierung erneut, um mir mitzuteilen, dass ihr Gatte die örtlich zuständige psychiatrische Abteilung nun verlassen konnte und vor seinem weiteren stationären Aufenthalt (Anmerkung: damit ist ein Rehabilitationsaufenthalt gemeint) um ein Gespräch bitte.

Ich frage bei Frau H. nach, wie die Familie mit der aktuellen Situation zurechtkommt und ob bereits Gespräche zu den Ereignissen erfolgten. Frau H. erörtert, der Familie »geht es den Umständen entsprechend gut«, wobei sowohl sie selbst als auch die Töchter hinsichtlich ihres Gatten »auf der Hut« seien. Auf meine Nachfrage hin erörtert Frau H., man lasse ihn »nicht aus den Augen« und befinde sich in »Alarmbereitschaft«, um weitere Suizidversuche seinerseits zu verhindern sowie etwaige Verhaltensveränderungen frühzeitig zu erkennen. Dies führe, obwohl Herr H. die Sorge seiner Familie nachvollziehen könne, zu Spannungen, vor allem zwischen den Ehegatten. Ich vereinbare mit Frau H. einen weiteren Einsatz bei der Familie am folgenden Tag.

7.5.2 Gespräch mit Herrn H. und psychosoziale Interventionen

Folgeeinsatz vor Ort bei Herrn H. (Dauer: 2 h): 6 Wochen und 1 Tag nach der Alarmierung

Herr H. berichtet, am Tag des Suizidversuchs sei »olles super fantastisch« gewesen, man habe gemeinsam mittaggegessen, sich »gut« unterhalten und den weiteren gemeinsamen Tag geplant. Abends, er sei zuvor im örtlichen Wirtshaus gewesen, habe ihm seine Gattin vorgeworfen, dass er »immer nur sauft« und er sie in der Vergangenheit in alkoholisiertem Zustand wiederholt abgewertet habe. Dies wird von Herrn H. mir gegenüber in Abrede gestellt und er erörtert, seine Gattin »niemals« abgewertet zu haben, »nur ab und zu ins Wirtshaus« zu gehen und höchstens »mit an Damenspitz« nach Hause zurückzukehren. Darüber hinaus könne er diesen »emotionalen Ausbruch und die Vorhaltungen« seiner Gattin nicht nachvollziehen, da seine Wirtshausbesuche bisher »nie Thema« gewesen seien. Er sei danach zu Bett gegangen, habe nicht einschlafen können und seine Gedanken hätten sich »im Kreis gedreht«.

Seine Schilderung des weiteren Verlaufs der Ereignisse stimmt mit jener beim Telefonat am Tag der Alarmierung überein.

Die psychotherapeutische und medikamentöse Behandlung im Rahmen des stationären Aufenthalts an der örtlich zuständigen psychiatrischen Abteilung empfindet Herr H. als hilfreich und positiv, wobei ihm sowohl die Inanspruchnahme einer klinisch-psychologischen Diagnostik als auch einer Psychotherapie und eines Facharztes für Psychiatrie empfohlen wurde. Herr H. erzählt, er wolle sich bei seinem Hausarzt melden, um mit dessen Unterstützung um einen Rehabilitationsaufenthalt anzusuchen, und in den kommenden Wochen Kontakte zu den empfohlenen Unterstützungsangeboten herstellen. Ich frage bei Herrn H. nach, welche vorläufige Diagnose seitens der örtlich zuständigen psychiatrischen Abteilung gestellt worden sei, woraufhin er »Depression« nennt und ergänzt, die medikamentöse Einstellung sei unter Berücksichtigung seiner Tumorerkrankung erfolgt. In diesem Zusammenhang erklärt er, er wolle sich mit seiner Onkologin in Verbindung setzen und das weitere Vorgehen sowie seine Ängste bezüglich der Operation besprechen. Laut seiner Information kann bei ihm darüber hinaus Long COVID differentialdiagnostisch, aufgrund mehrmaliger COVID-Erkrankung und dem Vorliegen von Muskel-, Kopfschmerzen, Schlaflosigkeit und ständiger Müdigkeit sowie massiv eingeschränkter Leistungsfähigkeit, nicht ausgeschlossen werden.

Zur Erarbeitung weiterer hilfreicher Strategien im Alltag frage ich bei Herrn H. nach, was ihm guttue. Es stellt sich heraus, dass er dies nicht weiß, da er sich bisher »nie an die erste Stelle« gereiht hat. In diesem Zusammenhang besprechen wir Achtsamkeitsspaziergänge, Entspannung im Garten sowie Entspannungsübungen, z. B. Progressive Muskelentspannung (PMR) nach Jacobson (siehe Kapitel 8.4, S. 187 f.).

7.5.3 Gespräch mit Herrn H.

Telefonat (Dauer: 10 min): 8 Wochen nach der Alarmierung

Herr H. meldet sich acht Wochen nach der ersten Alarmierung telefonisch und berichtet, weiterhin medikamentös eingestellt zu sein. Darüber hinaus konnte er bereits eine klinisch-psychologische Diagnostik durchführen sowie sich an eine Psychotherapie und einen Facharzt für Psychiatrie anbinden, wobei regelmäßige Termine stattfinden. Herr H. erzählt, auf meine Nachfrage, die klinisch-psychologische Diagnostik habe die Diagnosen »Long COVID, mittelgradige depressive Episode und Suizidalität« ergeben. Der Rehabilitationsaufenthalt habe bisher noch nicht stattgefunden, da sowohl der Hausarzt als auch die Onkologin den Verlauf der Operation abwarten und die psychische wie physische Problematik gemeinsam im Rahmen der Rehabilitation behandeln lassen wollten. Die Frage, ob das in seinem Sinne sei, beantwortet Herr H. mit Ja. Seine Ängste bezüglich der geplanten Operation habe er durch intensive Gespräche mit seiner Onkologin sowie dem operierenden Chirurgen und der Anästhesistin ausräumen können. Weiters erfrage ich das Vorhandensein etwaiger Suizidgedanken sowie -absichten, welche von Herrn H. glaubhaft negiert werden.

Abschließend erzählt er mir, seine ältere Tochter befinde sich bereits seit einigen Wochen an einer spezialisierten Klinik, allem voran zur Behandlung ihrer Anorexie, wobei er meint, auch die Depression »wird wahrscheinlich mitbehandelt« werden.

Schlussbericht

Aufgrund der umfassenden Anbindung der Familienmitglieder wird die psychosoziale Akutbetreuung beendet und ein Abschlussbericht verfasst.

7.6 Checkliste Interventionen

Im Rahmen der Einsätze wurden folgende Interventionen – auf Basis der genannten Checkliste für dokumentarische Zwecke (siehe auch Anhang C) – durchgeführt:

Sicherheitsfördernde Interventionen

- Begleitung/Hilfestellungen im Kontakt mit
  - Familie oder Freund:innen
- Abklärung von
  - Selbstgefährdung
  - Fremdgefährdung
  - Suizidalität
- Informationen zu Setting und weiteren Schritten
- Weitergabe von Visitenkarten, Foldern und Kontaktadressen

Ruhe fördernde Interventionen

- aktives Zuhören, Verständnis zeigen, nachfragen, Strukturierung
- Verbalisierung von Erlebtem
- emotionale Ausdrucksmöglichkeiten fördern
- Normalisierung der Gefühle und Situationen (z. B. Symptome als Bewältigungsstrategie benennen)
- Psychoedukation und Hilfestellungen im Umgang mit (Trauma-)Reaktionen
- Bereitstellung von Informationen
- Bearbeitung und Entlastung von Schuld-/Schamgefühlen

Selbstwirksamkeit fördernde Interventionen

- Planung der nächsten Tage und Schritte
- Förderung der Handlungsfähigkeit und Wiedergewinnung von Kontrolle
- Ressourcenaktivierung/-aufbau
- Förderung von Selbstfürsorge und Fürsorge für andere

Verbundenheit fördernde Interventionen

- Einbindung in tragfähige soziale Netzwerke
  - Familie
- Stabilisierung der Bezugssysteme (Eingrenzung von Konflikten/Konfrontationen)

Hoffnung fördernde Interventionen

- Weitervermittlung an benötigte Dienste
  - ambulante Psychotherapie
  - stationäre Psychotherapie

7.7 Beschreibende Phänomenologie, Skalen und Checklisten

In den verschiedenen Gesprächen sind alle Familienmitglieder offen, zugänglich und mitteilsam, vor allem die jüngere Tochter blüht im Einzelsetting regelrecht auf. Dennoch ist die Stimmung – aufgrund der latenten Suizidalität von Herrn H. und der damit einhergehenden Unsicherheit im Umgang damit – belastet. Sowohl beim Vater als auch bei der Tochter liegen krankheitswertige Störungen vor, welche im Rahmen der stationären Aufenthalte diagnostiziert werden konnten und hier mit Hilfe des Kapitels V (F – psychische und Verhaltensstörungen) des ICD-10-GM 2024 (BfArM, 2023a) im Sinne einer beschreibenden Phänomenologie erörtert werden.

Bei den typischen **depressiven Episoden (F32.-)** (BfArM, 2023f) leidet die betroffene Person unter »einer gedrückten Stimmung und einer Verminderung von Antrieb und Aktivität. Die Fähigkeit zu Freude, das Interesse und die Konzentration sind vermindert. Ausgeprägte Müdigkeit kann nach jeder kleinsten Anstrengung auftreten. Der Schlaf ist meist gestört, der Appetit vermindert. Selbstwertgefühl und Selbstvertrauen sind fast immer beeinträchtigt. Sogar bei der leichten Form kommen Schuldgefühle oder Gedanken über eigene Wertlosigkeit vor. Die gedrückte Stimmung verändert sich von Tag zu Tag wenig, reagiert nicht auf Lebensumstände und kann von so genannten ›somatischen‹ Symptomen begleitet werden, wie Interessenverlust oder Verlust der Freude, Früherwachen, Morgentief, deutliche psychomotorische Hemmung, Agitiertheit, Appetitverlust, Gewichtsverlust und Libidoverlust.

Abhängig von Anzahl und Schwere der Symptome ist eine depressive Episode als leicht, mittelgradig oder schwer zu bezeichnen.«

Die **Anorexia nervosa (F50.0-)** (BfArM, 2023e) ist durch »einen absichtlich selbst herbeigeführten oder aufrechterhaltenen Gewichtsverlust charakterisiert. Am häufigsten ist die Störung bei heranwachsenden Mädchen und jungen Frauen; heranwachsende Jungen und junge Männer, Kinder vor der Pubertät und Frauen bis zur Menopause können ebenfalls betroffen sein. Die Krankheit ist mit einer spezifischen Psychopathologie verbunden, wobei die Angst vor einem dicken Körper und einer schlaffen Körperform als eine tiefverwurzelte überwertige Idee besteht und die Betroffenen eine sehr niedrige Gewichtsschwelle für sich selbst festlegen. Es liegt meist Unterernährung unterschiedlichen Schweregrades vor, die sekundär zu endokrinen und metabolischen Veränderungen und zu körperlichen Funktionsstörungen führt. Zu den Symptomen gehören eingeschränkte Nahrungsauswahl, übertriebene körperliche Aktivitäten, selbstinduziertes Erbrechen und Abführen und der Gebrauch von Appetitzüglern und Diuretika.«

Im Zuge der hier beschriebenen Einsätze wurde für diagnostische sowie dokumentarische Zwecke ebenfalls eine Checkliste mit Risiko- und Schutzfaktoren verwendet, um den Bedarf der Weiterbetreuung oder Stabilisierung besser identifizieren zu können. Die vollständige Checkliste der Risiko- und Schutzfaktoren ist in Anhang D zu finden.

Allgemeines

- Psychiatrische/psychotherapeutische Vorgeschichte
  - ICD-10-F-Diagnose bekannt: F32.-, F50.0
  - aktuell psychologische/psychotherapeutische/psychiatrische Behandlung
  - psychopharmakologische Medikation: vorhanden, jedoch unbekannt

Schutzfaktoren

- unterstützendes soziales Netzwerk
- Zukunftsorientierung und Fokus auf Aufgaben
- Offenheit für Unterstützung

Risikofaktoren

- frühere Erfahrungen von Trauma, Missbrauch oder Gewalt
- chronische Erkrankung oder Beeinträchtigung
- Personenfaktoren
  - familiäre Vorbelastung für psychische Erkrankungen

- Situationsfaktoren
  - Informationsdefizit/kaum Informationen zur aktuellen Situation
  - subjektiv erlebte lange Dauer der Belastung
  - anhaltende Beeinträchtigung, Behinderung durch das Trauma
  - objektive Handlungsunfähigkeit, der Situation ausgeliefert sein
  - vorsätzliches menschliches Fehlverhalten
- Akutreaktionen
  - Gefühl von Hoffnungslosigkeit, Hilflosigkeit, Ohnmacht
  - Erschütterung grundlegender Werte und Überzeugungen
  - Panikattacken, Gefühle der Angst oder des Kontrollverlustes

7.8 Diskussion und Reflexion

In der Rückschau wäre ein weiterer telefonischer Kontakt ca. vier Monate nach der Betreuung zur Evaluation des Erfolges der Akutbetreuung sinnvoll gewesen.

Auch die Involvierung einer zweiten psychosozialen Fachkraft hätte zielführend sein können, um den Töchtern weitere Gespräche zu ermöglichen. Hierbei wäre es zudem möglich gewesen, über die Herstellung einer jeweils intensiveren Arbeitsbeziehung mehr Vertrauen aufzubauen, sodass sich die Entlastung für die Töchter maximiert hätte.

8 Betreuungsdokumentation 6: Gruppenintervention und Amputation

Themenüberblick

- Gruppenintervention
- Kinder und Jugendliche als Notfallopfer
- Defusing-Gespräch
- Panikattacke (Atemübung, PMR)
- Amputation und Interventionen (Spiegeltechnik, EMDR)

Diese Dokumentation behandelt vorrangig die Amputation von drei Fingern einer jungen Frau, Frau M., nach der Explosion eines Feuerwerkskörpers bei einem Sommerfest. Zusätzlich wurde in diesem Zusammenhang eine Gruppenintervention mit den Festgästen durchgeführt, da diese vor allem aufgrund des Unfalltodes einer Freundin, Frau B., durch die Explosion sehr belastet waren. Vor Ort befanden sich auch einige Kinder und Jugendliche als Notfallopfer, welche jedoch nur peripher betroffen bzw. leicht verletzt waren.

Die Komplexität des Einsatzgeschehens war auch hier hoch, da bei der ursprünglichen Alarmierung des Kriseninterventionsteams während der frühen Morgenstunden die Anzahl der Betroffenen aufgrund mehrerer, verschiedener Anrufer:innen unterschätzt bzw. falsch eingeschätzt wurde. Vor Ort wurden »chaotische Zustände« beschrieben und es kam in erster Linie zu keiner weiteren Alarmierung der psychosozialen Fachkräfte. Erst am nächsten Morgen wurden die psychosozialen Fachkräfte durch Herrn U., welcher ein freiwilliger Mitarbeiter der örtlichen Rettungsorganisation ist, nachalarmiert. Dieser war zum Ereigniszeitpunkt als Betroffener – nicht als Einsatzkraft – vor Ort, kontaktierte das Team der psychosozialen Fachkräfte direkt telefonisch und erzählte vom Unfallgeschehen in der Nacht. Aufgrund der unklaren Anzahl an Betroffenen bei der Gruppenintervention wurden zwei psychosoziale Fachkräfte bereitgestellt.

In der vorliegenden Betreuungsdokumentation war die Setting-Örtlichkeit anfangs der Festsaal der Gemeinde und bei den nachfolgenden Vor-Ort-Betreuungen die Wohnung der jungen Frau, welcher drei Finger amputiert werden mussten.

Im Rahmen der Akutbetreuung kam es zu folgenden Kontakten (siehe Zeitstrahl in Anhang B):

Fachlicher Hintergrunddienst:

- Einsatzübernahme und telefonische Abklärung (Dauer: 22 min)
  - Alarmierung: »Eine tote Person, mehrere Verletzte nach Sommerfest; Kinder unter 15 Jahren involviert; unklare Anzahl an Betroffenen«
  - Beschreibung: »Es hat ein großes Sommerfest im extra dafür angemieteten Festsaal der Gemeinde und auf der angrenzenden Wiese stattgefunden. Hierbei haben einige Jugendliche und junge Erwachsene ein Feuerwerk gezündet. Bei der Explosion eines Feuerwerkskörpers ist eine junge Frau verstorben, eine weitere junge Frau hat schwere Verletzungen an den Händen sowie im Gesicht erlitten und es ist zu mehreren Leichtverletzten gekommen. Es wird Unterstützung durch psychosoziale Fachkräfte für eine Gruppenintervention angefordert, da die Betreuung länger andauert, Kinder involviert sind und vermutlich längerfristig psychologische Unterstützung indiziert ist.«

Klinische Psychologin W.:

- Ersteinsatz vor Ort (Dauer: 3 h 25 min): Tag 1 – 14 h nach dem Ereignis
- Telefonat mit Mutter sowie Lebensgefährten (Dauer: 35 min): 32 h nach dem Ereignis

Klinischer Psychologe A.:

- Ersteinsatz vor Ort (Dauer: 3 h 25 min): Tag 1 – 14 h nach dem Ereignis
- Telefonat Herr U. (Dauer: 6 min): 34 h nach dem Ereignis
- Telefonat Frau M. (Dauer: 9 min): 12 Tage nach dem Ereignis
- Einsatz vor Ort Frau M. (Dauer: 1 h 17 min): 13 Tage nach dem Ereignis
- Telefonat Frau M. (Dauer: 10 min): 2 Wochen und 3 Tage nach dem Ereignis
- Telefonat Frau M. (Dauer: 2 min): 3 Wochen nach dem Ereignis
- Folgeeinsatz vor Ort (Dauer: 1 h 55 min): 3 Wochen und 6 Tage nach dem Ereignis
- Folgeeinsatz vor Ort (Dauer: 1 h 17 min): 5 Wochen nach dem Ereignis
- Schlussbericht

8.1 Auftragsklärung und Erstinterventionen – Klinischer Psychologe A.

Nachdem mir vom fachlichen Hintergrunddienst der Einsatz telefonisch übergeben wurde, rufe ich zuerst meine Kollegin, Klinische Psychologin W., an und vereinbare mit ihr, dass wir uns ca. 5 Fahrminuten vom Einsatzort entfernt treffen, um unser Vorgehen abzustimmen sowie den Einsatz vorzubesprechen. Geplant ist außerdem, dass ich den freiwilligen Mitarbeiter der Rettungsorganisation, Herrn U., kontaktiere und das weitere Prozedere vereinbare. Ungefähr 45 Minuten später sind wir vor Ort und besprechen das Vorgehen. Wir planen zuerst ein gemeinsames Gespräch in der Großgruppe. Ich erkläre der Kollegin, dass Herr U. als Teilnehmer beim Fest war und nicht im Rahmen eines Einsatzes. Ich hatte von ihm erfahren, dass viele verschiedene Freund:innen und Familien beim Fest anwesend waren und ungefähr 15 Personen an unserer Gruppenintervention teilnehmen wollen. Das Ziel sollte die Herstellung eines großen, geschützten Raumes sein, so hatte ich mit ihm vorab besprochen. Zusätzlich soll es ausreichend Getränke und Snacks geben, damit prinzipielle Grundbedürfnisse gedeckt sind.

Die Idee meiner Kollegin und mir ist, dass wir uns im Festsaal zusammenfinden und dort ein Crisis Management Briefing bzw. eine Stabilisierung von großen Gruppen durchführen.

MERKE!
Ein **Crisis Management Briefing** findet nach Notfällen bei einer größeren oder inhomogenen Gruppe im Ausmaß von einer bis eineinhalb Stunden in größeren Sälen statt, wobei Einzel- oder Familiengespräche aufgrund der Anzahl der Betroffenen kaum zu organisieren sind, vor allem dann, wenn Bedürfnisse, Möglichkeiten und Ressourcen der Personen sehr unterschiedlich sind. Ziel ist es, dennoch Grundlagen der psychologischen Stabilisierung sowie Informationen zu vermitteln. Abhängig vom Aufbau sowie der Art der Gruppe werden meistens Informationen zum Notfall selbst, dem Vorgehen der Einsatzkräfte sowie zu Stressmanagement gegeben. Bei Bedarf soll die Möglichkeit einer Weiterbetreuung geebnet werden (vgl. Hausmann, 2021, S. 294 ff.).

Unser Plan lautet wie folgt: Herr U. spricht vorab einleitende Worte, dann stellen wir uns vor und begrüßen alle Personen. Danach sprechen wir Aufgaben sowie Stärken und Ressourcen der Betroffenen an und geben einen kurzen Überblick über mögliche psychische Folgen des Ereignisses der frühen Morgenstunden. Außerdem geben wir Empfehlungen zur Bewältigung und Unterstützung betroffener Angehöriger und weisen bei Bedarf auf spezielle Unterstützungsangebote sowie die Möglichkeit von Einzelgesprächen mit uns hin. Es soll auf Fragen der Teilnehmenden eingegangen und dabei faktenorientiert informiert werden. Auch die Ausgabe von Informationsblättern sowie unserer Kontaktdaten ist geplant (vgl. ebd., 2021).

Die Klinische Psychologin W. und ich begeben uns dann zum Festsaal, wo der freiwillige Mitarbeiter der Rettungsorganisation, Herr U., bereits wartet. Es stellt sich im Gespräch mit ihm und »Jäger Sepp«, welcher das Gespräch immer wieder lallend unterbricht, heraus, dass vor Ort aktuell Betroffene der Feier sowie Angehörige, welche nicht vor Ort waren, und Rettungskräfte anwesend sind. Die Rettungskräfte, als diensthabende Rettungsmannschaft der Nacht, haben Frau M. wenige Stunden zuvor ins nächstgelegene Krankenhaus transportiert. Auch die Mutter und der Lebensgefährte der verstorbenen Frau B. sind vor Ort.

Die Klinische Psychologin W. und ich sind über die hohe Inhomogenität der Gruppe überrascht und überlegen gemeinsam, ob wir weitere Kolleg:innen nachfordern. Da jedoch laut Herrn U. alle bereits »seit den Morgenstunden da sind«, beginnen wir das Gespräch.

Die Klinische Psychologin W. möchte mit der Mutter und dem Lebensgefährten der verstorbenen Frau B. sprechen und fragt nach einem abgesonderten Zimmer. Dies ist insofern wichtig, da einerseits der Lebensgefährte und die Mutter nicht beim Fest anwesend waren und der Grad der Gruppeninhomogenität daher noch weiter steigen würde, andererseits um eine potenziell auftretende sekundäre Traumatisierung zu verhindern.

THEORIE-INPUT

Die Nachricht über ein Ereignis oder einen Notfall löst bei Angehörigen oft einen krisenhaften Zustand aus. Sie benötigen nach dem Notfall oft spezifischere Unterstützung, als dies durch eine Gruppenintervention bzw. Informationsveranstaltung gewährleistet werden könnte. Branson (2019) hebt hervor, dass Sekundärtraumatisierungen durch vermehrtes Wissen um das traumatische Ereignis eher entstehen, was im familiären Kontext aufgrund der Nähe und des Mitgefühls wahrscheinlicher ist. Wenn nun über eine Gruppenintervention Details des Unfalls bekannt werden, fällt eine Distanzierung noch schwerer, weshalb hier Betroffene und Angehörige getrennt werden sollten. Hausmann (2021) folgert, dass eine Sekundärtraumatisierung »durch passende Zusammensetzung der Gruppe und Steuerung des Gruppenprozesses hintangehalten« (S. 346) wird. Für eine Einschätzung des Betreuungsbedarfs bieten sich mehrere Screenings oder Checklisten an (siehe nachfolgender Theorie-Input).

Nachdem die Klinische Psychologin W. den Festsaal mit der Mutter und dem Lebensgefährten der verstorbenen Frau B. verlassen hat, beginne ich das Crisis Management Briefing, wobei es hierbei kritisch ist, dass sich Einsatzkräfte, Betroffene und Angehörige im selben Raum befinden. Von Herrn U. wird dies jedoch nochmals explizit gewünscht, da dies »von allen auch so gewollt« sei.

THEORIE-INPUT

Für eine rasche Einstufung der psychischen Belastung und damit des Betreuungsbedarfs bieten sich diverse Screenings und Checklisten an:

- **Checkliste der Risiko- und Schutzfaktoren** (Anhang D) oder die **adaptierte Zielanalyse im Rahmen der psychosozialen Akutbetreuung** (Anhang K)
- Hausmann (2021, S. 119 ff.) übersetzt die **Checkliste zur psychologischen Triage PsySTART** (Schreiber, 2010, S. 7) hierfür ins Deutsche und gibt Handlungsempfehlungen:
  - **Akute Gefahr** für sich oder andere: sofortiges Handeln, Schutz vor Selbst-/Fremdgefährdung, psychologische/psychiatrische (stationäre) Behandlung
  - **Hohes Risiko** bei Bericht oder Erleben von extremer Panik oder Angst, Erleben von direkter Lebensbedrohung für sich oder Familienmitglieder, Hören oder Sehen von Tod oder schwerer Verletzung bei anderen, mehreren toten Angehörigen/Freund:innen/Kolleg:innen, körperliche Verletzung oder Erkrankung aufgrund der Katastrophe bei sich oder einem Familienmitglied, Tod eines Angehörigen/eines Freundes/einer Kolleg:in/eines Haustiers, verzögerte Evakuierung/Verschüttung oder Eingesperrtsein, unbewohnbare Wohnung/unbewohnbares Haus, vermisstes Familienmitglied, unbegleitetes Kind: Akutinterventionen und Krisenintervention durch psychosoziale Fachkräfte, Abklärung des psychischen Zustandes, Stabilisierung, Betreuung von Angehörigen und Familien in den nächsten Tagen, weiterführende Betreuung
  - **Mittleres Risiko** bei Trennung von Familienmitgliedern während der Katastrophe, früherer Behandlung aufgrund von psychischen Problemen, Konfrontation mit oder Behandlung aufgrund von gefährlichen/giftigen Stoffen, Dekontaminierung, nachfolgenden Gesundheitsproblemen: psychosoziale Betreuung durch psychosoziale Fachkräfte, Betreuungsbedarf-Abschätzung, Aktivierung sozialer Ressourcen, Besprechung nächster Schritte, Informationsvermittlung und Terminvereinbarung
  - **Geringes Risiko** ohne Identifikation von Risikofaktoren: allgemeine Unterstützung sowie Informationen für die nächs-

ten Tage; Informationsvermittlung über Einzelgespräche, Crisis Management Briefings und Informationsblätter
- Es gibt noch **spezifische notfallpsychologische Screening-Verfahren**, u. a. bei Traumafolgen:
  - Peritraumatic Dissociative Experiences Questionnaire (PDEQ) nach Marmar et al. (1994) – auf Deutsch: Maercker (2004)
  - Posttraumatic Stress Scale (PTSS-10) – auf Deutsch: Maercker (1998)
  - Impact of Event Scale – Revised (IES-R) – auf Deutsch: Maercker und Schützwohl (1998)

8.2 Akutphase und Vorgeschichte der Betroffenen – Ersteinsatz vor Ort

Tag 1 – 14 h nach dem Ereignis: Ersteinsatz vor Ort (Dauer: 3 h 25 min)

Während des gesamten Ersteinsatzes vor Ort ist der Festsaal das Setting. Im Rahmen des Ersteinsatzes kommt es auch zu mehreren Einzelgesprächen.

Die Gespräche und die Gruppenintervention werden nachfolgend in eigenen Unterkapiteln behandelt. Die Gruppenintervention wird ohne Beschreibung der direkten emotionalen Reaktion dargestellt, stattdessen werden im Text einzelne Aspekte in diesem dynamischen Prozess erwähnt.

8.2.1 Gespräch mit der Mutter sowie dem Lebensgefährten und psychosoziale Interventionen – Klinische Psychologin W.

Während der Klinische Psychologe A. mit den Freund:innen der Verstorbenen, den Betroffenen sowie Angehörigen und einigen wenigen Rettungskräften, welche sich auch als Freund:innen der Verstorbenen sehen, die Gruppenintervention startet, spreche ich mit dem Lebensgefährten und der Mutter. Herr U. bringt uns für das Gespräch in einen kleinen Raum im ersten Obergeschoss, wo wir sogleich das Gespräch beginnen.

Im Rahmen der Betreuung sind Stabilisierung, Normalisieren von Reaktionen auf ein traumatisches bzw. »nicht normales« Ereignis (siehe Kapitel 5.5; vgl. Hausmann, 2021) sowie das Zulassen von intensiven Emotionen zentral. Wir thematisieren das Aushalten des Schmerzes in den ersten Tagen. Der Lebensgefährte der Verstorbenen meint, dass er zu Hause noch »entspannende Medikamente« habe, die seine Mutter für »einen guten Schlaf«

einnehme. Ich empfehle diesbezüglich das Gespräch mit der Hausärztin und rate von einer eigenverantwortlichen Einnahme dieser Medikamente ab. Der Grund für diese Vorsicht ist, dass ich vermute, es könne sich um Benzodiazepine handeln und somit ein Abhängigkeitspotenzial bestehen, vor allem auch, da kein aufklärendes ärztliches Gespräch bzw. eine diesbezügliche Begleitung stattfand. Der Lebensgefährte fragt, ob er pflanzliche Präparate einnehmen dürfe, diese seien auch rezeptfrei in der Apotheke erhältlich. Ich rate ihm davon nicht ab, empfehle aber dennoch das ärztliche Gespräch.

Ich betone, dass es für beide sehr wichtig sein werde, Unterstützung zu haben und darauf zu achten, dass sie sich auch gegenseitig gut unterstützen. Zusätzlich erfrage ich das Vorhandensein eines unterstützenden sozialen Netzwerks. Meine Frage zielt darauf ab, dass nach dem Gespräch jedenfalls Unterstützung vorhanden ist und Sicherheit sowie Ruhe erlebt werden können, indem überfordernde Tätigkeiten abgenommen werden und weitere Unterstützung gewährleistet ist (vgl. Hobfoll et al., 2007 oder auch Hausmann, 2021).

Der Lebensgefährte kann das Unfallgeschehen und alles Erlebte verbal gut und differenziert schildern, seinen emotionalen Zustand während der potenziell traumatisierenden Situation ohne Probleme wiedergeben. Er ist nach einiger Zeit »total erschöpft und fertig« und es fällt phänomenologisch auf, dass er nun kaum die Augen offenhalten kann und eine leicht verwaschene Sprache aufweist. Er schildert, dass er nach dem Ereignis kurz zur Abklärung im Krankenhaus gewesen sei, weil ihn vor Ort niemand beruhigen konnte und man sich Sorgen um ihn gemacht habe. Er habe eigentlich zuerst nicht zugestimmt, dann aber dennoch um einen Transport ins Krankenhaus gebeten. Darüber hinaus habe er nicht geschlafen, sei noch bei den Eltern der Verstorbenen gewesen und danach abermals im Festsaal. Wir besprechen, wie er in den nächsten Tagen gut auf sich achten kann. Die Mutter des Verstorbenen hört dem Gespräch zu und nickt immer wieder. Sie beschließen, dass sie heute zusammenbleiben wollen. Der Vater ist auch betroffen, so die Mutter, aber »ganz stark und eher still«. Er habe keinen Bedarf nach einem psychologischen Gespräch geäußert. Ich gebe dem Lebensgefährten und der Mutter meine Visitenkarte, damit sie sich bei Bedarf melden können. Ich sichere bei Wunsch und Bedarf auch ein Gespräch für den Vater zu – er könne sich jederzeit melden. Bevor der Lebensgefährte und die Mutter den Raum verlassen und entscheiden, nach Hause zu fahren, bitten sie mich um einen Anruf am nächsten Morgen. Ich sichere ihnen diesen zu, sage ihnen, dass sie sich auch gerne bei Bedarf früher melden könnten, und wir verabschieden uns. Danach gehe ich in die Gruppe, um den Klinischen Psychologe A. zu unterstützen.

Emotionale Reaktionen und Verhalten während der akuten Phase

Es fällt auf, dass die Mutter sehr motiviert ist, sofort viel Hilfe für den Lebensgefährten der verstorbenen Tochter zu organisieren, um seinen Zustand zu verbessern sowie »ihn ein bisschen [zu] stabilisieren«. Der Lebensgefährte kann dies gut annehmen, meint aber immer wieder: »Ja, aber auf dich dürfens' nicht vergessen, ge? Wir sitzen in einem Boot, wir müssen weitermachen.« Diesen Satz spricht er wiederholt, wie ein Mantra, aus. Solche und ähnliche stabilisierende wie selbstmotivierende Sätze sind bei Notfällen oft zu hören, da diese eine kurzfristig stabilisierende Funktion im Krisengeschehen haben.

Im Vordergrund sind die Emotionen Wut und Trauer. Es gilt, auch die Wut immer wieder zu normalisieren. Ich sage den Angehörigen, dass es in Ordnung sei, auch wütend zu sein. Sie meinen, dass dies vor allem dem Umstand geschuldet sei, dass der Lebensgefährte immer die Gefährlichkeit von Feuerwerkskörpern betont habe und die Verstorbene nicht auf ihn hören wollte. Er habe sich am Abend noch gedacht: »Hoffentlich passiert nichts.« Er sagt, dass er nicht nur auf sich, sondern auch gegenüber der Verstorbenen große Wut empfinde.

Die Mutter weint immer wieder, zwischendurch mit lautstarkem Schluchzen. Ich ermögliche das Weinen, gebe Raum dafür, forciere es aber nicht. Hier muss immer unterschieden werden, ob der Ausdruck der Emotion Erleichterung bringt und somit in der konkret vorliegenden Situation eine kurzfristig tröstliche Funktion hat, was hier der Fall ist. Sollte der Ausdruck der Emotion mit Scham verbunden sein – und somit potenziell langfristig als Belastung wahrgenommen werden –, dann sollte dies angemerkt und offen thematisiert werden. Butollo und Pfoh (2016) heben dabei hervor: »Weinen ist aber auch nicht gleich Weinen. Es kommt dabei auf das Gefühl an, das die Tränen trägt und bestimmt, was in den Tränen zum Ausdruck gebracht wird.« (S. 124)

8.2.2 Gespräch mit der Gruppe und psychosoziale Interventionen – Klinischer Psychologe A.

Ich beginne das Crisis Management Briefing ohne die Klinische Psychologin W., da diese mit der Familie der Verstorbenen spricht. Wie bereits erwähnt, befinden sich im Saal Einsatzkräfte, Betroffene und Angehörige, in Summe 20 bis 25 Personen. Dies wurde von Herrn U. explizit so gewünscht, da dies »von allen auch so gewollt« wurde. Die Raumsituation ist schlecht, der sogenannte Saal ist tatsächlich ein kleiner, ungelüfteter Raum, zum Teil stehen die Personen dicht nebeneinander, nicht jede:r hat einen Sitzplatz. Der Raum wirkt unübersichtlich, immer wieder sind einzelne Personen durch Säulen verdeckt. Die ›Luft steht‹ und einige Personen sind stark emotional erregt. Es stellt sich im Laufe des Gesprächs heraus, dass diese Personen vor allem Teile der Familie sind, welche die Feier organisiert haben. Es wird Alkohol konsumiert und geraucht. Es überrascht mich, dass das Setting von den Einsatzkräften so gewählt wurde, da dies keinem Idealvorgehen entspricht.

Ich frage anfänglich nach Fakten und bitte um eine kurze Vorstellung sowie auch Erklärung, inwiefern man in das Geschehen involviert wurde und welche Themen sowie Gedanken aktuell vordergründig sind. Es kommt zu einem Schweigen, niemand traut sich etwas zu sagen. Ich ergänze, um den Einstieg zu erleichtern, das ›Eis zu brechen‹, dass man mir gerne auch von der Verstorbenen erzählen könne, damit ich ein besseres Bild von ihr bekomme. Mehrere Personen erzählen verschiedene Anekdoten und »nette Erlebnisse«, wie dies Herr U. dann bezeichnet. Es kommt zu Tränen, aber auch Lachen.

Dann beginnt Herr U. vom Unglück zu erzählen, wobei er immer wieder durch andere Beteiligte ergänzt wird. Auffällig ist, dass er sehr viel Raum einnimmt und das Gespräch dominiert. Zentral sind Elemente des Versagens der Einsatzkräfte am Unglücksort. So erzählt er, dass diese lange Zeit gebraucht hätten, bis sie vor Ort gewesen seien, und dass anfänglich auch nur ein Rettungstransportmittel vor Ort gewesen sei. Er ergänzt, zu wissen, dass das ein normales Vorgehen ist, da es bei mehreren Verletzten eine Einsatzleitung und ein Triage-System benötigt – »bei uns aber heute in der Nacht [war] alles anders«. Er erzählt auch von einem Notarzt, welcher drei bis vier Personen und ihm erklärt habe, dass Frau B., die verstorbene Person, »sowieso nicht mehr zu retten« sei, und anscheinend ohne Begutachtung diese auch für Tod erklärt habe. Er habe den Fokus nur auf Frau M. gelegt, welche nach der Explosion des Feuerwerkskörpers schwere Verletzungen an ihrer rechten Hand erlitten hatte. Diese sei jetzt gerade im Krankenhaus und es gehe ihr den Umständen entsprechend gut, sie werde vermutlich gerade operiert. Aktuell gehe man davon aus, dass »unter Umständen sogar amputiert« werden muss.

Die Polizei sei ebenfalls alarmiert worden und sei gemeinsam mit dem ersten Rettungstransportwagen vor Ort gewesen. Es sei »völlig absurd und befremdlich« gewesen, da die Polizist:innen die Betroffenen »gleich unter Mordverdacht gestellt« und alle Handys weggenommen hätten. Einzelne Personen seien sogar noch während des Einsatzgeschehens befragt worden und sie hätten sich »vom Unfallort nicht entfernen« dürfen.

Ich merke, dass ich es nicht schaffe, Grundlagen der psychologischen Stabilisierung sowie Informationen zu vermitteln, sondern wir immer wieder in Emotionen ›abgleiten‹. Ich versuche wiederholt zu den Fakten und zur Informationsvermittlung zurückzukehren, zeige aber Verständnis für die aktuelle Situation und versuche Einsatzelemente bzw. diesbezügliche Geschehnisse zu normalisieren, ohne rechtfertigend zu agieren. Ich versuche immer wieder auf wesentliche Punkte zurückzukommen, störend hierbei ist Herr U., der wiederholt Details der versuchten Reanimation, vor Eintreffen der Einsatzkräfte, nennen möchte. Ich sage ihm, dass das durchaus Platz haben könne, aber nicht im Rahmen dieser Gruppenintervention, und verweise auf mögliche

Einzelgespräche danach. Hinsichtlich des Verweises auf die Einzelgespräche meint er, dass er diesbezüglich kein Bedürfnis habe, und es kommt zu keinem weiteren Versuch, Details zu nennen. Kurze Zeit später meldet sich eine »reine Einsatzkraft«, die stark lallend betont, wie schlimm alles gewesen sei. Er erzählt, dass er in der Nacht »beim Einsatz dabei« gewesen sei und »bis in der Früh halt« Dienst gehabt habe. Er sei zum Einsatzort gekommen und habe bemerkt, dass da eine Freundin von ihm liegt, er sei wie erstarrt gewesen. Er schluchzt laut auf, weshalb eine Person zu ihm geht und ihn in den Arm nimmt.

Dann kommt die Klinische Psychologin W. in den Raum. Eine Familie von fünf Personen, die das Fest organisiert hat, möchte wissen, wie sie weiter verfahren soll. Es stellt sich heraus, dass sie mit der Verstorbenen, Frau B., eng befreundet waren. Nach kurzer Rücksprache mit der Klinischen Psychologin W. wollen wir vor den Einzelgesprächen noch ein gekürztes Crisis Management Briefing beginnen. Aufgrund der Dringlichkeit und des hohen Belastungsgrades holt sie die Familie für ein Einzelgespräch in den Raum, in welchem sie zuvor die Gespräche mit der Mutter und dem Lebensgefährten von Frau B. geführt hat. Ich hebe dann noch hervor, dass die Bedürfnisse und Ressourcen der anwesenden Personen sehr unterschiedlich seien. Zudem stelle ich Möglichkeiten der Entlastung vor und wir sprechen kurz über einzelne Elemente, die den Betroffenen guttun könnten. Kurz gebe ich noch Informationen zum Stressmanagement und zur Selbstfürsorge sowie Erklärungen bezüglich möglicher eigener Reaktionen. Ich hebe dann nochmals hervor, dass nun bei Bedarf Einzelgespräche möglich seien, und gebe Informationsblätter aus, welche die Möglichkeit einer Weiterbetreuung durch niedergelassene Kolleg:innen sowie Institutionen aufweisen.

Emotionale Reaktionen und Verhalten während der akuten Phase

Wie bereits weiter oben erwähnt, ist die Raumsituation mangelhaft, es ist kaum Platz, es wird geraucht, Alkohol konsumiert und viele Teilnehmer:innen sind emotional erregt. Anhand der oben kurz erwähnten Reaktionen der Betroffenen und ihres Verhaltens fällt auf, dass dies kein Idealvorgehen ist und die Gefahr eines ›emotionalen Hochschaukelns‹ sowie von Sekundärtraumatisierungen besteht. Eine Auflistung der einzelnen Reaktionen würde hier jedoch den Rahmen sprengen. Darüber hinaus sind die zu unterschiedlichen Bedürfnisse der teilnehmenden Personen sowie die starke Inhomogenität der Gruppe ebenfalls nicht ideal.

8.2.3 Gespräche mit Einzelpersonen und psychosoziale Interventionen – Klinischer Psychologe A.

Nach dem Gruppengespräch führe ich drei Einzelgespräche. Da keine weiteren Räumlichkeiten vorhanden sind, gehen wir im Hof vor dem Gebäude spazieren. Zwischen den Gesprächen komme ich immer wieder in den Raum zurück, um zu überprüfen, ob noch weiterer Interventionsbedarf vorhanden ist.

Ein Betroffener, Herr O., kommt am Ende der Gruppenintervention zu mir und möchte mit mir allein besprechen, wie er mit einzelnen Thematiken umgehen soll. Ich biete einen Spaziergang und dabei ein Einzelgespräch an. Herr U. und zwei weitere Betroffene wollen uns begleiten. Ich bitte die drei Personen, kurz zu warten, und gehe mit Herrn O. auf die Seite. Ich frage ihn, ob das für ihn in Ordnung sei oder er allein sprechen möchte. Er betont, dass er sich über die Begleitung der drei Personen sogar freue und sich dies wünsche, da sie während der Geschehnisse »eng dabei« gewesen seien und ihm allein oft die Worte fehlten. Wir gehen zu Herrn U. und den zwei weiteren Betroffenen zurück. Herr U. teilt mit, dass er über die Reanimation sprechen möchte. Ich biete ihm auch an, darüber mit mir allein zu sprechen, er möchte jedoch in der Kleingruppe bleiben und die anderen stimmen zu. Es wirkt, als würden sie sich in diesem Kontext sicherer fühlen, daher lasse ich das zu. Wir sprechen über die Reanimation und Bilder, Geräusche sowie Gerüche (zentral sind hier die fehlende Schädeldecke, Hirnmasse, Blut, Röcheln, Brandgeruch, Blut an den Händen und der Kleidung etc.). In dem Kontext erwähnt Herr O. auch, dass er zwei Kinder mit leichten Schürfwunden gesehen habe, welche geweint hätten. Er habe eine Bekannte hingeschickt, anders habe er sich nicht zu helfen gewusst.

THEORIE-INPUT

Auf **Kinder und Jugendliche als Notfallopfer** können vielfältige Belastungen einwirken, wobei objektive (medizinische) Faktoren nicht immer der subjektiv empfundenen Belastung entsprechen. Es wird zwischen internen und externen physiologischen sowie individual- und sozialpsychologischen Belastungsfaktoren unterschieden, welche sich wechselseitig beeinflussen können (vgl. Karutz & Lasogga, 2016).

Interne physiologische Belastungen und dazugehörige Interventionen sind:

- Schmerzen: etwaige Verletzungen erklären
- Atemnot: langsames Atmen anleiten
- Bewegungseinschränkungen: gemeinsam umhergehen
- Bewusstseinstrübung: beruhigen, erklären

- Durst: Flüssigkeit zuführen
- sensorische Empfindungen: beruhigen, erklären

Externe physiologische Belastungen und dazugehörige Interventionen sind:

- Gerüche: lüften, angenehme Gerüche bieten
- Lärm/Stille: vor Lärm schützen, Stille mit Gespräch durchbrechen
- Hitze/Kälte: von Wärmequelle entfernen, Decke zur Verhinderung einer Unterkühlung geben

Individualpsychologische Belastungsfaktoren und dazugehörige Interventionen sind:

- Neuheit: erklären, einordnen und bewerten helfen
- Sprachlosigkeit: zeichnen, bewegen
- Kontrollverlust: gemeinsam bewegen, schreien, weinen
- unterbrochene Handlung: Handlung zu Ende führen

Sozialpsychologische Belastungsfaktoren und dazugehörige Interventionen sind:

- von Zuschauer:innen abschirmen
- Froschperspektive: sich körperlich auf die Ebene des Kindes bzw. der/des Jugendlichen begeben, hinknien
- Anblicke: genau erklären, um Fantasie zu minimieren
- andere Notfallopfer: wenn möglich, unterstützen; erklären
- Bezugspersonen als Opfer: für das Kind da sein, Sicherheit und Ruhe vermitteln, erklären

Wir sprechen über mögliche Belastungen der Kinder und wie Herr O. – aus seiner Sicht – hätte reagieren können bzw. dies in Zukunft tun kann, wenn er erneut mit einer solchen Situation konfrontiert ist.

Neben diversen Belastungen bzw. Belastungsfaktoren muss auch immer auf sogenannte biopsychosoziale Moderatorvariablen, Sozialisation, Enkulturation und Erziehung geachtet werden, welche ihrerseits die Folgen und Reaktionen eines Kindes bzw. einer/eines Jugendlichen hinsichtlich eines Notfalls beeinflussen. Bereits bestehende nicht angemessen verarbeitete Vorbelastungen – Verlusterfahrungen, Missbrauch jeder Art, physische und psychische Erkrankungen – sind jedenfalls als Risikofaktoren zu bewerten.

Wir sprechen weiters über Bewältigungsstrategien die aktuelle Situation betreffend. Ich baue das Gespräch im Sinne eines Debriefings im kleinen Rahmen auf und biete auch hier die Möglichkeit weiterführender Einzelgespräche sowie Nachfolgetelefonate. Die Personen wollen sich bei Bedarf bei mir melden, und wir gehen dann gemeinsam wieder in die Großgruppe.

Ein weiteres Einzelgespräch, dessen Inhalte die Erlebnisse und der Umgang damit sind, führe ich mit einer jungen Erwachsenen. Die junge Frau meint, dass sie niemand anderen mit ihren Gedanken belasten wolle, aber auch merke, dass sie Hilfe in Anspruch nehmen möchte. Es stellt sich im Gespräch heraus, dass sie immer wieder über ihre Grenzen geht und sich gut um Mitmenschen kümmert, dabei aber auf sich vergisst. Wir besprechen Bewältigungsstrategien bezüglich der aktuellen Situation, außerdem erkläre ich im Rahmen einer Psychoedukation die Phänomene einer akuten Belastungsreaktion. Ich empfehle ihr das offene Gespräch mit den als stützend erlebten Eltern und auch die Kontaktaufnahme mit einer Psychotherapeutin, welche von ihr bereits zwei Jahre zuvor im Rahmen einer schulischen Belastungssituation in Anspruch genommen wurde.

Das dritte Einzelgespräch findet mit dem besten Freund von Frau M. statt. Er erzählt, dass er ihr nach der Explosion des Feuerwerkskörpers gleich zu Hilfe geeilt sei. Sie habe »schwer geblutet« und es sei »eindeutig, dass sie voll schwere Verletzungen an der rechten Hand, aber auch links« habe. Er erwähnt, dass sie im Krankenhaus sei und es ihr den Umständen entsprechend gut gehe, sie werde vermutlich gerade operiert. Eine Amputation der Hand stehe im Raum – diese Information habe er von Frau M.s Eltern bekommen, mit denen er über SMS in Kontakt stehe. Erinnerlich ist ihm noch der laute Knall, der jedoch »eher gewöhnlich« war. Im Vordergrund stünden die kurze Ruhe sowie die darauffolgenden »lauten, intensiven, schlimmen Schreie und das Chaos«, wie er den anschließenden situativen Zustand beschreibt. Er habe auch seinen Namen gehört und sei gleich zu Frau M. gelaufen, wo er »das ganze Blut« gesehen habe. Herr U. habe mit ihm gemeinsam sogleich die Rettungskette in Gang gesetzt. Während bei Frau B. ein Reanimationsversuch durch andere Personen stattgefunden habe, habe er Verbandsmaterial für Frau M. geholt und auf »das, was da noch von den Händen da war«, Druck ausgeübt. Frau M. habe erklärt, keine Schmerzen zu haben, und ihn dann gebeten, die Rettungskräfte einzuweisen. Er sei allerdings »mit einem unguten Gefühl« zur Straße gegangen, habe zuerst einen normalen Rettungstransportwagen und einige Zeit später – »gefühlt Stunden« – den Notarztwagen zur Unfallstelle geleitet. Er wollte dann wieder zurück zu Frau M. gehen, habe diese aber nicht mehr aufgefunden, woraufhin er sehr nervös und »mit viel Herzpumpern dagestanden« sei. Ein Freund habe ihm daraufhin den Weg zum Rettungswagen gezeigt, in den er habe einsteigen dürfen. Dort habe er beruhigend auf Frau M. eingeredet. Er habe dann auch zu ihr gesagt, dass sie ihm »etwas Schönes« erzählen solle. Sie habe dann »gefühlt unter praktisch keinen Schmerzen« vom letzten Urlaub berichtet.

MERKE!
Häufig berichten Menschen in einem Ausnahmezustand nach extremen Ereignissen von einem veränderten Gefühls- und Schmerzerleben. Trotz schwerer körperlicher Verletzungen wird dann z. B. vorübergehend kein Schmerz empfunden.

Der beste Freund hat Frau M. weiter beruhigt und erzählen lassen – das sei für die Rettungssanitäter:innen in Ordnung gewesen. Er erzählt dann noch Einzelheiten vom Unfallgeschehen und wir sprechen über möglicherweise auftretende (Akut-)Reaktionen in den nächsten Tagen, vor allem das »Bild, wie sie so da gehangen ist und alle geschrien haben«. Ich gebe auch konkrete Empfehlungen zur Bewältigung von auftretenden Bildern (siehe Kapitel 6, S. 128) und normalisiere seine Reaktionen, wobei vordergründig keine problematischen Akutreaktionen wahrnehmbar sind. Der beste Freund stellt fest, dass es ihm ansonsten aktuell den Umständen entsprechend gut gehe. Zu Hause warte bereits seine Lebensgefährtin auf ihn. Zudem sprechen wir über den weiteren Tagesablauf und dass er sich etwas Gutes tun sowie Zeit für sich nehmen soll. Ich gebe ihm meine Visitenkarte und sage, dass er bei Bedarf anrufen und die Karte auch gerne Frau M. geben könne, damit diese nach dem Krankenhausaufenthalt ebenfalls über eine fachliche Ansprechperson verfügt.

Wir gehen dann wieder in die sich langsam in Auflösung befindliche Gruppe zurück und ich erfrage, ob noch Bedarf an Gesprächen besteht. Dies wird einstimmig verneint. Die Klinische Psychologin W. befindet sich zu diesem Zeitpunkt noch in einem Gespräch. Ich gehe zu ihr und bitte sie um ein Gespräch, die Familie zeigt mittels Nicken ihr Einverständnis. W. kommt zur Tür, wir sprechen kurz über die Ereignisse und vereinbaren, dass ich bei unseren Pkws auf sie warte, da wir den Einsatz nachbesprechen wollen.

Emotionale Reaktionen und Verhalten während der akuten Phase

Bei Herrn O. und Herrn U. fällt auf, dass beide nicht allein sprechen wollen und das Gespräch in der (Klein-)Gruppe bevorzugen, da diese Sicherheit sowie Geborgenheit gibt. Gerade in Krisensituationen befinden sich Menschen in Ausnahmesituationen, Gespräche mit ›fremden Menschen‹ können dann zusätzlich verunsichern und belasten. Aus diesem Grund ist es ratsam, gemeinsame Gespräche zuzulassen, selbst wenn Personen nur ›stille Zuhörer‹ sind. Herr U. ist vor allem durch die Bilder, Geräusche und Gerüche, welche er während der Reanimation erlebte, belastet. Dies war bereits in der Großgruppe deutlich spürbar, da er das Erlebte immer wieder thematisieren wollte, es sich jedoch nicht um den richtigen Rahmen handelte. Zentral ist es, dass ein Raum gefunden oder zumindest in naher Zukunft in Aussicht gestellt wird, wo derartige Inhalte ebenfalls Platz haben, damit belasteten Personen die Aussicht auf baldige Entlastung gegeben wird und Überforderungszustände folglich abnehmen können.

Bei der jungen Frau ist zentral, dass sie niemand anderen mit ihren Gedanken belasten will, aber auch merkt, dass sie Hilfe in Anspruch nehmen möchte. Auch diese Ambivalenz ist häufig zu beobachten. Oftmals betrifft dies Menschen, die gerne helfen wollen und dabei eigene Grenzen überschreiten.

Auch beim besten Freund von Frau M. sind die »Bilder im Kopf« zentral. Weiters belastet ihn, dass er seine Freundin allein lassen musste, um den Rettungssanitäter:innen den Weg zum Unfallort zu weisen.

MERKE!
Es stellt sich immer die Frage, ob Akutreaktionen im Sinne von Risikofaktoren für potenziell langfristige psychische Störungen, wie z. B. eine posttraumatische Belastungsstörung, problematisch oder aber unproblematisch und normal sind. Wenn es sich tatsächlich um normale Reaktionen handelt, muss explizit darauf hingewiesen werden, da Betroffene oftmals von Gefühlen, »verrückt zu werden« oder »gestört zu sein«, berichten. Sollte eine Vielzahl von Risikofaktoren vorhanden sein oder wenn sich Symptome psychischer Störungen manifestieren oder solche reaktiviert werden, so ist immer auf die entsprechende Weiterbetreuung hinzuweisen und bei Bedarf sind passende Kontaktadressen weiterzuvermitteln.

8.2.4 Gespräch mit Familie F. und psychosoziale Interventionen – Klinische Psychologin W.

Ich komme vom Gespräch mit der Mutter und dem Lebensgefährten der verstorbenen Frau B. in den Saal bzw. in den Raum der Gruppenintervention, wohne dem Gespräch bei und unterstütze den Klinischen Psychologen A. Es stellt sich heraus, dass die Familie, welche das Fest organisiert hat, ein sehr enges Verhältnis zur verstorbenen Person hatte. Ich biete den Familienmitgliedern ein Gespräch in einem anderen Raum an, was sie dankend annehmen. Zentral ist eine erste Krisenintervention im Sinne von Akutinterventionen (vgl. Hausmann, 2021). Alle schildern ihre individuellen Erlebnisse des Sommerfestes und wir thematisieren »den Umgang mit den schrecklichen Bildern« sowie den schlechten Erfahrungen mit unterschiedlichen Einsatzkräften. Dies wird immer wieder erwähnt.

Vor allem der neunjährige Sohn wirkt in diesem Zusammenhang massiv belastet, da er vor einigen Wochen nach einem Forstunfall den Onkel zu reanimieren versucht hat – erfolglos. Diese Gedanken und damit verbundene

Empfindungen sind nun wieder präsent und treten in den Vordergrund. Der Vater spricht hierbei beruhigende Worte und meint, dass er »alles versucht« habe. Der Sohn gibt an, die vielen »Schreie, der Verbranntes-Fleisch-Geruch und das Blut« seien sehr belastend gewesen. Außerdem habe er sich im ersten Moment allein gefühlt und die Eltern gesucht. Es sei »so viel passiert« und er könne »schwer Worte finden«. Wir sprechen über die Gerüche und ich empfehle den Eltern, ganz bewusst Lieblingsdüfte des Sohnes oder für ihn angenehme Gerüche zu finden und diese als Gegenpart zu präsentieren, wenn der »Verbranntes-Fleisch-Geruch« erinnerlich wird. Zusätzlich sprechen wir über die Möglichkeit, bewusst Gesprächsangebote zu setzen, dem Sohn aber auch genügend Freiraum und Ruhe zu geben, wenn er dies benötigt. Gemeinsam mit dem Sohn sprechen wir über die Situation, helfen ihm beim Erklären und Einordnen der Geschehnisse, indem wir offen, aber kindgerecht, die Situation sowie die Anblicke thematisieren. Er meint dann, dass er nun gerne mit seinem Fußball spielen wolle, was ich bestärke (vgl. Karutz & Lasogga, 2016).

Die Familie bedankt sich für das Gespräch und fragt, ob sie sich bei Bedarf erneut an mich wenden dürfe. Ich bejahe dies und biete an, am nächsten Tag anzurufen, was vom Vater jedoch abgelehnt wird. Ich sage ihm, dass es auch in Ordnung sei, wenn sie sich bei Bedarf melden würden, und gebe noch Hinweise bezüglich der nächsten Tage, vor allem den Sohn betreffend. Danach gehe ich zu den Autos, wo der Klinische Psychologe A. bereits auf mich wartet.

Emotionale Reaktionen und Verhalten während der akuten Phase

Es fällt auf, dass die Familienmitglieder anfangs beinahe durcheinanderreden und ich immer wieder steuernd in den Prozess einwirken muss. Mit der Zeit beruhigt sich die Situation, das Sprechen über die Ereignisse wirkt verbindend.

Die Mutter des neunjährigen Sohnes spricht vom »Bruch mit der vertrauten Welt«. Damit sei gemeint, dass ihnen als Familie solch ein Ereignis noch nie widerfahren sei und dies nun mit einem Gefühl der fehlenden Sicherheit verbunden sei. Zentral ist auch der Verlust einer wichtigen Person. Hier gebe ich Raum, sodass jede Person Gedanken, aber auch Gefühle dazu formulieren kann. In diesem Zusammenhang sprechen die einzelnen Familienmitglieder auch unterschiedliche Bedürfnisse und Ideen an, wie »die nächsten Tage gut überstehbar« sind.

8.2.5 Nachbesprechung Ersteinsatz vor Ort – Klinischer Psychologe A.

Ich gehe zu den Pkws und warte auf die Klinische Psychologin W., welche 15 Minuten später ebenfalls eintrifft. Wir setzen uns in ihr Auto, besprechen den Ersteinsatz nach und reflektieren den Fall. Alle Personen vor Ort haben unsere Kontaktadressen erhalten und können bei Bedarf jederzeit anrufen. Wir telefonieren mit dem fachlichen Hintergrunddienst des nachfolgenden Tages und informieren über die aktuellen Gegebenheiten. Der fachliche Hintergrunddienst, eine Klinische Psychologin, leitet am Telefon ein kurzes Defusing-Gespräch an, welches eine halbe Stunde andauert.

THEORIE-INPUT

Das **Defusing-Gespräch** ist ein strukturiertes Gespräch kurz nach einem kritischen Ereignis oder Einsatz. Vorrangiges Ziel ist die emotionale Entlastung und Verringerung der psychischen Anspannung. Bei Einsatzkräften stehen die rasche Wiederaufnahme der Tätigkeit und die Funktionsfähigkeit im Vordergrund. Wesentlich ist immer die Vertraulichkeit eines solchen Gesprächs. Es ersetzt jedoch nie eine Psychotherapie oder klinisch-psychologische Behandlung, sondern dient vielmehr als entlastende Akutintervention. Einen Spezialfall stellt das Defusing-Gespräch unter zwei »gleichrangigen« psychosozialen Fachkräften dar, wobei das Grundprinzip jedoch immer dem gleichen Muster folgt (vgl. Hausmann, 2021, S. 334 f.):

- Einleitung: Es findet eine Vorstellung der Gesprächsleitung statt. Das Ziel (Entlastung) wird benannt und es werden Grundregeln (Vertraulichkeit, keine Psychotherapie etc.) definiert.
- Exploration: Was ist passiert? Im Idealfall werden zuerst die Fakten und dann die individuellen Reaktionen erfragt. Es gibt keine Reihenfolge und alle sind eingeladen, aber nicht gezwungen, zu erzählen, was sie aktuell beschäftigt. Am Ende fasst die Gesprächsleitung das Erzählte zusammen.
- Information: Die Gesprächsleitung informiert kurz über Stress und mögliche psychische Folgen nach einem solchen Einsatzgeschehen. Es werden (bereits aufgetretene) Reaktionen normalisiert und Bewältigungsstrategien thematisiert. Ein Informationsblatt zu Stressmanagement und Kontaktdaten für weitere Fragen werden ausgegeben.

8.2.6 Checkliste Interventionen

Folgende Interventionen wurden im Rahmen des Ersteinsatzes durchgeführt (die vollständige Checkliste der Interventionen findet sich in Anhang C):

Sicherheitsfördernde Interventionen

- Informationen zu Setting und weiteren Schritten
- Weitergabe von Visitenkarten, Foldern und Kontaktadressen

Ruhe fördernde Interventionen

- aktives Zuhören, Verständnis zeigen, nachfragen, Strukturierung
- Verbalisierung von Erlebtem
- emotionale Ausdrucksmöglichkeiten fördern
- Normalisierung der Gefühle und Situationen (z. B. Symptome als Bewältigungsstrategie benennen)
- Psychoedukation und Hilfestellungen im Umgang mit (Trauma-)Reaktionen
- Bereitstellung von Informationen
- Förderung von Abstand und Distanzierung
- Bearbeitung und Entlastung von Schuld-/Schamgefühlen

Selbstwirksamkeit fördernde Interventionen

- Planung der nächsten Tage und Schritte
- Förderung der Handlungsfähigkeit und Wiedergewinnung von Kontrolle
- Ressourcenaktivierung/-aufbau
- Förderung von Selbstfürsorge und Fürsorge für andere
- Rituale

Verbundenheit fördernde Interventionen

- Einbindung in tragfähige soziale Netzwerke
  - Freund:innen

8.3 Beschreibende Phänomenologie, Skalen und Checklisten

Anfänglich war vor allem die Gruppenintervention von viel Unordnung geprägt, was letztlich der Inhomogenität der Gruppe zuzuschreiben ist. Zusätzlich fällt auf, dass die Gruppe ruhiger wurde, sobald kurzfristig zwei psychosoziale Fachkräfte vor Ort waren.

Vorrangig wurden Bilder, Geräusche und Gerüche während des Unfallgeschehens als belastend wahrgenommen. Auch die Einsatzkräfte, welche ursprünglich anscheinend Schwierigkeiten hatten, die Situation zu strukturieren, wurden anfänglich als wenig hilfreich erlebt. Vor allem die Polizeibeamt:innen, welche zugleich Ermittlungen hinsichtlich eines Fremdverschuldens aufnahmen, wurden als wenig stützend erlebt.

Nachfolgend wurde die Checkliste mit Risiko- und Schutzfaktoren verwendet, um den Bedarf der Weiterbetreuung oder Stabilisierung besser identifizieren zu können (die vollständige Checkliste der Risiko- und Schutzfaktoren ist in Anhang D zu finden), wobei diese zur besseren Übersicht im Sinne der Gruppe angegeben wird und zeigt, dass hier in Summe weiterführender Betreuungsbedarf vorhanden ist:

Schutzfaktoren

- Alltagsstruktur vor der Krisensituation
- unterstützendes soziales Netzwerk
- Zukunftsorientierung und Fokus auf Aufgaben
- Offenheit für Unterstützung

Risikofaktoren

- frühere Erfahrungen von Trauma, Missbrauch oder Gewalt
- Situationsfaktoren
  - Informationsdefizit/kaum Informationen zur aktuellen Situation
  - (Zeugenschaft von) Bedrohung von Leib und Leben durch ein intensives Ereignis
  - subjektiv erlebte lange Dauer der Belastung
  - anhaltende Beeinträchtigung, Behinderung durch das Trauma
  - objektive Handlungsunfähigkeit, der Situation ausgeliefert sein
  - mangelnde Unterstützung peritraumatisch
  - fahrlässiges menschliches Fehlverhalten
  - starkes Öffentlichkeits-/Medieninteresse

- Akutreaktionen
  - Gefühl von Hoffnungslosigkeit, Hilflosigkeit, Ohnmacht
  - Erschütterung grundlegender Werte und Überzeugungen
  - Hyperarousal (anhaltende Übererregbarkeit, Unruhe, Überwachheit)
  - Albträume, Ein- und/oder Durchschlafstörungen
  - wiederkehrende Erinnerungen, Intrusionen, Flashbacks
  - Scham-/Schuldgefühle

Sonstige Risiko-/Schutzfaktoren:

Sommerfest mit alkoholisierten Personen, chaotische Zustände

8.4 Phase der Stabilisierung

Nachfolgend finden sich die Telefon- und Vor-Ort-Kontakte in der Stabilisierungsphase. Betrachtet man die zeitliche Abfolge konkret, befinden sich die ersten drei Telefonkontakte der Klinischen Psychologin W. und des Klinischen Psychologen A. noch in der akuten Phase. Zur besseren Übersicht werden sie jedoch hier angeführt.

Klinische Psychologin W.:

- Telefonat mit Mutter und Lebensgefährtem der verstorbenen Frau B. (Dauer: 35 min): 32 h nach dem Ereignis

Klinischer Psychologe A.:

- Telefonat Herr U. (Dauer: 6 min): 34 h nach dem Ereignis
- Telefonat Frau M. (Dauer: 9 min): 12 Tage nach dem Ereignis
- Folgeeinsatz vor Ort bei Frau M. (Dauer: 1 h 17 min): 13 Tage nach dem Ereignis
- Telefonat Frau M. (Dauer: 10 min): 2 Wochen und 3 Tage nach dem Ereignis
- Telefonat Frau M. (Dauer: 2 min): 3 Wochen nach dem Ereignis
- Folgeeinsatz vor Ort bei Frau M. (Dauer: 1 h 55 min): 3 Wochen und 6 Tage nach dem Ereignis
- Folgeeinsatz vor Ort bei Frau M. (Dauer: 1 h 17 min): 5 Wochen nach dem Ereignis
- Schlussbericht

Telefonat mit der Mutter sowie dem Lebensgefährten von Frau B. (Dauer: 35 min): 32 h nach dem Ereignis – Klinische Psychologin W.

Ich telefoniere mit dem Lebensgefährten von Frau B., nachdem wir am Vortag vereinbart haben, dass ich mich melden werde. Die Mutter befindet sich im gleichen Raum und der Lebensgefährte schaltet den Lautsprecher des Mobiltelefons an, sodass wir erneut ein Gruppengespräch führen. Beide konnten in den letzten Stunden nicht schlafen, da sie immer wieder weinen mussten und das (unversehrte) Gesicht der verstorbenen Person im Kopf hatten, sobald sie die Augen schlossen.

Vorrangig ist die Trauer um die geliebte verstorbene Person. Der Lebensgefährte erzählt von Zukunftsplänen, welche nun nicht mehr realisierbar sind. Er schluchzt dabei und fragt immer wieder: »Warum hat es uns treffen müssen?«

Die Mutter der Verstorbenen hat bereits mit der Hausärztin telefoniert, welche Benzodiazepine auf Bedarf verschrieben hat. Die Schwester des Lebensgefährten holt diese gerade von der Apotheke. Die Schwester ist für ihn sehr wichtig, und die Mutter ergänzt am Telefon: »Ja, die brauch' ma jetzt.«

Der Lebensgefährte erzählt, er habe auch weitere Verwandte der verstorbenen Person gefragt, ob sie Hilfe benötigten. Diese hätten dankend abgelehnt, da ihnen der Glaube und der im Ort ansässige Pfarrer eine große Stütze seien.

Wir sprechen über das weitere Vorgehen, da sie fragen, welche nächsten Schritte nun zu setzen seien, jetzt, wo »mit ihrem Tod eh alles vorbei« sei. Ich empfehle die Kontaktaufnahme mit der Polizei hinsichtlich der Freigabe des Leichnams und danach ein Telefonat mit der Bestattung sowie dem Pfarrer. Die Familie will sich bei Bedarf »in den nächsten Tagen« melden.

Telefonat mit Herrn U. (Dauer: 6 min): 34 h nach dem Ereignis – Klinischer Psychologe A.

Herr U. ruft an und sagt, es gehe ihm den Umständen entsprechend gut, aber es sitze bei ihm nun in der Nähe eine Freundin der verstorbenen Person im Auto und weine – sie habe »einen Nervenzusammenbruch«. Ich erkundige mich, welche Reaktionen sie zeigt, was sie seines Erachtens konkret braucht, und versuche eine Einschätzung zu treffen, ob medizinische oder klinisch-psychologische/psychotherapeutische Unterstützung indiziert ist. Das wisse er nicht, werde es aber erfragen. Ich empfehle in jedem Fall den Notruf zu wählen und die Problematik zu schildern, da dort eingeschätzt wird, welche Fachkräfte benötigt werden. Außerdem empfehle ich, darüber zu informieren, dass am Vortag bereits psychosoziale Fachkräfte vor Ort waren. Sollte er unsicher sein, dann sei vermutlich auch eine ambulante Abklärung an einer psychiatrischen Akutklinik sinnvoll. Er bedankt sich. Ich melde dies dem fachlichen Hintergrunddienst, damit bei etwaigen Folgeeinsätzen klar ersichtlich ist, dass bereits ein Kontakt stattgefunden hat, um so eventuell erforderliche Hilfe zeitnah zur Verfügung stellen zu können.

Telefonat mit Frau M. (Dauer: 9 min): 12 Tage nach dem Ereignis – Klinischer Psychologe A.

Frau M. ruft an und fragt, ob sie bei mir richtig sei, da sie die Telefonnummer von ihrem besten Freund bekommen habe und nun über die Erlebnisse vor knapp zwei Wochen sprechen möchte. Sie sei mittlerweile aus dem Krankenhaus entlassen und sei wieder bei sich bzw. den Eltern zu Hause, da ihr die Alltagsbewältigung aktuell noch schwerfalle und diese unterstützend seien. Sie bittet um eine Betreuung vor Ort. Aktuell sei sie noch im Krankenstand und könne sich ihre Zeit frei einteilen. Da ich an diesem Tag keinen Dienst habe und sie meint, dass es nicht dringlich sei, vereinbaren wir für den Folgetag einen persönlichen Termin in ihrer Wohnung.

Folgeeinsatz vor Ort mit Frau M. (Dauer: 1 h 17 min): 13 Tage nach dem Ereignis – Klinischer Psychologe A.

Der persönliche Termin in der Wohnung von Frau M. findet in einer größeren Stadt statt, daher finde ich nicht sofort einen Parkplatz. Ich rufe Frau M.

kurz an und gebe ihr Bescheid, dass ich 15 Minuten länger benötige und wir das Gespräch ein wenig nach hinten verschieben müssen. Sie ist am Telefon nervös und meint, sie dachte, ich rufe an, um ihr zu sagen, dass heute kein Gespräch stattfindet. Es sei kein Problem, wenn ich später käme, und sie freue sich auf das Gespräch.

Nach meiner Ankunft setzen wir uns zum Esstisch. Frau M. wird durch »die alte Chihuahua-Hündin Trixi unterstützt«, welche daneben liegt, schläft und dabei schnarcht. Frau M. erläutert, dass sie so lange gebraucht habe, um anzurufen, da sie als Kind immer wieder schlechte Erfahrungen mit »den Psychologen oder halt den Vogeldoktorn« gemacht habe. Ich nehme ihre Sorgen ernst und wir thematisieren, was in der Vergangenheit nicht gut gelaufen ist. Nebenbei erwähne ich die Unterschiede zwischen Psycholog:innen, Psychotherapeut:innen und Psychiater:innen, da diese oft nicht im Bewusstsein der Betroffenen sind und einzelne Tätigkeitsbereiche oft vertauscht werden.

MERKE!
Oftmals existieren auch bei jüngeren Menschen Vorbehalte gegenüber psychosozialen Fachkräften, welche zum Teil aus Unwissenheit heraus entstehen. Oft ist dies der Erziehung, Sozialisation und Enkulturation geschuldet: Wurden psychische Thematiken oder Problematiken innerhalb der Familie oder im Freundeskreis tabuisiert bzw. stigmatisiert? (So kann es sein, dass der Gedanke vorherrscht: »Nur Verrückte gehen zum Therapeuten.«) Wie wurde mit Emotionen umgegangen? Wurden positive oder negative Vorerfahrungen gemacht, wenn Kontakt zu psychosozialen Fachkräften bestand?
Oft wirkt es für Betroffene entlastend, wenn man ihnen erzählt, dass sehr viele Menschen Klinische Psycholog:innen, Psychotherapeut:innen und Psychiater:innen aufsuchen, um eine Außensicht zu bekommen oder sich weiterzuentwickeln, und man nicht »verrückt« sein muss, um eine psychosoziale Fachkraft aufzusuchen.

Frau M. traf sich vor einer Woche mit Herrn U. – dieser habe sie bestärkt, anzurufen, da sie auf ihn belastet gewirkt habe. Sie sei am Unglücksort vorbeigefahren und habe bemerkt, dass dabei »ein ungutes Gefühl aufgekommen« sei und »das noch nicht geht«. Sie spricht dann über den Unfall und das Erleben aus ihrer Sicht. Sie weiß nicht, wie der Unfall passieren konnte, und erklärt, dass sie immer auf größte Sicherheit bei Feuerwerkskörpern und ihrer Anwendung geachtet habe. Sie habe aber gar nicht so schnell reagieren können und es habe plötzlich einen lauten Knall gegeben. Viele hätten geschrien und sie habe viel Blut gesehen, aber keinen Schmerz verspürt. Sie habe dann ein paar Freund:innen zu Hilfe gerufen, da sie gesehen habe, dass »da irgendwas nicht stimmt und fehlt«. Der beste Freund habe positiv auf sie eingeredet und auch schnell Verbandsmaterial geholt sowie Druck auf die Wunden beider Hände ausgeübt. Sie habe ihn dann gebeten, die Rettungskräfte einzuweisen, da sie zu diesem Zeitpunkt noch keine Schmerzen gehabt habe, jedoch gewusst habe, »das ist so nicht in Ordnung«. Bis der Freund wiedergekommen sei, hätten andere positiv auf sie eingeredet. Die einzelnen Personen seien ihr nicht mehr erinnerlich, aber sie sei allen sehr dankbar. Es sei dann auch schon der Notarzt zu ihr gekommen und man habe sie in einen Rettungswagen gesetzt. Der Notarzt habe ihr »die tolle Wunder-Spritze« gegeben, danach sei alles »schwummrig« geworden und sie habe ab diesem Zeitpunkt nur mehr sehr bruchstückhafte Erinnerungen. Sie wisse jedoch noch, dass kurze Zeit später auch der beste Freund wieder da gewesen sei und sie ihm auf seinen Wunsch hin vom letzten Urlaub erzählt habe. Sie habe in diesem Moment nicht verstanden, warum sie das tun sollte, es habe ihr aber geholfen. Im Nachhinein habe sie erfahren, dass sie vom Notarzt ein stark schmerzstillendes und beruhigendes Medikament verabreicht bekommen habe.

Den Transport ins Krankenhaus habe sie »praktisch vergessen«. Es seien verschiedene Untersuchungen durchgeführt worden. Bei einem Röntgen sowie der anschließenden Untersuchung habe sie dann gesehen und realisiert, dass Zeige- wie Mittelfinger der rechten Hand »eigentlich so nicht mehr vorhanden« seien. Dieses Bild und die damit verbundenen Gerüche von verbranntem Fleisch bekomme sie »nur mehr schwer aus dem Kopf«. Wir sprechen über die 5-4-3-2-1-Übung (siehe Kapitel 4.4.2.2, S. 66), um mit den Gedanken im Hier und Jetzt zu sein, und gehen diese auch durch. Frau M. sagt weiters, dass sie wiederkehrend unter Anspannungszuständen und Panikattacken leide und dann schwer schlafen könne. In weiterer Folge beschreibt sie diesbezüglich Symptome einer Panikstörung, wobei sich später herausstellt, dass sie diese Symptomatik bereits seit mehreren Monaten aufweist, diese nun aber intensiver geworden sind. Im Zuge der Anspannungszustände fällt es ihr schwer, die Augen zu schließen, weshalb sie Schwierigkeiten »mit so klassischen Fantasiereisen« hat. Ich frage, ob sie bereits Erfahrungen mit Atemübungen und Progressiver Muskelentspannung gemacht habe. Dies verneint sie, weshalb wir beides thematisieren und ich ihr auch Informationsmaterial übergebe.

THEORIE-INPUT

Die **Progressive Muskelentspannung (PMR)** wurde von dem US-amerikanischen Arzt Edmund Jacobson entwickelt, als er einen Zusammenhang von psychischer Anspannung und Muskelverspannungen feststellte. Entspannung hat laut Jacobson folgende

Grundmerkmale: regelmäßige Atmung, normale Pulsfrequenz, entspannte Gliedmaßen, ruhige Augenlider und ein Gefühl angenehmer Ruhe. Einer Anspannungs- und Stressreaktion soll dieses körperorientierte Entspannungsverfahren mit systematischer, intensiver muskulärer Anspannung (ca. 5–7 Sekunden) und anschließender plötzlicher Entspannung (ca. 30–60 Sekunden) entgegenwirken. Die Muskelgruppen werden im Stehen, Sitzen oder Liegen nach einer bestimmten Reihenfolge angespannt und abrupt, bewusst und gezielt, wieder losgelassen (Hainbuch, 2013). Der Vorteil der PMR ist, neben der leichten Erlernbarkeit bei regelmäßigem Training, dass durch die Entspannung der Muskulatur auch andere Zeichen körperlicher Unruhe und Erregung, wie z.B. Herzklopfen, zurückgehen oder verschwinden, sodass sich die Person insgesamt viel ruhiger und gelassener fühlt.
Für eine **Kurzanleitung** (vgl. verschiedene kürzere Anleitungen bei Hainbuch, 2013) sind eine bequeme Position sowie ein ruhiger Raum vorrangig. Die Person liegt oder sitzt im Idealfall und schließt die Augen oder lässt sie sanft auf einem unbeweglichen Punkt im Raum ruhen. Jeder Muskel soll gut gespürt und so gut wie möglich entspannt werden. Dabei liegt die Konzentration auf dem Gefühl der Entspannung sowie dem Unterschied zwischen Anspannung und Entspannung. Die Anspannung sollte schmerzfrei sein und es ist wichtig, normal weiterzuatmen sowie beim Lösen der Anspannung tief auszuatmen:

- Arme: rechte Hand zu einer Faust ballen und Ellbogen anwinkeln; beim Entspannen auch Finger ganz locker werden lassen (jeden einzelnen Finger benennen), danach linke Seite
- Stirn: Augenbrauen nach oben ziehen, sodass Stirnfalten entstehen
- Augen: fest schließen
- Nase: stark rümpfen
- Lippen: stark aufeinanderpressen
- Nackenmuskeln: Kopf nach vorne in Richtung Brustkorb drücken
- Schultern: in die Höhe ziehen
- Bauch: Bauchmuskeln anspannen
- Rücken: Schulterblätter zusammendrücken
- Gesäßmuskeln: zusammendrücken
- Beine: linke Ferse gegen den Boden pressen, anspannen von Ober- und Unterschenkel, danach rechte Seite

MERKE!

Atemübungen sind ein effektiver Weg, um mehr Entspannung zu erlangen, und sie sind meistens auch nicht schwer zu erlernen. Dennoch muss jede Übung mit den Betroffenen abgesprochen werden. So kann es zum Beispiel bei Panikattacken auch kontraproduktiv sein, wenn der Fokus zu sehr auf der Atmung liegt. Jeder Mensch ist individuell, weshalb auch die Vielzahl an Interventionen und Übungen angepasst werden sollte und nicht alles für jede Person gleichermaßen geeignet ist. Wenn die Aufmerksamkeit immer mehr auf das eigene Atemmuster gerichtet wird und dabei auch zu einer Bauchatmung übergegangen wird, können Muskelanspannungen und Ängste verringert werden. Nachfolgend wird eine **Kurzübung** vorgestellt, welche in der Praxis Anwendung findet:

Machen Sie es sich auf Ihrem Sessel so bequem wie möglich. ... Wenn Sie wollen, können Sie für die folgende Übung die Augen sanft schließen. Wenn Ihnen das nicht angenehm ist, dann lenken Sie Ihren Blick auf einen Punkt im Raum. ...

Wenden Sie nun Ihre Aufmerksamkeit Ihrem Atem zu und achten Sie auf die Bewegungen Ihres Körpers beim Atmen. ... Spüren Sie, wie Ihr Atem durch die Nase einströmt und durch die Nase wieder ausströmt. ... Gibt es Unterschiede beim Ein- und Ausatmen? ... Vielleicht spüren oder hören Sie das Strömen der Atemluft? ... Vielleicht nehmen Sie auch wahr, wie sich der Brustkorb beim Einatmen hebt ... und beim Ausatmen wieder senkt. ... Sie können auch Ihre Arme auf die Bauchdecke legen und spüren, wie sich diese hebt ... und wieder senkt. Achten Sie einfach darauf, wie der Atem durch die Nase einströmt ... und wieder ausströmt.

Sollten unangenehme oder im Moment störende Gedanken oder Gefühle auftreten, so stellen Sie sich vor, dass Sie diese mit jedem Ausatmen von sich weggeben und mit jedem Ausatmen wegschieben ... so weit, dass sie nur mehr in der Entfernung schwach zu sehen sind, aber nicht mehr weiter stören.

Lassen Sie sich mit jedem Atemzug immer mehr in den Sessel sinken und versuchen Sie wahrzunehmen, wie Sie ohne sich anzustrengen immer entspannter und ruhiger werden.

Beenden Sie jetzt in Ihrem Tempo die Übung und kommen Sie mit jedem Atemzug immer mehr in den Raum ... ins Hier und Jetzt zurück ... Öffnen Sie die Augen, lassen Sie Ihren Blick schweifen und dehnen und strecken Sie sich.

Frau M. meint, dass diese Übungen »sicher gut helfen« könnten und sie diese in den nächsten Tagen versuchen werde. Sie weint, als sie dann nochmals von den Fingern erzählt: An der rechten Hand sei jeweils das erste Glied des Mittel- und Zeigefingers entfernt worden. An der linken Hand habe man versucht, den kleinen Finger zu erhalten, man warte nun den Selbstheilungsprozess ab und beobachte, ob er weiterhin gut durchblutet werde. Aktuell spüre sie hier »recht wenig«. Sie berichtet außerdem von (Phantom-)Schmerzen bzw. Berührungsschmerzen. Ich sichere ihr zu, noch am selben Tag Kontaktadressen eines auf Phantomschmerzen spezialisierten multiprofessionellen Fachkräfteteams an ihre E-Mail-Adresse zu senden.

THEORIE-INPUT

Der **Phantomschmerz** ist ein andauernder, neuropathischer Schmerz, welcher in 50 bis 85 % aller geplanten operativen, aber auch traumatischen Amputationen (durch Unfälle und Verletzungen) auftritt. Es wird hierbei ein Schmerz in einem nicht mehr vorhandenen Körperabschnitt wahrgenommen, wobei dieser unmittelbar nach der Amputation, wenige Wochen später oder sogar Jahre danach erstmalig auftreten kann. Davon abzugrenzen ist die nicht schmerzhafte Phantomsensation, aber auch der Stumpfschmerz, welcher durch eine Entzündung oder eine Auswucherung von Nervenaxonen ausgelöst wird (Scherber, 2019).
Für den Phantomschmerz gibt es mehrere Therapieverfahren. Nachfolgend sind einige angeführt:

- Medikamente (Analgetika)
- Informationsvermittlung
- kognitive Verhaltenstherapie, aufmerksamkeitsbasierte Techniken
- Biofeedback, Relaxation, Musikhören, Hypnose, Visualisierungen, Imagination
- Physiotherapie, Spiegeltherapie, sensomotorisches Training
- Akupunktur, Akupressur (vgl. ebd.; DGAI, 2022; Schwarzer et al., 2009)

Die Evidenz zu den Therapieverfahren ist »aufgrund fehlender Studien mit relevanten Fallzahlen und randomisiertem, kontrolliertem Design sehr gering« (Wandrey et al., 2022, S. 835), obwohl es zu Einschränkungen der Lebensqualität aufgrund dieses Schmerzes kommt. Es zeigt sich, dass neben postoperativen Interventionen zusätzlich eine präoperativ eingebundene schmerzmedizinische Behandlung sinnvoll wäre (ebd.).

Frau M. schildert weiter, die Heilung verlaufe gut, dennoch seien die Hände noch verbunden und erst letzte Woche habe man die Nähte gezogen. Morgen habe sie eine Kontrolle im Krankenhaus. Dort habe sie auch fünf Gespräche mit einer Psychologin geführt, welche ihr »gutgetan« hätten, weshalb sie auch weniger »Probleme mit dem Anruf« gehabt habe. Sie berichtet davon, eine

Betreuung im Krankenhaus ursprünglich sogar abgelehnt zu haben, da sie »ja nicht verrückt« sei. Ich normalisiere ihr Verhalten und wir sprechen über die »Sprengung des alltäglichen Bezugsrahmens«, die aktuelle Ausnahmesituation sowie die fehlenden Bewältigungsmöglichkeiten. Ich führe eine Psychoedukation hinsichtlich ihrer Schmerzen und der aktuellen Krisensituationen durch. Sie spricht außerdem davon, dass aktuell »vieles nur sehr schwer geht«, z.B. duschen, anziehen, aber auch essen oder PC-Simulationsspiele spielen. Wir sprechen dann über Gewohnheitseffekte und dass mit der Amputation nun gewisse automatisierte Handlungsabläufe so nicht mehr ausführbar sind. Auch diverse Trainingselemente werden thematisiert und es stellt sich heraus, dass auch die Ärzt:innen davon überzeugt sind, dass mit genügend Übung gewisse Handlungsabfolgen bzw. Bewegungen vermutlich zwar anders, aber dennoch »verhältnismäßig problemlos ausführbar« sein werden. Diesbezüglich bedankt sich Frau M. mehrfach und meint, dass ihr das Mut mache.

Gegen Ende des Gesprächs weint Frau M. nochmals bitterlich, als sie über die Amputation der Fingerglieder spricht und dass sie sich immer wieder mit den Gedanken an das Warum konfrontiert und damit überfordert sieht. Ich normalisiere und bestärke sie, auch mit der Familie Gespräche zu führen. Sie meint daraufhin: »In der Familie ist das halt schon kritisch, da fressen wir sowas in uns hinein.« Auf meine Nachfrage, ob ein solches Ereignis in der Vergangenheit bereits passiert sei, meint sie, es handle sich hier um eine Ausnahmesituation, alle würden ohnehin anders als »normalerweise halt« reagieren und aktuell seien vermutlich doch ein paar Familienmitglieder zu offenen Gesprächen bereit. Wir vereinbaren abschließend noch einen Folgekontakt für die nächste Woche. Sie hat kommende Woche eine Kontrolle im Krankenhaus und möchte sich dann bei mir melden, damit es nicht zu terminlichen Überschneidungen kommt.

Telefonat mit Frau M. (Dauer: 10 min): 2 Wochen und 3 Tage nach dem Ereignis – Klinischer Psychologe A.

Frau M. ruft mich an und meint, dass sie an Grippe erkrankt sei. Ich teile ihr mit, dass auch ich Krankheitssymptome aufweise. Frau M. hatte beim Einsatz vor Ort in einem Nebensatz erwähnt, an Halsschmerzen und unter einem Schwächegefühl zu leiden. Frau M. schildert, ihr gehe es aktuell den Umständen entsprechend gut, sie habe bereits öfters mit der Familie gesprochen und »die Übungen von letztens« erfolgreich angewendet. Sie werde mich wieder kontaktieren.

Telefonat mit Frau M. (Dauer: 2 min): 3 Wochen nach dem Ereignis – Klinischer Psychologe A.

Frau M. ruft mich an und berichtet von einer deutlichen Linderung der Symptomatik, weshalb sie um einen Termin in sechs Tagen bittet. Bei Bedarf werde sie sich auch früher melden.

Folgeeinsatz vor Ort bei Frau M. (Dauer: 1 h 55 min): 3 Wochen und 6 Tage nach dem Ereignis – Klinischer Psychologe A.

Am selben Tag verschiebt Frau M. den Termin von Vormittag auf Nachmittag, weil sie jetzt, da sie von der Grippe genesen ist, einige Kontrolltermine im Krankenhaus hat. Sie erzählt, es gehe ihr deutlich besser. Sie habe die 5-4-3-2-1-Übung versucht und gemerkt, dass sie vor allem beim Fühlen scheitere, da dann immer wieder der Gedanke an die Schmerzen bzw. das Ziehen in den Fingern auftauche. Ich gebe ihr die Anregung, es nur mit Sehen und Hören zu versuchen. Zusätzlich funktioniert die PMR jedoch sehr gut und sie bedankt sich diesbezüglich mehrfach.

Beim nächtlichen Zu-Bett-Gehen und Einschlafen sind die Gedanken an das »Warum ich?« noch sehr zentral, mittlerweile kann sie sich aber gut ablenken. Wir sprechen über weitere Elemente der Entspannung, den diesbezüglichen Übungsaufwand und die große Bedeutung von Durchhaltevermögen. Ich rege auch an, dass sie weiterhin PC-Spiele spielt oder liest, wenn sie nicht schlafen kann. Sie meint daraufhin, dass das aktuell noch störend sei, da sie, aufgrund der veränderten Haltung der Bücher bzw. der PC-Maus und Tastatur, oft Krämpfe in den Händen bekomme. Wir sprechen daraufhin kurz über das Gehirn, dessen Aufbau und Prozesse, das Entstehen von »Gehirn-Straßen und Nerven-Autobahnen« sowie die erforderliche Zeit für Anpassungs-/Kompensationsprozesse.

Frau M. erzählt außerdem, nun auch schon Physiotherapie in Anspruch zu nehmen. Das tue ihr gut und die Therapeut:innen sagten ihr, sie solle bis zum Schmerz trainieren und dann wieder nachlassen. Sie merke, dass sie kleine Fortschritte mache. Dennoch belaste sie, dass sie bei zwei Fingern zum Teil noch immer kaum etwas fühlt. Sie werde das aber weiter beobachten und mit den Ärzt:innen darüber sprechen. Frau M. sieht jedoch auch die großen Fortschritte, nämlich, dass sie bereits ohne Hilfe duschen und essen kann.

Wir sprechen über ihren weiteren Plan in Zusammenhang mit dem Heilungs- und Rehabilitationsprozess. Die Eltern unterstützen Frau M. aktuell bei diversen bürokratischen Schritten, hier benötigt sie derzeit keine weitere Hilfe. Wir vereinbaren noch einen Abschlusstermin und ich bestärke sie in ihrem bisherigen Weg. Sie bedankt sich bei mir, die Gespräche würden sehr helfen, auch wenn sie früher immer gedacht habe, dass »nur Verrückte das Angebot von Psychologen in Anspruch nehmen«.

Folgeeinsatz vor Ort bei Frau M. (Dauer: 1 h 17 min): 5 Wochen nach dem Ereignis – Klinischer Psychologe A.

Frau M. spricht über den weiteren Verlauf und merkt an, dass die Heilung aktuell schnell voranschreite und die Ärzt:innen sowie Physiotherapeut:innen sehr zufrieden seien. Sie wolle sich weiter auf die Heilung konzentrieren, die Eltern bemühten sich im Hintergrund um die notwendigen Dokumente und bürokratischen Schritte. Sie sei letztes Wochenende am Unglücksort gewesen und dort vorbeigegangen, habe Herzklopfen gehabt und es sei »ein komisches Gefühl« gewesen, welches sie nicht beschreiben könne. Sie möchte an diesem Ort »nie mehr feiern« bzw. wenn möglich dort auch nicht mehr vorbeigehen. Wir sprechen über Vermeidungstendenzen sowie Möglichkeiten im Umgang damit. Frau M. erzählt, die »Bilder« und Gedanken würden immer blasser, seien aber dennoch vorhanden. Sie versuche dann positiv zu denken, sich abzulenken und sich etwas Gutes zu tun. Sie trainiere weiterhin regelmäßig und mache ihre Übungen. In diesem Zusammenhang spricht sie über verschiedene Trainingsinhalte und Fortschritte, ich bestärke und ermutige sie darin. Wir unterhalten uns dann auch über die Möglichkeit des Autofahrens. Frau M. hofft, diesbezüglich bald einen positiven Bescheid zu bekommen, da sie sich in diesem Bereich stark eingeschränkt und an ihr Zuhause gebunden fühlt. Gegen Ende betont sie, dass sie froh sei, dass alles »eigentlich so gut ausgegangen« ist. Sie fühle nun alle Finger immer mehr, wobei es manchmal noch zu Missempfindungen und Phantomschmerzen komme. Wir sprechen auch über eine weitere Betreuung – aktuell benötigt sie diese nicht, »eventuell in ein paar Monaten«. Sie werde sich dann bei Bedarf melden und nach Kontaktadressen fragen.

Schlussbericht – Klinische Psychologin W. und Klinischer Psychologe A.
Die Mutter und der Lebensgefährte von Frau B., Herr U. und Frau M. melden sich nicht mehr, weshalb von einem positiven Verlauf ausgegangen und ein Abschlussbericht verfasst wurde.

Folgende Interventionen wurden im Rahmen der Nachfolgeeinsätze durchgeführt (die vollständige Checkliste der Interventionen ist in Anhang C zu finden):

Sicherheitsfördernde Interventionen
- Informationen zu Setting und weiteren Schritten
- Weitergabe von Visitenkarten, Foldern und Kontaktadressen

Ruhe fördernde Interventionen
- aktives Zuhören, Verständnis zeigen, nachfragen, Strukturierung
- Verbalisierung von Erlebtem
- emotionale Ausdrucksmöglichkeiten fördern
- Normalisierung der Gefühle und Situationen (z. B. Symptome als Bewältigungsstrategie benennen)
- Psychoedukation und Hilfestellungen im Umgang mit (Trauma-)Reaktionen
- Bereitstellung von Informationen
- Förderung von Abstand und Distanzierung
- Bearbeitung und Entlastung von Schuld-/Schamgefühlen

Selbstwirksamkeit fördernde Interventionen

- Planung der nächsten Tage und Schritte
- Förderung der Handlungsfähigkeit und Wiedergewinnung von Kontrolle
- Ressourcenaktivierung/-aufbau
- Förderung von Selbstfürsorge und Fürsorge für andere
- Achtsamkeitsübungen, Reorientierung
- Entspannungsübungen

Verbundenheit fördernde Interventionen

- Einbindung in tragfähige soziale Netzwerke
  - Familie
  - Freund:innen

Hoffnung fördernde Interventionen

- Zukunftsorientierung und Erarbeiten von positiven Perspektiven

8.4.1 Beschreibende Phänomenologie, Skalen und Checklisten

Aus den Gesprächen mit Frau M. ging hervor, dass aufgrund der beschriebenen Symptomatik (inklusive Schweregrad, Dauer und Verlauf) eine Panikstörung nach ICD-10-GM 2024 (BfArM, 2023g) vorliegt und diagnostiziert werden kann.

Im Zuge einer **Panikstörung** (F41.0) weist die betroffene Person »wiederkehrende schwere Angstattacken (Panik) auf, die sich nicht auf eine spezifische Situation oder besondere Umstände beschränken und deshalb auch nicht vorhersehbar sind. Wie bei anderen Angsterkrankungen zählen zu den wesentlichen Symptomen plötzlich auftretendes Herzklopfen, Brustschmerz, Erstickungsgefühle, Schwindel und Entfremdungsgefühle (Depersonalisation oder Derealisation). Oft entsteht sekundär auch die Furcht[,] zu sterben, vor Kontrollverlust oder die Angst, wahnsinnig zu werden. Die Panikstörung soll nicht als Hauptdiagnose verwendet werden, wenn der Betroffene bei Beginn der Panikattacken an einer depressiven Störung leidet. Unter diesen Umständen sind die Panikattacken wahrscheinlich sekundäre Folge der Depression.«

Erneut wurde nach dem Einsatz für diagnostische sowie dokumentarische Zwecke eine Checkliste mit Risiko- und Schutzfaktoren verwendet, um den Bedarf der Weiterbetreuung oder Stabilisierung besser identifizieren zu können. Die vollständige Checkliste der Risiko- und Schutzfaktoren ist in Anhang D zu finden.

Allgemeines

- psychiatrische/psychotherapeutische Vorgeschichte
  - ICD-10-F-Diagnose bekannt: F41.0

Schutzfaktoren

- Alltagsstruktur vor der Krisensituation
- unterstützendes soziales Netzwerk
- positives Selbstkonzept/internale Kontrollüberzeugung
- Zukunftsorientierung und Fokus auf Aufgaben
- Offenheit für Unterstützung
- Akzeptanz der Veränderung/des Verlustes

Risikofaktoren

- Personenfaktoren
  - Abhängigkeitsverhältnis (vom Hilfesystem oder von Helfer:innen)

- Situationsfaktoren
  - (Zeugenschaft von) Bedrohung von Leib und Leben durch ein intensives Ereignis
  - subjektiv erlebte lange Dauer der Belastung
  - anhaltende Beeinträchtigung, Behinderung durch das Trauma
  - objektive Handlungsunfähigkeit, der Situation ausgeliefert sein
  - fahrlässiges menschliches Fehlverhalten

- Akutreaktionen
  - Erschütterung grundlegender Werte und Überzeugungen
  - Panikattacken, Gefühle der Angst oder des Kontrollverlustes
  - Albträume, Ein- und/oder Durchschlafstörungen
  - wiederkehrende Erinnerungen, Intrusionen, Flashbacks

Es sind mehrere Risikofaktoren erfüllt, gleichzeitig sind auch einige Schutzfaktoren gut ausgeprägt. Zusätzlich kam es zu einer schnellen Hilfestellung und erfolgreichen Stabilisierung im Rahmen der psychosozialen Akutbetreuung, weshalb einige der Risikofaktoren am Ende der Betreuung nicht mehr vorhanden waren bzw. in ihrer Ausprägung abgenommen hatten.

8.5 Diskussion und Reflexion

Zur Evaluation des Erfolgs der Interventionen wurde während der Betreuung auf die Rückmeldungen der betroffenen Personen geachtet, wobei diese den gesetzten Interventionen positiv gegenüberstanden. Auch die im Rahmen der weiteren Stabilisierung gesetzten Interventionen und Gespräche wurden positiv angenommen, auch wenn diese vermutlich in dieser Form nicht zwingend notwendig gewesen wären. Im Fall von Frau M. wäre EMDR sicherlich eine sinnvolle Ergänzung gewesen.

THEORIE-INPUT

EMDR (Eye Movement Desensitization and Reprocessing) ist eine von Francine Shapiro in den 1980er-Jahren entwickelte und mittlerweile in ihrer Wirksamkeit wissenschaftlich gut belegte Methode der Traumatherapie. Vor allem bei einem Monotrauma und wenn die Belastung auf eine stabile Grundpersönlichkeit mit Ressourcen und gut ausgebautem sozialen Netzwerk trifft, kann eine baldige Traumakonfrontation angedacht werden. Es sollte jedoch nie zu losgelösten Interventionen kommen, zentral ist ihre Einbindung in einen Gesamtbehandlungsplan.

Man geht davon aus, dass traumatische Erfahrungen aufgrund ihrer Intensität hirnorganisch nicht ausreichend verarbeitet und integriert werden können. Diese Eindrücke, Emotionen, Körperempfindungen und Überzeugungen werden in einem assoziativen Netz isoliert gespeichert, und es kann hierbei durch »Trigger«-Reize zu einer Reaktivierung solcher dysfunktional gespeicherten Informationen kommen. Ziel beim EMDR ist eine Neuverarbeitung sowie Integration der Informationen.

Der konkrete Ablauf ist u.a. in Hausmann (2021), Münker-Kramer (2015), Schubbe (2004) und Shapiro (2012) nachzulesen.

Letztlich kam es bei allen zu einer Abnahme der Risikofaktoren und einer Stabilisierung. Die Betroffenen konnten sich bei Bedarf melden, was jedoch nicht mehr geschah. Ein Anruf mehrere Wochen nach dem Ereignis wäre im Sinne einer Katamnese[1] wertvoll gewesen und hätte zusätzlich Raum für Interventionen gegeben oder ganz allgemein Handlungsbedarf aufzeigen können.

Es fällt auf, dass die Gruppe zu Beginn der Betreuung an sich mit einer Vielzahl von Risikofaktoren konfrontiert war, was auch die Gruppensituation und die verschärfte Dynamik besser erklärt. Die Ansammlung der Faktoren zeigt bereits gut, warum Gruppeninterventionen im Idealfall mit einer homogenen Gruppe durchgeführt werden sollten.

1 Die Katamnese bezieht sich auf die systematische Beobachtung sowie Verlaufsdokumentation einer psychischen Störung bzw. eines psychischen Zustandes nach abgeschlossener Behandlung, um langfristige Entwicklungen zu verfolgen und zu bewerten.

9 Betreuungsdokumentation 7: Multifaktorielle Problemlage

Themenüberblick

- Befähigung und Psychoedukation von primären Bezugspersonen
- Verhalten bei Gesprächsführung mit Menschen nach Suizidversuch
- Physiologische Reaktionen auf (emotionalen) Stress
- Weiterbetreuung – ambulant und stationär
- Umgang mit negativen/unangenehmen Emotionen

Die Betreuungsdokumentation bezieht sich auf eine multifaktorielle Problemlage einer Familie samt Suizidversuch eines Vaters nach dem natürlichen Tod seines jüngeren Sohnes sowie einer auffälligen Verarbeitung des Suizidversuchs des Vaters. Zusätzlich war eine stationäre Aufnahme des älteren Sohnes an der örtlich zuständigen psychiatrischen Abteilung dringend erforderlich. Es werden weiters die Beziehungsproblematik des älteren Sohnes sowie die psychische Problematik der Tochter thematisiert, welche sich diesbezüglich in Behandlung befindet.

Darüber hinaus erstreckt sich die Betreuungsdokumentation auf einen gewalttätigen Angriff zum Nachteil der Tochter des Nachbarn, Herrn M. Dieser war aufgrund des Suizidversuchs des Vaters in Einsätze bei der Familie involviert.

Da zum Vorfalls- sowie Alarmierungszeitpunkt kein KI-Team verfügbar war und die Notfallseelsorge abgelehnt wurde, stellte der Nachbar den Erstkontakt her. Das grundlegende Interesse galt der Entlastung sowie der Hintanhaltung der Entwicklung psychischer Probleme bei den betroffenen Personen. Zudem standen die Kooperation mit der Hausärztin, psychoedukative Inhalte sowie die stationäre Aufnahme des älteren Sohnes im Vordergrund.

MERKE!

Notfallseelsorger:innen haben eine Ausbildung in Krisenintervention sowie zusätzlich rituelle und spirituelle Kompetenz, sodass hier die psychosoziale Krisenintervention durch die seelsorgerische ergänzt wird. Es handelt sich um die seelsorgliche Betreuung von Menschen, welche von plötzlichen und unerwarteten Schicksalsschlägen betroffen sind. Dies geschieht auf Wunsch der betrof-

fenen Personen auch durch gemeinsame Gebete, Rituale oder Verabschiedung mit Abschiedssegen.
Die Komponente der Krisenintervention ist bei Anforderung einer Notfallseelsorgerin/eines Notfallseelsorgers obligatorisch, wohingegen die seelsorgliche Komponente immer als optional anzusehen und nur auf expliziten Wunsch der Betroffenen ergänzend einzusetzen ist!

Als grundlegende Fragestellungen kristallisierten sich der Umgang mit dem älteren Sohn in der Akutsituation heraus, der Umgang mit dem Vater nach seinem Suizidversuch, der Umgang mit dem tätlichen Angriff zum Nachteil der Tochter des Nachbarn sowie die Abklärung, ob und inwiefern die betroffenen Personen problematische Akutreaktionen aufweisen, welche einer langfristigen Betreuung bedürfen.

In der vorliegenden Betreuungsdokumentation war die Setting-Örtlichkeit das Eigenheim des Vaters.

Im Rahmen der Akutbetreuung kam es zu folgenden **Kontakten** (siehe auch Zeitstrahl in Anhang B):

Fachlicher Hintergrunddienst:

- Einsatzübernahme und telefonische Auftragsklärung (Dauer: 13 min)
  - Alarmierung: »Suizidversuch in der Familie«
  - Beschreibung: »Der jüngere Sohn ist als Pflegefall vor drei Wochen verstorben, wobei ihn der Vater gepflegt hat – nun ist sein Lebenssinn verloren. Am heutigen Tag versuchte er sich mittels einer Überdosierung seiner Medikation am Grab des jüngeren Sohnes zu suizidieren. Der ältere Sohn ist nun sehr belastet und benötigt Unterstützung. Seine Zustimmung zur psychologischen Betreuung ist vorhanden und diese wird von ihm, wenn möglich am selben Tag, gewünscht.«

Klinische Psychologin:

- Einsatz vor Ort (Dauer: 2 h 29 min): Tag 1 – 1 h nach der Alarmierung
- Telefonat Hausärztin (Dauer: 10 min): 1 Tag nach der Alarmierung
- Telefonat Herr K. (Dauer: 47 min): 4 Tage nach der Alarmierung
- Telefonat Frau B. (Dauer: 15 min): 1 Woche nach der Alarmierung
- Folgeeinsatz vor Ort (Dauer: 1 h 38 min): 4 Wochen nach der Alarmierung
- Folgeeinsatz vor Ort (Dauer: 1 h 53 min): 6 Wochen nach der Alarmierung
- Telefonat mit der Tochter von Herrn M. (Dauer: 1 h): 7 Wochen nach der Alarmierung
- Telefonat Herr K. (Dauer: 1 h 18 min): 9 Wochen nach der Alarmierung

9.1 Auftragsklärung

Nachdem die telefonische Fallübergabe mit dem fachlichen Hintergrunddienst erfolgte, nehme ich unverzüglich Kontakt mit der alarmierenden Person, dem Nachbarn Herrn M., auf. Dieser übermittelt mir im Wesentlichen dieselben Informationen, die ich bereits vom fachlichen Hintergrunddienst erhielt, und stellt mir zudem die Telefonnummer des älteren Sohnes, Herrn K., zur Verfügung. Auf meine Nachfrage hin teilt Herr M. mir mit, dass er sich derzeit beim älteren Sohn im Eigenheim des Vaters befinde. Er werde jedenfalls bis zu meinem Eintreffen bei ihm sein. Auf die Frage von Herrn M., wann ich eintreffen werde, sichere ich mein Ankommen beim Einfamilienhaus von Herrn K. sen. innerhalb einer Stunde zu und bitte darum, dies auch Herrn K. mitzuteilen.

9.2 Vorgeschichte der Betroffenen

Tag 1 – 1 h nach der Alarmierung: Ersteinsatz vor Ort (Dauer: 2 h 29 min)

Während der Fahrt zu den betroffenen Personen nehme ich abermals telefonisch Kontakt zu Herrn M. und Herrn K. auf. Sie berichten mir, der jüngere Sohn sei nach langer Krankheit samt zuletzt intensivem Pflegebedarf vor drei Wochen verstorben, wobei die Mutter seit geraumer Zeit, aufgrund einer »schnell voranschreitenden Demenz«, in einem Pflegeheim untergebracht sei. Der Vater habe sich um den – im gemeinsamen Haushalt lebenden – jüngeren Sohn »gekümmert«, diesen gepflegt und darin »seinen einzigen Lebensinhalt« gesehen.

Herr K. teilt mit, er sei »schon vor Jahren« verzogen, habe jedoch regelmäßig Kontakt zu seinem Vater und zum jüngeren Bruder gehabt. Es habe eine »enge Bindung« zum jüngeren Bruder bestanden, sodass dessen Tod auch für ihn »schwer zu ertragen« sei.

9.3 Gespräch mit Herrn M., Herrn K., Frau B. und psychosoziale Interventionen – akute Phase

Der Nachbar, Herr M., empfängt mich an der Haustüre und bittet in die Küche samt Essecke, wo das Gespräch zunächst mit ihm, Herrn K. und in weiterer Folge mit der älteren Schwester, Frau B., stattfindet.

Herr K. erzählt mir abermals, dass sein jüngerer Bruder als »Pflegefall« im Alter von 41 Jahren vor drei Wochen an einem Herzinfarkt verstorben sei. Dadurch, so Herr K., habe sein Vater nun seinen »Lebensinhalt« verloren, da er seinen jüngeren Sohn über viele Jahre gepflegt habe. Herr K. berichtet weiter, auch seine Mutter sei »in hohem Ausmaß pflegebedürftig«, wobei diese aufgrund einer »schnell fortschreitenden Demenz« bereits in einem Pflegeheim untergebracht sei. Zuvor habe sein Vater die Pflege mit Unterstützung eines mobilen Pflegedienstes sowie »Essen auf Rädern« übernommen. Herr K. erzählt weiter, die Brüder seien »unzertrennlich, immer zusammen«, seien wie »siamesische Zwillinge« gewesen, sodass der Tod des jüngeren Bruders nun ein »unfassbares und unbeschreibliches Loch« hinterlasse.

Auf meine Nachfrage hin schildert Herr K., am Tag des Suizidversuchs des Vaters den Wocheneinkauf für ihn erledigt zu haben, wobei er ihn nach seiner Rückkehr nicht in dessen Haushalt angetroffen habe. Der Nachbar, Herr M., habe ihn darüber informiert, dass sein Vater »zum Friedhof gegangen« sei. Im Zuge des Einräumens der Einkäufe sei ihm dann auf dem Tisch der Essecke ein Zettel mit dem Inhalt »Es tut mir leid« aufgefallen, woraufhin er zum Friedhof aufgebrochen sei und seinen Vater auf dem Grab des jüngeren Bruders liegend vorgefunden habe. Auf meine Nachfrage hin schildert Herr K., dass der Vater nicht mehr auf Ansprache reagiert habe. Allerdings habe er noch einen Puls ertastet. Er habe dann mit Hilfe Dritter die Rettungskette in Gang gesetzt. Sein Vater sei in der Folge in das örtlich zuständige Landesklinikum verbracht worden. »Es hat ewig gedauert, gefühlt«, so Herr K.

Da Herr K. angesichts der Nachricht auf dem Tisch einen Suizidversuch seines Vaters vermutet hatte, kehrte er in dessen Haushalt zurück, um die Suizidmethode zu eruieren. Er habe daraufhin in der »Medikamentenlade viele leere« Medikationsblister vorgefunden, erzählt er und zeigt mir diese. Es handelt sich um:

- 4 Blister eines Benzodiazepins (10 Tabletten pro Blister)
- 2 Blister einer Schlafmedikation (10 Tabletten pro Blister)
- 2 Blister einer Schmerzmedikation (10 Tabletten pro Blister)
- 4 Blister einer Medikation gegen Bluthochdruck (14 Tabletten pro Blister)
- 4 Blister einer Medikation betreffend Schilddrüsenunterfunktion (10 Tabletten pro Blister)
- 2 Blister einer Medikation zur Hemmung der Blutgerinnung (14 Tabletten pro Blister)
- 2 Blister eines Antibiotikums (7 Tabletten pro Blister)

Herr K. kontaktierte das örtlich zuständige Landesklinikum unverzüglich telefonisch und teilte sowohl Menge als auch Präparat mit, sodass eine adäquate Behandlung durchgeführt werden kann. Herr K. berichtet weiter, sich schuldig zu fühlen, da er mit dem Wocheneinkauf beschäftigt und nicht zu Hause gewesen sei, wodurch er den Suizidversuch seines Vaters nicht verhindern konnte. Diesbezüglich kläre ich die Suizidalität ab (siehe Kapitel 5.2.3,

S. 107 f.), erkläre psychoedukativ den anfänglichen Mehrwert von Schuldgefühlen (siehe Kapitel 4, S. 71) in der Verarbeitung des Ereignisses.

Zum Zeitpunkt des Einsatzes bei der Familie kontaktiert die Hausärztin Herrn K. telefonisch und möchte mit der zuständigen Fachkraft sprechen, weshalb mir dieser das Telefon weiterreicht. Frau Dr.in O. erzählt mir, der Vater befinde sich noch in einem kritischen Zustand, werde intensivmedizinisch versorgt. Eine Einschätzung zur Überlebenswahrscheinlichkeit könne noch nicht erfolgen. Die Information seitens Herrn K. zur eingenommenen Medikation sei jedoch überaus hilfreich gewesen. Darüber hinaus äußert sie Sorge hinsichtlich Herrn K., sollte diesem vom örtlich zuständigen Landesklinikum während der Nacht die Todesnachricht überbracht werden, da er ihr gegenüber am heutigen Tag das »Fehlen des Lebenssinns« bei Versterben des Vaters sowie, unabhängig davon, Suizidgedanken geäußert habe. In diesem Zusammenhang bespreche ich mit Frau Dr.in O. verschiedene Möglichkeiten zur Betreuung, wobei die ältere Schwester und der Nachbar äußern, aufgrund familiärer Verpflichtungen nicht zur Verfügung zu stehen. Frau Dr.in O. schlägt eine stationäre Aufnahme im örtlich zuständigen Landesklinikum im Ausmaß einer Nacht vor, woraufhin ich ihr zusichere, dies mit Herrn K. als Option zu besprechen. Frau Dr.in O. wird, im Falle der Zustimmung durch Herrn K., eine stationäre Aufnahme als »soziale Indikation« ankündigen und darüber hinaus versuchen, ein psychiatrisches Konsil zu erwirken.

Da Herr K. eine stationäre Aufnahme zunächst weder wünscht noch diese nachvollziehen kann, ist die Kommunikation im weiteren Verlauf des Gesprächs erschwert, wobei er wiederholt – jedoch nicht glaubhaft – versichert: »Ich bring mich nicht um und mach auch sonst nichts«, er sei schließlich für »mehrere ältere Kater« eines verstorbenen Nachbarn verantwortlich. Er erzählt, er habe den Nachbarn vor zwei Monaten bei seinem wöchentlichen Besuch in seiner Wohnung tot aufgefunden. Die ältere Schwester bietet in diesem Zusammenhang an, die Kater am heutigen Abend noch zu versorgen. Sie meint: »Du wirst ja eh morgen wieder entlassen.« Diesbezüglich äußert Herr K. seine Bedenken und führt aus: »Was, wenn sie mich länger drin behalten oder mich gar nicht mehr rauslassen?« Ich erkläre Herrn K. daraufhin, dass er an einer »internen Abteilung« aufgenommen, nicht an einer »psychiatrischen untergebracht« werde und jedenfalls gegen Revers das örtlich zuständige Landesklinikum verlassen könne. Diese Information hilft Herrn K., zunächst einer stationären Aufnahme zuzustimmen. Allerdings verbalisiert er wiederholt Ängste, »nicht mehr rauszukommen«, und führt darüber hinaus nicht nachvollziehbare, abstruse Begründungen gegen eine stationäre Aufnahme über Nacht an. Aufgrund meiner Nachfrage lässt sich zudem erheben, dass Herr K. heute noch keine Nahrung und kaum Flüssigkeit zu sich genommen hat und daher wiederholt mit Schwindelgefühlen belastet ist. Ich erkläre ihm, dass die Situation aufgrund einer erhöhten Verletzungsgefahr durch einen Kreislaufzusammenbruch »gefährlich werden« könne, sollte er nicht mehr in der Lage sein, Hilfe herbeizuholen. Daraufhin denkt Herr K. laut über die Möglichkeit der Kontaktaufnahme mit seiner 60-jährigen Lebensgefährtin nach, verwirft diesen Gedanken jedoch, da sie zum einen verheiratet ist und zum anderen so spät nicht mehr mit dem Auto fährt.

Aufgrund der von Frau Dr.in O. erhaltenen Information zu den Suizidgedanken von Herrn K. versuche ich bei ihm wiederholt das Vorliegen einer Suizidalität abzuklären, allerdings schweigt er diesbezüglich und blickt ins Leere. Das Gespräch wird für Herrn K. im weiteren Verlauf zusehends unangenehmer, wobei er – allem voran bei Fragen seine Suizidalität betreffend – wiederholt das Thema wechseln möchte und versucht, meine Aufmerksamkeit auf die weit vorangeschrittene Zeit sowie die beruflichen Tätigkeiten seiner älteren Schwester und des Nachbarn zu lenken. Nachdem seine Argumentation seitens der Anwesenden widerlegt wird und Frau B. noch mehr Überzeugungsarbeit leistet, versucht Herr K. plötzlich die Situation zu verlassen. Er packt seine Sachen in die Jacke, steht vorsichtig auf, geht langsam zur Tür und bleibt dort stehen. Auf seine »Fluchttendenz« angesprochen teilt er mit: »Ich habe Angst.« Auf meine Frage, was genau ihn ängstige, führt Herr K. aus, die Angst beziehe sich darauf, nicht mehr aus dem örtlich zuständigen Landesklinikum entlassen zu werden. Daraufhin erörtere ich ihm abermals die Aufnahmesituation sowie seine Möglichkeit des Revers. Darüber hinaus hebe ich auch den Vorteil hervor, dass sein Vater dort stationär aufgenommen wurde und wahrscheinlich ein Besuch möglich ist. Daraufhin stimmt Herr K. zu, allerdings unter der Voraussetzung, vorher noch die Kater zu füttern und zu duschen. Frau B. schlägt vor, Herrn K. sowohl nach Hause als auch später zur stationären Aufnahme in das örtlich zuständige Landesklinikum zu fahren. Herr K. betont nochmals, »unbedingt« duschen zu wollen, da er, aufgrund einer zugrundeliegenden körperlichen Erkrankung, welche er nicht benennen kann, »offene und entzundene Hautstellen« aufweise. Er meint, diese seien zwar behandelbar, jedoch wiederkehrend. Auf meine Nachfrage hin berichtet Herr K., eine diesbezügliche Behandlung im stationären Setting sei bereits geplant gewesen, wobei er den Termin aus »Angst vor Corona« erst kürzlich verschoben habe.

Abschließend bitte ich Frau B. und den Nachbarn Herrn M., Unterstützungsmöglichkeiten für Herrn K. in den ersten Tagen beziehungsweise bis zur Stabilisierung des Zustandes des Vaters zu erwägen. Zudem kontaktiere ich die Hausärztin Frau Dr.in O., teile ihr die Zustimmung von Herrn K. mit und ersuche sie, die Aufnahme vorzubereiten.

9.3.1 Gespräch mit der Hausärztin Frau Dr.in O.

Telefonat (Dauer: 10 min): 1 Tag nach der Alarmierung

Frau Dr.in O. nimmt telefonisch Kontakt auf und berichtet mir, dass nach derzeitigem Informationsstand das Überleben des Suizidversuchs des Vaters »nicht so schlecht ausschaut«, wobei er aktuell weiterhin auf medikamentöse Behandlung angewiesen sei. Vor allem hinsichtlich der nächsten Tage sorgt sich Frau Dr.in O. um Herrn K., da der stationäre Aufenthalt seines Vaters jedenfalls noch längere Zeit andauern wird. Ich bespreche mit Frau Dr.in O. die Anwesenheit der Lebensgefährtin als Möglichkeit, wobei sie keine Kenntnis hinsichtlich einer aufrechten Beziehung von Herrn K. hatte.

Vereinbart wird, dass Fr. Dr.in O. nach Entlassung von Herrn K. mit ihm Kontakt aufnehmen und nach dessen Zustimmung einen Hausbesuch durchführen wird, um sich einen Eindruck bezüglich seiner psychischen Situation zu verschaffen.

9.3.2 Gespräch mit Herrn K.

Telefonat (Dauer: 47 min): 2 Tage nach der Alarmierung

Herr K. meldet sich telefonisch bei mir, weint heftig und wirkt sehr durcheinander. Seine Atmung ist stark beschleunigt, es wirkt, als würde er hyperventilieren – ich leite die 5-4-3-2-1-Übung (siehe Kapitel 4.4.2.2, S. 66) als Distanzierungstechnik an. Nach einer ersten Beruhigung berichtet Herr K., aktuell »ist niemand bei mir in der Wohnung, das wollte ich so«, da »ich endlich mal länger meine Ruhe brauche«. Auf meine Nachfrage hin erzählt er, dass am heutigen Tag eine Konfliktsituation mit seiner Lebensgefährtin »ganz schlimm eskaliert« sei, wobei ihm aktuell »alles zu viel geworden« sei. Herr K. führt weiter aus: »Mein Bruder ist mein Herz« gewesen, »ich habe das Gefühl, er spricht zu mir«, und er setzt fort: »Mein Leben hat keinen Sinn mehr.« Auf meine Nachfrage erklärt Herr K., es sei nicht direkt die Stimme seines Bruders, sondern »eher ein Gefühl von innen«. Ich frage Herrn K., wann er zuletzt etwas gegessen und getrunken habe. Das sei zuletzt am Vortag gewesen, antwortet er. Ich bitte Herrn K., sich etwas zu trinken zu holen, und kann im Hintergrund sowohl die Wasserleitung als auch die Schluckgeräusche von Herrn K. vernehmen. Meine Frage, ob er etwas zu essen zu Hause habe, bejaht er, und ich ersuche Herrn K., zu versuchen etwas zu sich zu nehmen. Abermals kann ich im Hintergrund hören, dass er sich Nahrung zubereitet, und seine Schluckgeräusche wahrnehmen.

Im Zuge des stationären Aufenthalts an der »internen Abteilung« des örtlich zuständigen Landesklinikums wurde Herrn K. die Aufnahme an der psychiatrischen Abteilung in Aussicht gestellt und die Anbindung an eine

Fachärztin/einen Facharzt für Psychiatrie sowie die Inanspruchnahme von Psychotherapie empfohlen. Ich frage weiter nach und er meint, eine stationäre Aufnahme an der psychiatrischen Abteilung des örtlich zuständigen Landesklinikums sei kommende Woche geplant. Herr K. erklärt, seine Lebenssituation sei aktuell, auch aufgrund der zugrundeliegenden Erkrankung, »sehr schlecht«. Im Gespräch wiederholt er mehrmals: »Ich halte das nicht mehr aus, ich habe keine Kraft mehr, ich hoffe, noch die paar Tage bis zur Psychiatrie durchzuhalten.« Ich frage Herrn K., ob ich ein Rettungstransportmittel anfordern solle, sodass eine Aufnahme gegebenenfalls noch am heutigen Tag erfolgt – dies lehnt er ab. Zudem frage ich konkret Suizidgedanken sowie -absichten nach, welche von Herrn K. diesmal glaubhaft negiert werden.

An seiner Stimme höre ich, dass Herr K. während des Gesprächs ermüdet, weshalb das Telefonat mit der Vereinbarung endet, dass er neuerlich Kontakt aufnehmen wird, wenn sich sein Zustand verschlechtert.

9.3.3 Gespräch mit Frau B.

Telefonat (Dauer: 15 min): 1 Woche nach der Alarmierung

Frau B. meldet sich telefonisch bei mir und teilt mit, dass Herr K. aufgrund des psychiatrischen Konsils wie geplant im Ausmaß von drei Wochen an der örtlich zuständigen psychiatrischen Abteilung aufgenommen worden sei. Vonseiten ihres Bruders bestehe diesbezüglich nach wie vor kein Widerstand. Sie habe ihn vor der stationären Aufnahme bei der Suche nach einer Psychotherapie sowie der Anbindung an einen Facharzt/eine Fachärztin für Psychiatrie unterstützt.

Aufgrund meiner Nachfrage berichtet Frau B., ihr Vater sei außer Lebensgefahr, überlebe den Suizidversuch ohne Folgeschäden und könne in der Folgewoche »auf die Psychiatrie« transferiert werden, wobei die Dauer des stationären Aufenthalts noch gänzlich unklar sei. Frau B. ist »erleichtert«, dass sowohl ihr Bruder als auch ihr Vater »endlich die richtige und notwendige« Behandlung erhalten, und hofft darüber hinaus auf deren Kooperation sowie Fortführung der therapeutischen Maßnahmen.

Zum Umgang mit dem Vater nach erfolgter Entlassung wünscht Frau B. einen Folgeeinsatz vor Ort gemeinsam mit ihrem Bruder sowie dem Nachbarn. Deren Zustimmung wird sie, auf meine Nachfrage hin, einholen, sodass der Termin vorläufig fixiert wird.

9.3.4 Gespräch mit Frau B., Herrn K. und psychosoziale Interventionen

Folgeeinsatz vor Ort (Dauer: 1 h 38 min): 4 Wochen nach der Alarmierung
Nachdem seitens Frau B. die Zustimmung von Herrn K. sowie Herrn M. zur weiteren Betreuung eingeholt sowie rückgemeldet wurde, bleibt der vorläufig vereinbarte Termin aufrecht und ich begebe mich zu den beteiligten Personen. Frau B. empfängt mich an der Haustüre und bittet mich abermals in die Küche samt Essecke, wo das Gespräch stattfindet. Es sind ausschließlich Frau B. und Herr K. anwesend, welche auf mich belastet wirken, woraufhin ich die aktuelle Situation sowie die Abwesenheit von Herrn M. erfrage.

Frau B. berichtet, ihr Vater habe während des Aufenthalts an der örtlich zuständigen psychiatrischen Abteilung unerwartet eine »absolut gefährliche, vielleicht sogar tödlich verlaufende Gehirnblutung« erlitten, deren Entwicklung derzeit »ständig überwacht« sowie medikamentös behandelt werde. Die Ärzteschaft sei dennoch zuversichtlich und meine, es bestünden »gute« Chancen der »problemlosen Regeneration«. Frau B. fällt es jedoch schwer, dies »einfach so« zu glauben, obwohl ihr Vater bei Bewusstsein ist und sprechen kann. Ich frage, wie sich die Gehirnblutung geäußert hat. Herr K. erzählt, sein Vater habe seinen Becher nehmen wollen, um zu trinken. Um diesen zu erreichen, habe er aufzustehen versucht und sei zusammengebrochen. Er habe seine Beine nicht spüren können, wobei dies von den Schwestern der Station unmittelbar bemerkt worden sei. Seit einiger Zeit, so Herr K., leide sein Vater an Bluthochdruck, er sei dahingehend medikamentös eingestellt und habe zusätzlich erst kürzlich Medikation aufgrund einer Störung der Blutgerinnung verordnet bekommen. Frau B. ergänzt, nach Stabilisierung des Zustandes ihres Vaters werde er laut Auskunft des örtlich zuständigen Landesklinikums unmittelbar einen – bereits vom Entlassungsmanagement beantragten – Rehabilitationsaufenthalt in Anspruch nehmen. Es sei eine Einrichtung ausgewählt worden, welche sowohl die physische als auch die psychische Problematik fokussiert sowie behandelt.

Herr K. hat seinen Vater vor wenigen Tagen im Landesklinikum besucht und gemeinsam mit Frau B. ein Gespräch mit den Ärzt:innen geführt, welche noch keine Auskunft über Folgeschäden sowie eine etwaige Pflegebedürftigkeit geben konnten. Auf meine Nachfrage hin teilen die Geschwister mit, ihr Vater habe den Wunsch geäußert, betreutes Wohnen in Anspruch zu nehmen, sollte ein erhöhter Grad an Pflegebedürftigkeit bestehen bleiben, da er seinen Kindern aufgrund seiner eigenen Erfahrungen in diesem Bereich die Pflege zu Hause nicht »antun« wolle. Angesichts der »sehr begrenzten« Dauer der Besuche – aktuell sind maximal 30 Minuten am Stück einer Person gestattet, um den Vater zu schonen und nicht zu überfordern – wechseln sich Herr K. und Frau B. diesbezüglich ab. Im Anschluss tauschen sie die Inhalte der Gespräche mit ihrem Vater sowie weitere Überlegungen aus.

Ich frage, ob Frau B. für sich über Unterstützungsmöglichkeiten verfüge. »Mein Mann ist mein Fels in der Brandung«, antwortet Frau B. und ergänzt, sie nehme sowohl Einzelsupervision als auch Psychotherapie in Anspruch. Sie mache dies aufgrund eines vormals erlittenen Burnouts, bei derzeitiger Besserung ihrer »Erschöpfung«, wobei Frau B. jedoch »nicht mehr im Prä-Burnout-Ausmaß belastbar« ist. Viele Fragen zum weiteren Leben ihres Vaters beschäftigen sie und »bleiben derzeit ohne Antwort«. Sie meint, sich »schlecht auf einen Gedanken konzentrieren« zu können, von »all den Fragen überflutet« zu sein, keine Zeit »für mich« zu finden, sich durch die ungewisse Situation in einem Ausnahmezustand zu befinden und sich gleichzeitig »absolut handlungsunfähig« zu fühlen. Darüber hinaus hat Frau B. bemerkt, seit dem Suizidversuch »längst abgelegte negative« Verhaltensweisen wieder vermehrt »zu nutzen«. Dies wolle sie in der nächsten Psychotherapie-Sitzung thematisieren, worin ich sie bestärke.

THEORIE-INPUT

Nach der deutschen Entwurfsfassung des ICD-11 wird als **Burnout** (QD85, nach BfArM im Auftrag des BMG unter Beteiligung der Arbeitsgruppe ICD des KKG, 2023b) ein Syndrom beschrieben, welches »als Folge von chronischem Stress am Arbeitsplatz konzeptualisiert wird, der nicht erfolgreich bewältigt wurde. Es ist durch drei Dimensionen gekennzeichnet:

1. Gefühle der Energieerschöpfung oder Erschöpfung
2. Erhöhte mentale Distanz zur Arbeit oder Gefühle von Negativismus oder Zynismus in Bezug auf die Arbeit
3. Ein Gefühl der Ineffektivität und des Mangels an Leistung.

Burnout bezieht sich speziell auf Phänomene im beruflichen Kontext und sollte nicht zur Beschreibung von Erfahrungen in anderen Lebensbereichen verwendet werden.«
Es muss darauf hingewiesen werden, dass kein »objektiver Parameter zur Diagnostik« existiert und vornehmlich auf Selbstbeurteilungsfragebögen sowie differentialdiagnostische Methoden, z. B. »körperliche und laborchemische Untersuchungen« zurückgegriffen wird (vgl. Korczak, Kister & Huber, 2010).

Herr K. erörtert, auch seine Lebensgefährtin sei aktuell »eine gute Unterstützung«, dennoch habe er »nur ein paar Stunden« geschlafen und fühle sich »ausgelaugt«. Auf meine Nachfrage bezüglich der Psychotherapie hin berichtet er, er werde in den nächsten Tagen ein erstes psychotherapeutisches Erstgespräch in Anspruch nehmen, wobei er auf eine Passung zwischen ihm und dem Psychotherapeuten hofft, um direkt mit der Therapie beginnen zu können.

Da sich weder Herr K. noch Frau B. die häusliche Pflege ihres Vaters vorstellen beziehungsweise diese leisten können, sollte dieser in einem pflegebedürftigen Zustand aus der Rehabilitation entlassen werden, werden sie seinem Wunsch hinsichtlich des betreuten Wohnens nachkommen. Es wird noch das Ergebnis des Rehabilitationsaufenthaltes abgewartet werden, bevor Frau B. und Herr K. die Organisation des betreuten Wohnens beginnen. Sie sind sich einig, ihren Vater eine »kurze Zeit, vielleicht ein paar Monate« mit Hilfe externer Unterstützung betreuen zu können. Ich bestärke sowohl Herrn K. als auch Frau B. in ihrer Entscheidung und biete meine Unterstützung bei der Organisation des betreuten Wohnens sowie mobiler Unterstützungsangebote an. Zudem erfrage ich, ob die Familie einen weiteren Einsatz im Eigenheim des Vaters gemeinsam mit dem Nachbarn Herrn M. zur Besprechung des künftigen Umgangs mit ihrem Vater wünscht. Dies wird bejaht und wir vereinbaren einen Termin in zwei Wochen.

9.3.5 Emotionale Reaktionen und Verhalten während der akuten Phase

Herr K. ist deutlich belastet und schockiert. Er hinterlässt zudem einen teils dissoziierten Eindruck, welcher sich durch lange Pausen während des Gesprächs sowie Ins-Leere-Blicken äußert. Zudem versucht Herr K. zusehends die Situation zu verlassen, vor allem bei Themen seine psychische Gesundheit und einen möglichen stationären Aufenthalt betreffend, da dies nach seiner Aussage »Angst« in ihm auslöst. Dahingegen ist Frau B. gefasst, betrachtet die Situation sachlich und zukunftsorientiert, wobei sie vor allem auf die bestmögliche Versorgung ihres Vaters bedacht ist. Herr M. zeigt sich – soweit für ihn möglich – der Familie gegenüber bereit, diese zu unterstützen, und wirkt den Suizidversuch betreffend emotional unbelastet.

9.4 Gespräch mit Frau B., Herrn K., Herrn M. und psychosoziale Interventionen – Stabilisierungsphase

Folgeeinsatz vor Ort (Dauer: 1 h 53 min): 6 Wochen nach der Alarmierung

Wie vereinbart suche ich Frau B., Herrn K. und Herrn M. abermals im Haushalt von Herrn K. sen. auf. Herrn M. übergebe ich bei diesem Einsatz meine

Kontaktdaten zur Unterstützung bei etwaigen späteren Anliegen. Die Tür wird mir von Herrn K. geöffnet, er bittet mich in die Küche samt Essecke, wo wieder das Gespräch stattfindet. Ich frage nach dem aktuellen Zustand ihres Vaters, und Frau B. berichtet, dieser sei stabil, jedoch seien etwaige Folgeschäden sowie deren Ausmaß noch nicht absehbar. Ihr Bruder und sie seien in regelmäßigem Austausch mit den Ärzt:innen und besuchten ihren Vater nach wie vor abwechselnd. Obgleich der Zustand ihres Vaters »ganz gut« sei und er weiterhin bei Bewusstsein sei und sprechen könne, sei der Suizidversuch noch nicht thematisiert worden, da die Familie diesbezüglich »zuerst gecoacht« werden wolle. Wir wenden uns daher direkt diesem Thema zu.

Ich vermittle den anwesenden Personen die Wichtigkeit, Herrn K. sen. auf den Suizidversuch anzusprechen, woraufhin Herr M. meint: »Ja, man muss ihn schon wirklich fragen, warum er so einen Blödsinn gemacht hat.« Hier weise ich darauf hin, dass solche Formulierungen jedenfalls zu vermeiden seien und das Gespräch vorurteilsfrei geführt werden solle, da Herr K. sen. andernfalls einerseits sich nicht ernst genommen fühlen könnte und andererseits Schuldgefühle entwickeln könnte, welche seine psychische Situation möglicherweise abermals verschlimmern.

MERKE!

Hilfreiches Verhalten während der wertschätzenden Gesprächsführung mit Menschen nach einem Suizidversuch:

- ruhig und gefasst sprechen
- Zeit geben, zu erzählen
- Pausen und/oder (langes) Schweigen aushalten
- unangenehme Gefühle direkt ansprechen
- Ressourcen erarbeiten

Mit den anwesenden Personen erarbeite ich, dass zunächst die Gründe des Suizidversuchs erfragt sowie versucht werden solle, diese nachzuvollziehen beziehungsweise zu verstehen und mimisch sowie verbal Verständnis auszudrücken. Zudem vermittle ich den Anwesenden die Wichtigkeit, künftig Suizidgedanken zu erfragen und Gespräche diesbezüglich anzubieten. Außerdem sei auf die regelmäßige Anbindung an eine Fachärztin/einen Facharzt für Psychiatrie und eine Psychotherapie zu achten. Sollte dennoch eine suizidale Einengung wahrgenommen werden, sei eine stationäre Aufnahme an der psychiatrischen Abteilung umgehend zu veranlassen. Aufgrund der vorherigen Überdosierung von Medikation solle, sofern Herr K. sen. kein betreutes Wohnen in Anspruch nimmt, gegebenenfalls mit Hilfe von externer Unterstützung Medikation nicht frei zugänglich gelagert und deren Einnahme betreut werden. Darüber hinaus solle bei Herrn K. sen. erfragt werden, welche Form der weiteren Unterstützung aus seiner Sicht hilfreich sein könnte. Dies diene vorrangig der Herstellung von Selbstwirksamkeit sowie der Beteiligung an einer gemeinsamen Entscheidungsfindung, wodurch Herr K. sen. weiter Vertrauen zu seiner Familie fassen könne. Wenn es ihm allerdings nicht möglich sei, Unterstützungsmöglichkeiten zu nennen, könne z. B. Trauerbegleitung oder eine neue Aufgabe vorgeschlagen sowie unterstützt werden. Auch die Wiederaufnahme sozialer Kontakte könne gefördert werden.

Abschließend informiere ich die Familie und Herrn M. psychoedukativ darüber, dass in den ersten sechs Monaten nach dem Suizidversuch die Wahrscheinlichkeit eines weiteren Suizidversuchs beziehungsweise Suizids massiv erhöht ist, wobei auch eine psychopharmakologische Medikation zunächst dazu beitragen kann. Daher empfehle ich eine engmaschige fachärztliche Kontrolle in den ersten Wochen der medikamentösen Einstellung, sofern diese nicht bereits an der psychiatrischen Abteilung beziehungsweise im Rahmen der Rehabilitation erfolgt ist (vgl. Teismann & Dorrmann, 2021, S. 43).

MERKE!
Stimmungsaufhellende Medikation kann zu Beginn der Einnahme das Risiko eines erneuten Suizidversuchs – aufgrund der Steigerung des Antriebs – erhöhen! (Vgl. Teismann & Dorrmann, 2021, S. 77)

9.5 Neuerliche Krise – Gespräch mit Frau M. (Tochter des Herrn M.)

Aufgrund der Übergabe meiner Kontaktdaten an Herrn M. kontaktiert mich dieser, da seine Tochter, Frau M., einen tätlichen Angriff erlitten hat. Dieser hat sie destabilisiert, weshalb es meinerseits zu einer telefonischen Akutintervention kommt.

Darüber hinaus macht eine langandauernde komplexe Beziehungsthematik seitens Herrn K. aufgrund seiner Destabilisierung eine erneute Akutintervention meinerseits erforderlich.

Beide Krisen samt Interventionen werden im Folgenden dargestellt.

Telefonat mit Frau M. (Dauer: 1 h): 7 Wochen nach der Alarmierung

Herr M. kontaktiert mich telefonisch. Er ersucht mich um ein Gespräch mit seiner Tochter, welche sich derzeit im Haushalt der Familie aufhält, und reicht ihr, nach meiner Zustimmung, das Telefon weiter. Frau M. erzählt, eine Elektrofahrradfahrerin habe sie überholt, sei von ihrem Fahrrad abgestiegen, habe sie lautstark beschimpft und tätlich angegriffen, indem sie Frau M. »geschüttelt und gepackt« habe. Auf meine Frage nach Details hin schildert Frau M., sie sei zuvor in adäquatem Abstand an der Radfahrerin vorbeigefahren und habe sich wenig später vor einem Imbissstand eingeparkt. Aus ihrer Sicht war die Situation im Straßenverkehr »ganz normal, nicht außergewöhnlich und auf keinen Fall gefährlich«. Frau M. berichtet, sie habe sich in der Situation in einem Schockzustand befunden, sich »ausgeliefert« gefühlt und habe in der Situation des körperlichen Angriffs nicht reagieren können: »Ich bin einfach erstarrt«, woraufhin die Elektroradfahrerin von ihr abgelassen habe. »Noch nie bin ich so viel Hass und Gewaltbereitschaft begegnet.« Ich normalisiere ihr Erstarren und erläutere ihr psychoedukativ die normalen Reaktionsmöglichkeiten auf Gefahrensituationen.

THEORIE-INPUT

Cannon (1975) stellte fest, dass emotionaler Stress zu physiologischen Veränderungen führt. Er prägte den Begriff **Kampf-Flucht-Reaktion**, welcher die Vorbereitung des Organismus auf eine unmittelbare körperliche Reaktion – eben kämpfen oder fliehen – beschreibt. Hierbei wird zwischen Aggression und Angst unterschieden, wobei Ersteres einen Angriff und Letzteres Flucht, Vermeidung sowie Rückzug bewirkt.

Diese Theorie wurde von Gray (1987) um die Komponente **Erstarren** erweitert, welche darauf abzielt, von der Bedrohung nicht bemerkt zu werden, wobei eine erhöhte Hypervigilanz zu beobachten ist. Darüber hinaus wurde Furcht samt einer Schreckstarre (sich totstellen) beschrieben und von Bracha (2004) um die Möglichkeit eines Ohnmachtsanfalles erweitert.

Frau M. berichtet weiter, »einen völligen Aussetzer« gehabt und z. B. die Telefonnummer der Polizei vergessen zu haben, weshalb sie die nächstgelegene Polizeiinspektion aufgesucht und Anzeige gegen die Radfahrerin erstattet habe, deren Kennzeichen sie notiert habe. Ich frage nach, ob ermittelt wurde und es zu einem Verfahren gekommen sei. Frau M. führt aus, das Verfahren sei zugunsten der Elektroradfahrerin eingestellt worden – mit der Begründung einer »lebensgefährlichen Situation und deren folgenden emotionalen

Ausnahmezustands«. Das diesbezügliche gerichtliche Urteil habe sie über ihre Rechtsanwältin erhalten. Es sei von der zuständigen Richterin keine Tagsatzung anberaumt worden. Frau M. wiederholt abermals, die Situation könne für die Radfahrerin »nicht lebensbedrohlich« gewesen sein, da sie sie »passend überholt« habe, woraufhin ich mit ihr psychoedukativ die subjektiv unterschiedlichen Wahrnehmungen der gleichen Situation bespreche. Auf meine Frage nach den weiteren Schritten antwortet Frau M., die vierzehntägige Einspruchsfrist habe sie ohne Rücksprache mit ihrer Rechtsanwältin »vergehen lassen«, da sie sich mit der Causa nicht weiter befassen und der Elektroradfahrerin »nicht schaden« wollte.

Die Gefühle und Bilder in Zusammenhang mit dem tätlichen Angriff, so Frau M., »kommen vor allem in Ruhe immer wieder hoch«. Da sie dies problematisch empfindet, leite ich die Tresorübung an.

THEORIE-INPUT

Die **Tresorübung** (nach Reddemann, 2001) zählt zu den Imaginationstechniken. Dabei sollen gute und heilsame innere Bilder entwickelt werden, um einen positiven Gefühlszustand, z. B. Sicherheit, herbeizuführen.

Anleitung:

Zunächst wird der betroffenen Person der Nutzen des Tresors, im Sinne der Möglichkeit der Verwahrung unangenehmer, belastender Emotionen oder Gedanken, erörtert. In der Folge kann der Tresor, durch Nachfrage, in Farbe, Form, Material, Schließmechanismus, Größe sowie Stabilität gestaltet werden. Schließlich soll sich die betroffene Person vorstellen, alles Unangenehme direkt in den Tresor zu geben oder zuerst auf eine CD/DVD zu brennen, auf eine SD-Karte/einen USB-Stick zu speichern, in ein Notizbuch zu schreiben oder in ein Fotoalbum zu kleben. Die betroffene Person soll nun überprüfen, ob alles Unangenehme im Tresor verwahrt ist. Danach wird dieser geschlossen und auch dies soll nochmals überprüft werden. Sofern die betroffene Person es wünscht, kann sie den Tresor auch extra – durch ein weiteres Schloss oder auch eine Eisenkette – sichern. Abschließend wird erfragt, wie es sich für die betroffene Person anfühlt, wenn alles Unangenehme im Tresor eingesperrt ist, und es wird darauf hingewiesen, dass der Inhalt jederzeit wieder aus dem Tresor genommen oder auch etwas Neues dazugegeben werden kann.

Darüber hinaus berichtet Frau M., dass »immer wieder mal« ein Gedankenkreisen einsetze – sie frage sich einerseits, ob sie die Situation im Straßenverkehr doch falsch eingeschätzt habe, andererseits versuche sie, die »heftige Reaktion und den Hass« zu verstehen, obgleich ihr der diesbezügliche Grund nicht bekannt sei. Auf die Frage, ob es aus ihrer Sicht eine Möglichkeit geben könne, dies zu eruieren, meint Frau M.: »Eine Mediation wäre meine Methode der Wahl.« Weshalb diese nicht ohnehin vom Gericht angeordnet worden sei, könne sie zudem nicht nachvollziehen. Gemeinsam erarbeiten wir verschiedene Möglichkeiten, die Kontaktdaten der Radfahrerin in Erfahrung zu bringen, z. B. über ihre Rechtsanwältin, und der Radfahrerin einen Brief samt dem Vorschlag eines Mediationsgesprächs zu schreiben, sodass diese selbst entscheiden kann, ob sie Frau M. kontaktieren möchte oder nicht.

Frau M. erzählt mir zudem von der Krankengeschichte ihres Vaters. Er habe vor einigen Jahren eine »Krebsoperation gehabt«, wobei sie keine Kenntnis zur Lebensbedrohlichkeit der Erkrankung habe, da Herr M. sie »nicht belasten« und dies von ihr fernhalten wollte. Seither, so Frau M., leide ihr Vater an »RLS« und in dessen Folge an Schlafstörungen. Er nehme diesbezüglich ausschließlich »homöopathische Mittel« ein. Meine Frage nach einer Inanspruchnahme von Psychotherapie wird von ihr sowohl in Bezug auf sich selbst als auch ihren Vater verneint, wobei ich diese zur Bearbeitung der ausgelösten eigenen Verletzlichkeit sowie der Bedrohlichkeit der Situation mit der Elektroradfahrerin empfehle.

THEORIE-INPUT

Die deutsche Entwurfsfassung des ICD-11 (nach BfArM im Auftrag des BMG unter Beteiligung der Arbeitsgruppe ICD des KKG, 2023b) beschreibt das **Restless-Legs-Syndrom** (7A80) als »eine sensomotorische Störung im Wachzustand, die durch das Klagen über einen starken, fast unwiderstehlichen Drang, die Gliedmaßen zu bewegen, gekennzeichnet ist. Der Drang[,] sich zu bewegen, wird oft, aber nicht immer, von anderen unangenehmen Empfindungen begleitet, die tief in den Gliedmaßen empfunden werden. Obwohl die Beine am stärksten betroffen sind, beschreibt ein signifikanter Prozentsatz der Personen mit Restless-Legs-Syndrom auch Empfindungen in den Armen. Die Symptome des Restless-Legs-Syndrom[s] verschlimmern sich in Ruhe, lassen bei Bewegung nach und treten vorwiegend abends oder nachts auf. Die Symptome sind so schwerwiegend, dass sie zu erheblichem Leidensdruck oder Beeinträchtigungen in persönlichen, familiären, sozialen, schulischen, beruflichen oder anderen wichtigen Funktionsbereichen führen (z. B. durch häufige Unterbrechungen des Schlafs). Die überwiegende Mehrheit der Personen mit Restless-Legs-Syndrom zeigt

auch periodische Gliedmaßenbewegungen während des Schlafs. Eine separate Diagnose der periodischen Gliedmaßenbewegungen ist in diesen Fällen nicht gerechtfertigt, da die Gliedmaßenbewegungen während des Schlafs als erwarteter Teil des Restless-Legs-Syndrom[s] angesehen werden.«
Eine Studie von Didato et al. (2020) befasst sich mit dem Restless-Legs-Syndrom über die Lebensspanne sowie mit dessen Behandlung. Im Rahmen der Studie konnte festgestellt werden, dass die Erkrankung in allen Altersgruppen und bei allen Geschlechtern auftritt und eine effektive Behandlung im Zeitverlauf adaptiert werden muss.

9.5.1 Gespräch mit Herrn K. und psychosoziale Interventionen

Telefonat (Dauer: 1 h 18 min): 9 Wochen nach der Alarmierung
Herr K. kontaktiert mich telefonisch und berichtet, seine Lebensgefährtin habe am heutigen Tag »noch überhaupt nicht« mit ihm gesprochen, weshalb er um seine Beziehung in Sorge sei. Er meint, das Schweigen ihrerseits »tritt immer wieder auf«, lediglich einen Umgang damit zu finden sei ihm bisher nicht möglich gewesen. Seine Lebensgefährtin »nutzt das Schweigen, um ihrem Missmut« Ausdruck zu verleihen, wobei geringe Auslöser bereits ausreichen würden und sie dann »unterschiedlich, aber meist am nächsten Tag« wieder mit ihm spreche, ohne jedoch das zugrundeliegende Problem zu erörtern. Herr K. besprach diese Situation auch mit seinem Psychotherapeuten, welcher zu einer Paartherapie riet – diese wurde von Herrn K. bereits initiiert. Auf meine Frage nach dem Ziel der Paartherapie erwidert Herr K., er wolle damit die Beziehung »retten«, habe jedoch auch bereits mehrmals die Trennung von seiner Lebensgefährtin überlegt. Dabei habe er gedacht: »Vielleicht ist sie mit schuld, dass es mir schlecht geht und ich krank bin, vielleicht lerne ich eine andere, gesunde Frau kennen«, wobei er alle diesbezüglichen Überlegungen wiederholt verworfen habe. Aufgrund der privaten Situation seiner Lebensgefährtin, welche nach wie vor verheiratet sei, gestalte sich die Inanspruchnahme der Paartherapie »manchmal leider sehr schwierig«, weshalb die Intervalle zwischen den Terminen variierten und bisher »nur ein paar« Sitzungen stattgefunden hätten.

Auf meine Frage nach der auslösenden Situation des heutigen Schweigens antwortet Herr K., er habe seine Lebensgefährtin damit konfrontiert, dass sie keine Zeit für ihn habe – sie »nimmt sich zu selten Zeit für mich, lebt noch zu sehr in ihrer Ehe« –, und dies habe zu einem Konflikt geführt. Die fehlende Konfliktkultur in Kombination mit unterschiedlichen Kommunikationsstilen sind, laut Herrn K., »das wesentlichste Problem«. Auch wenige Tage zuvor sei es zu »einem gravierenden Streit gekommen«. Auf meine Nachfrage hin berichtet er jedoch nur sehr spärlich von dem Vorfall – darüber zu sprechen ist ihm merklich unangenehm –, meint jedoch: »Konflikte und Schuldzuweisungen stehen an der Tagesordnung.« In der Vergangenheit, so Herr K., sind Streitigkeiten bereits massiv eskaliert. Er hat damals »getobt, geschimpft und mit allem geworfen, das ich in die Hände bekommen hab«, ist dann »rausgelaufen, weil ich völlig fertig war und sonst Schlimmeres passiert wäre, weil ich mich nicht mehr halten konnte«. Mehrmals habe er währenddessen »so etwas wie ein Blackout, einen Filmriss« erlebt, kenne dies aus früheren Streitigkeiten jedoch nicht.

In der Folge des heutigen Streites habe er seine Wohnung verlassen, seine Lebensgefährtin ebenfalls, wobei er »viele Stunden und Kilometer ziellos durch die Gegend gelaufen« sei. An Ereignisse innerhalb dieser Zeitspanne kann sich Herr K. allerdings nicht mehr erinnern: »Ich bin wie in Trance gewesen, hab mich nicht wie ich selbst gefühlt, hab mir quasi zugeschaut und nichts dagegen tun können.«

Als ich nach einer psychiatrischen Vorgeschichte seiner Lebensgefährtin frage, berichtet Herr K., ihr sei zunächst eine histrionische Persönlichkeitsstörung – aus ihrer Sicht eine »völlige Fehldiagnose« – diagnostiziert worden, wobei die aktuelle Diagnose schizotype Störung lautet. »Wie schon die histrionische Persönlichkeitsstörung kann sie auch diese nicht annehmen«, äußert Herr K. weiter. Er führt aus, in der Vergangenheit sei seine Lebensgefährtin stationär an einer psychiatrischen Abteilung aufgenommen gewesen, wobei sie eine klinisch-psychologische Diagnostik, aufgrund der damit verbundenen subjektiven Anstrengung und Überforderung, abgebrochen habe. Ich frage daraufhin, ob seine Lebensgefährtin medikamentös eingestellt sowie fachärztlich und psychotherapeutisch angebunden sei. Herr K. berichtet, sie habe die verordnete Medikation »schon vor langer Zeit« ohne Hinzuziehung eines Facharztes für Psychiatrie abgesetzt und sei seit jeher nicht angebunden: »Das braucht sie nicht und sie fühlt sich ohne Medikamente besser, sagt sie.« Er erzählt mir weiter, seine Lebensgefährtin sei in der Vergangenheit »Alkoholikerin« gewesen. Dies führt Herr K. auf den Suizid des damaligen Lebensgefährten im Eigenheim seiner Lebensgefährtin vor »ewigen, vielen Jahren« und dessen Auffindung durch sie zurück, wobei er stolz meint, sie »zum Aufhören gebracht« zu haben.

Ich frage Herrn K., welche Unterstützung er konkret von mir benötige, und er meint, das Gespräch sei wichtig sowie ausreichend gewesen, er fühle sich nun »entlastet«. Ich bestärke ihn darin, an der Paartherapie festzuhalten, empfehle ihm allerdings auch, auf seine Grenzen sowie seine eigene psychische Befindlichkeit zu achten.

Im Gespräch fällt auf, dass Herr K. inadäquate Affekte, Schwierigkeiten in seinen Denkstrukturen, Gedankensprünge, umständliches Denken sowie Verlangsamung aufweist.

Schlussbericht

Obwohl sich im Gespräch mit Herrn K. noch Auffälligkeiten ergaben, kann die psychosoziale Akutbetreuung, aufgrund der umfassenden Anbindung vor allem von Herrn K., Herrn K. sen. sowie Frau B., beendet werden.

9.5.2 Checkliste Interventionen

Im Rahmen der Einsätze wurden folgende Interventionen – auf Basis der genannten Checkliste für dokumentarische Zwecke (siehe auch Anhang C) – durchgeführt:

Sicherheitsfördernde Interventionen

- Begleitung/Hilfestellungen im Kontakt mit
  - Rettungsdienst, Allgemeinmedizin, Akutpsychiatrie
- Abklärung von
  - Selbstgefährdung
  - Suizidalität
- Informationen zu Setting und weiteren Schritten
- Weitergabe von Visitenkarten, Foldern und Kontaktadressen

Ruhe fördernde Interventionen

- aktives Zuhören, Verständnis zeigen, nachfragen, Strukturierung
- Verbalisierung von Erlebtem
- emotionale Ausdrucksmöglichkeiten fördern
- Normalisierung der Gefühle und Situationen (z. B. Symptome als Bewältigungsstrategie benennen)
- Psychoedukation und Hilfestellungen im Umgang mit (Trauma-)Reaktionen
- Bereitstellung von Informationen
- Bearbeitung und Entlastung von Schuld-/Schamgefühlen

Selbstwirksamkeit fördernde Interventionen

- Planung der nächsten Tage und Schritte
- Förderung der Handlungsfähigkeit und Wiedergewinnung von Kontrolle
- Ressourcenaktivierung/-aufbau
- Förderung von Selbstfürsorge und Fürsorge für andere
- Achtsamkeitsübungen, Entspannungsübungen, Reorientierung

Verbundenheit fördernde Interventionen

- Einbindung in tragfähige soziale Netzwerke
  - Familie
- Stabilisierung der Bezugssysteme (Eingrenzung von Konflikten/Konfrontationen)
- Vermeidung von Isolation

Hoffnung fördernde Interventionen

- Weitervermittlung an benötigte Dienste
  - ambulante Psychotherapie

Traumatherapeutische Interventionen

Stabilisierung (Atemübungen), Imagination (Tresorübung)

9.6 Beschreibende Phänomenologie, Skalen und Checklisten

Sowohl Frau B. als auch Herr K. sind im Rahmen der Einsätze in der Lage, ihre Gedanken und Sorgen zu verbalisieren sowie offen über ihre aktuellen wie vergangenen psychischen Belastungen und Probleme zu sprechen.

Sowohl bei der Mutter als auch bei der Lebensgefährtin von Herrn K. liegen krankheitswertige Störungen vor, welche hier mit Hilfe der Kapitel V (F – psychische und Verhaltensstörungen) und XXI (Z – Faktoren, die den Gesundheitszustand beeinflussen und zur Inanspruchnahme von Gesundheitsdiensten führen) des ICD-10-GM 2024 (BfArM, 2023a) im Sinne einer beschreibenden Phänomenologie erörtert werden.

Unter **Demenz (F00–F03)** (BfArM, 2023h) versteht man »ein Syndrom als Folge einer meist chronischen oder fortschreitenden Krankheit des Gehirns mit Störung vieler höherer kortikaler Funktionen, einschließlich Gedächtnis, Denken, Orientierung, Auffassung, Rechnen, Lernfähigkeit, Sprache und Urteilsvermögen. Das Bewusstsein ist nicht getrübt. Die kognitiven Beeinträchtigungen werden gewöhnlich von Veränderungen der emotionalen Kontrolle, des Sozialverhaltens oder der Motivation begleitet, gelegentlich treten diese auch eher auf. Dieses Syndrom kommt bei Alzheimer-Krankheit, bei zerebrovaskulären Störungen und bei anderen Zustandsbildern vor, die primär oder sekundär das Gehirn betreffen.«

Die **histrionische Persönlichkeitsstörung (F60.4)** (BfArM, 2023i) ist durch »oberflächliche und labile Affektivität, Dramatisierung, einen theatralischen, übertriebenen Ausdruck von Gefühlen, durch Suggestibilität, Egozentrik, Genusssucht, Mangel an Rücksichtnahme, erhöhte Kränkbarkeit und ein dauerndes Verlangen nach Anerkennung, äußeren Reizen und Aufmerksamkeit« gekennzeichnet.

Bei einer **schizotypen Störung (F21)** (BfArM, 2023j) leidet die betroffene Person unter »exzentrischem Verhalten und Anomalien des Denkens und der Stimmung, die schizophren wirken, obwohl nie eindeutige und charakteristische schizophrene Symptome aufgetreten sind. Es kommen vor: ein kalter Affekt, Anhedonie und seltsames und exzentrisches Verhalten, Tendenz zu sozialem Rückzug, paranoische oder bizarre Ideen, die aber nicht bis zu eigentlichen Wahnvorstellungen gehen, zwanghaftes Grübeln, Denk- und Wahrnehmungsstörungen, gelegentlich vorübergehende, quasipsychotische Episoden mit intensiven Illusionen, akustischen oder anderen Halluzinationen und wahnähnlichen Ideen, meist ohne äußere Veranlassung. Es lässt sich kein klarer Beginn feststellen; Entwicklung und Verlauf entsprechen gewöhnlich einer Persönlichkeitsstörung.«

Abermals wurde im Zuge der hier beschriebenen Einsätze für diagnostische sowie dokumentarische Zwecke eine Checkliste mit Risiko- und Schutzfaktoren verwendet, um den Bedarf der Weiterbetreuung oder Stabilisierung besser identifizieren zu können. Die vollständige Checkliste der Risiko- und Schutzfaktoren ist in Anhang D zu finden.

Allgemeines

- psychiatrische/psychotherapeutische Vorgeschichte
  - ICD-10-F-Diagnose bekannt: F21, F60.4, F00–F03
  - aktuell psychologische/psychotherapeutische/psychiatrische Behandlung
  - psychopharmakologische Medikation

Schutzfaktoren

- unterstützendes soziales Netzwerk
- Zukunftsorientierung und Fokus auf Aufgaben
- Offenheit für Unterstützung

Risikofaktoren

- frühere Erfahrungen von Trauma, Missbrauch oder Gewalt
- chronische Erkrankung oder Beeinträchtigung
- Personenfaktoren
  - familiäre Vorbelastung für psychische Erkrankungen
  - Substanzmissbrauch oder Abhängigkeit von Drogen (inkl. Alkohol)
  - schlechter Allgemeinzustand/Gesundheitszustand
- Situationsfaktoren
  - Informationsdefizit/kaum Informationen zur aktuellen Situation
  - subjektiv erlebte lange Dauer der Belastung
  - objektive Handlungsunfähigkeit, der Situation ausgeliefert sein
  - mangelnde Unterstützung peritraumatisch
  - vorsätzliches menschliches Fehlverhalten

- Akutreaktionen
  - Gefühl von Hoffnungslosigkeit, Hilflosigkeit, Ohnmacht
  - Erschütterung grundlegender Werte und Überzeugungen
  - Panikattacken, Gefühle der Angst oder des Kontrollverlustes
  - Teilnahmslosigkeit, emotionale Taubheit
  - passive Todeswünsche, Suizidgedanken

9.7 Diskussion und Reflexion

Betrachtet man die Betreuungsdokumentation, sind die Einsätze an sich gut verlaufen, wobei ein Telefonat einige Monate nach Beendigung der Betreuung dennoch hilfreich gewesen wäre. In diesem wäre eine Entbindung von der Verschwiegenheit zum Austausch mit dem Psychotherapeuten von Herrn K. sinnvoll gewesen, da ich in den Einsätzen viele für die Psychotherapie relevante Informationen erhielt und Eindrücke gewann. Dieselbe Vorgehensweise wäre darüber hinaus in Bezug auf die Paartherapie möglich und sinnvoll gewesen.

Anhang

Anhang A: Betreuung in und nach psychosozialen Krisen

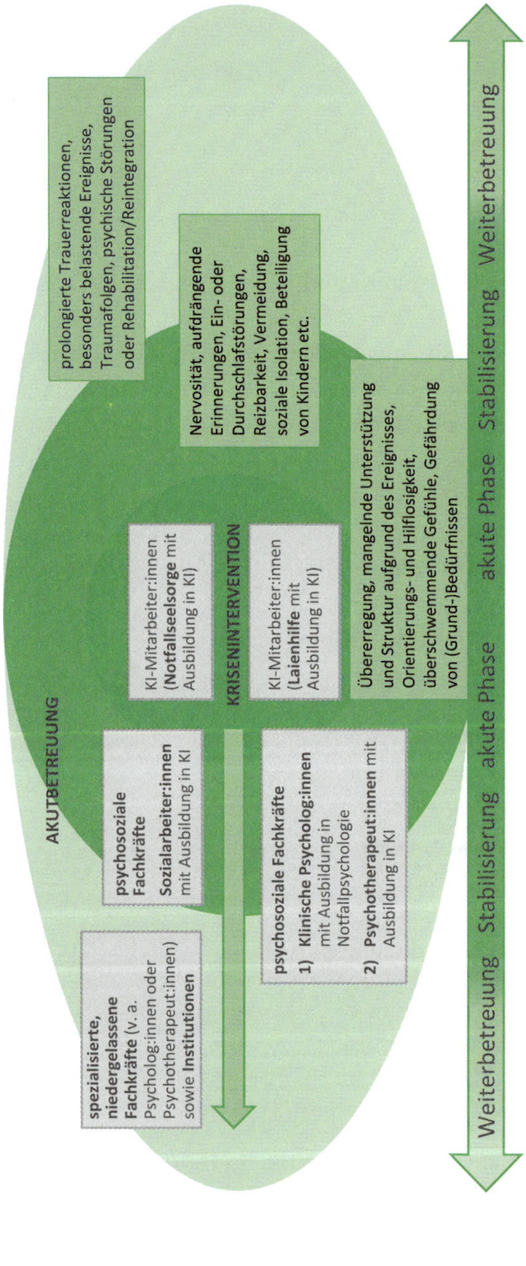

Anhang B: Betreuungsdokumentationen – grafische Darstellung

Betreuungsdokumentation 1: Kinder und Jugendliche als Angehörige nach einem plötzlichen natürlichen Todesfall

BETREUUNGSDOKUMENTATION 1: KINDER UND JUGENDLICHE ALS ANGEHÖRIGE NACH EINEM PLÖTZLICHEN NATÜRLICHEN TODESFALL

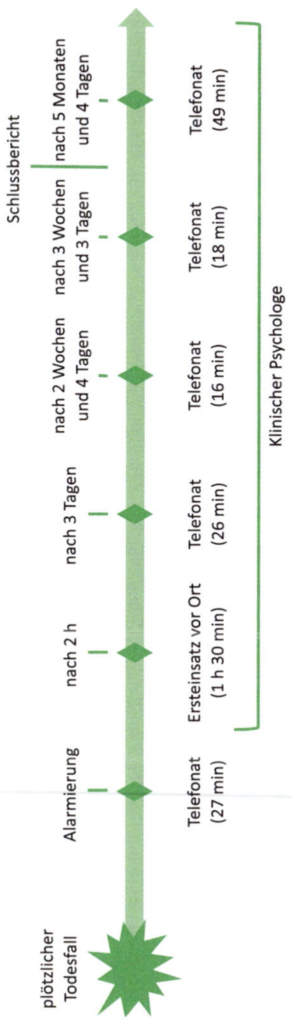

Betreuungsdokumentation 2: Familien als Betroffene nach einem Großschadensereignis

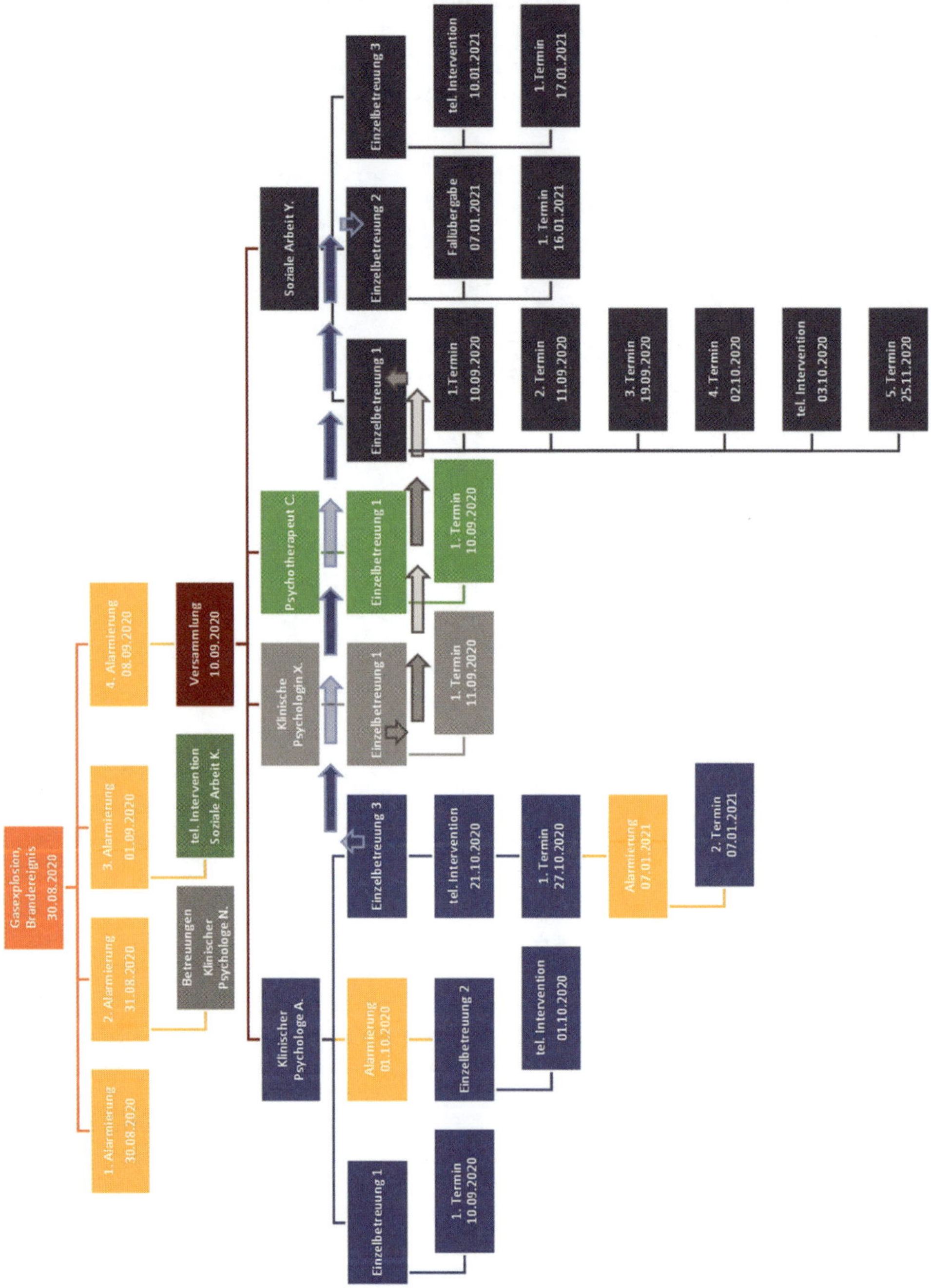

Betreuungsdokumentation 2: Familien als Betroffene nach einem Großschadensereignis

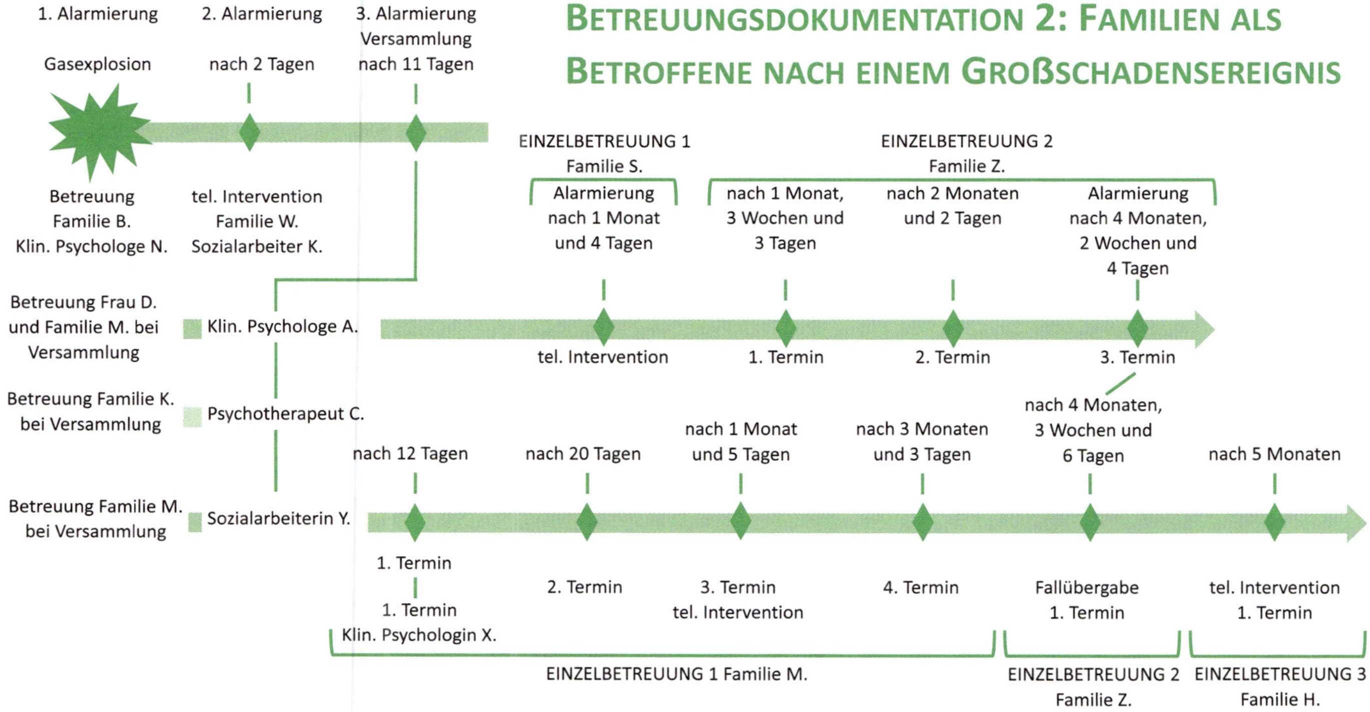

Betreuungsdokumentation 3: Erweiterter Suizid bzw. Mord und Suizid

BETREUUNGSDOKUMENTATION 3: ERWEITERTER SUIZID BZW. MORD UND SUIZID

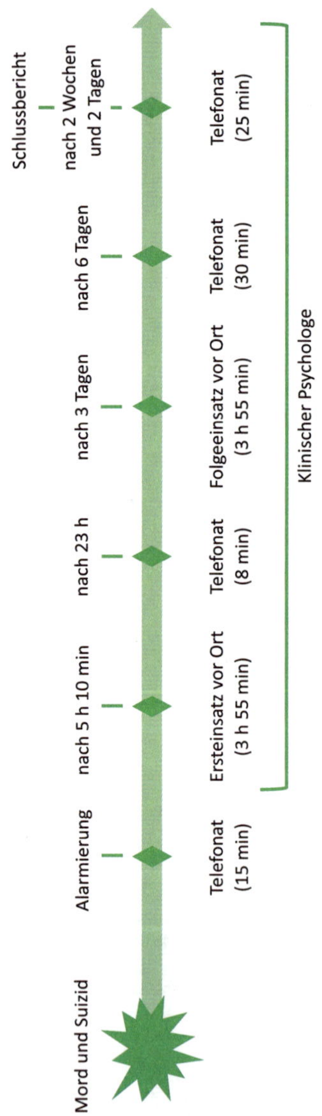

Betreuungsdokumentation 4: Suizid

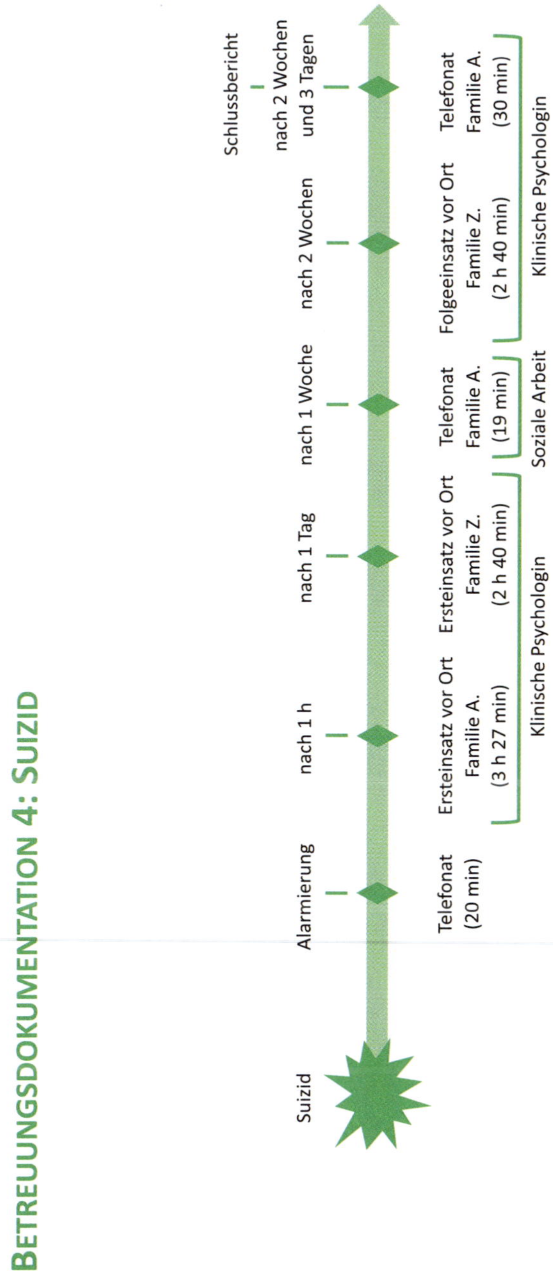

Betreuungsdokumentation 5: Psychiatrische und soziale Krise

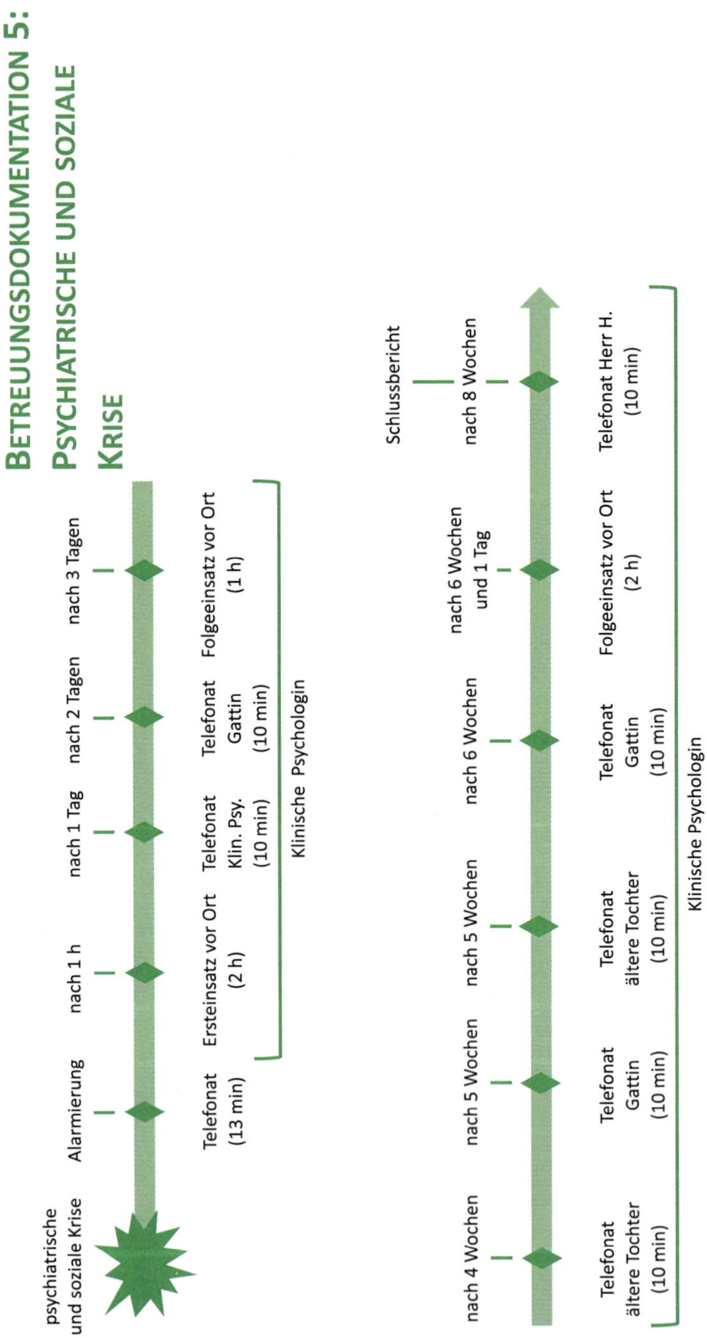

Betreuungsdokumentation 6: Gruppenintervention und Amputation

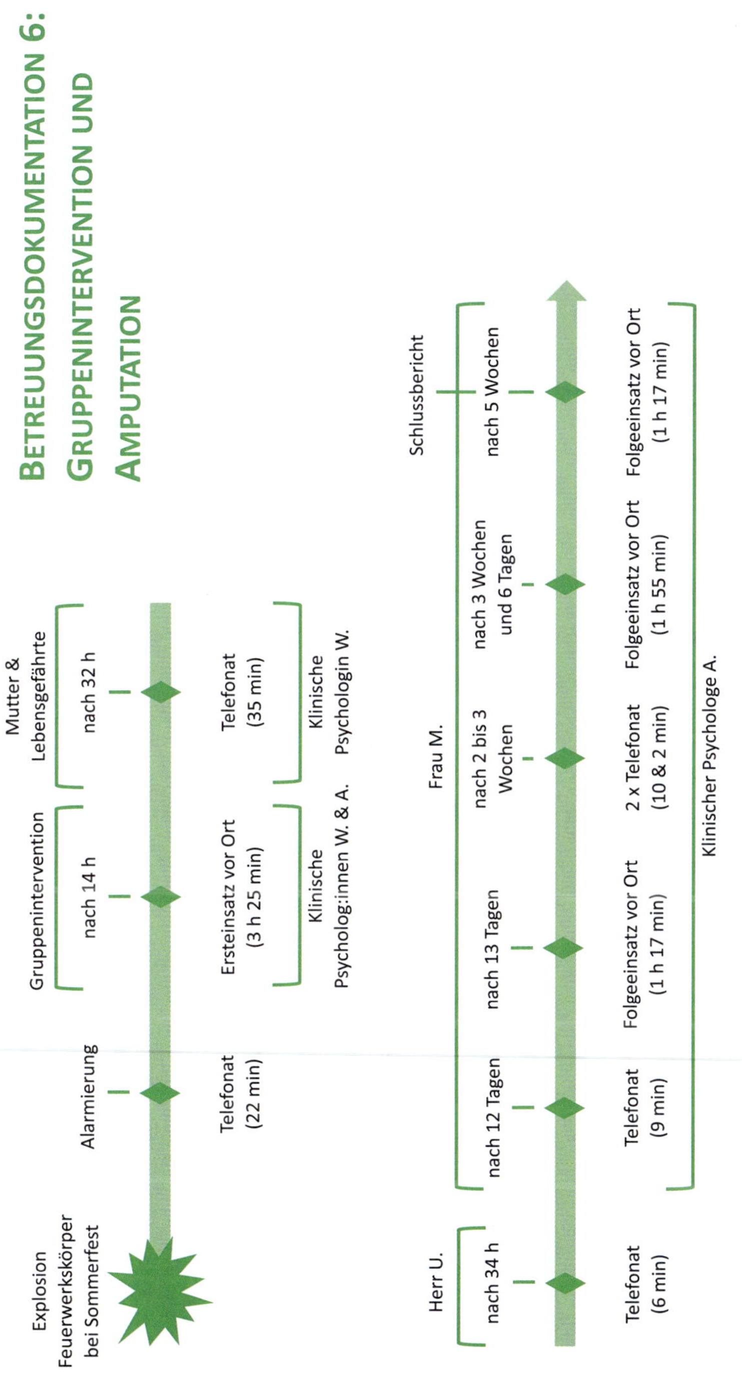

Betreuungsdokumentation 7: Multifaktorielle Problemlage

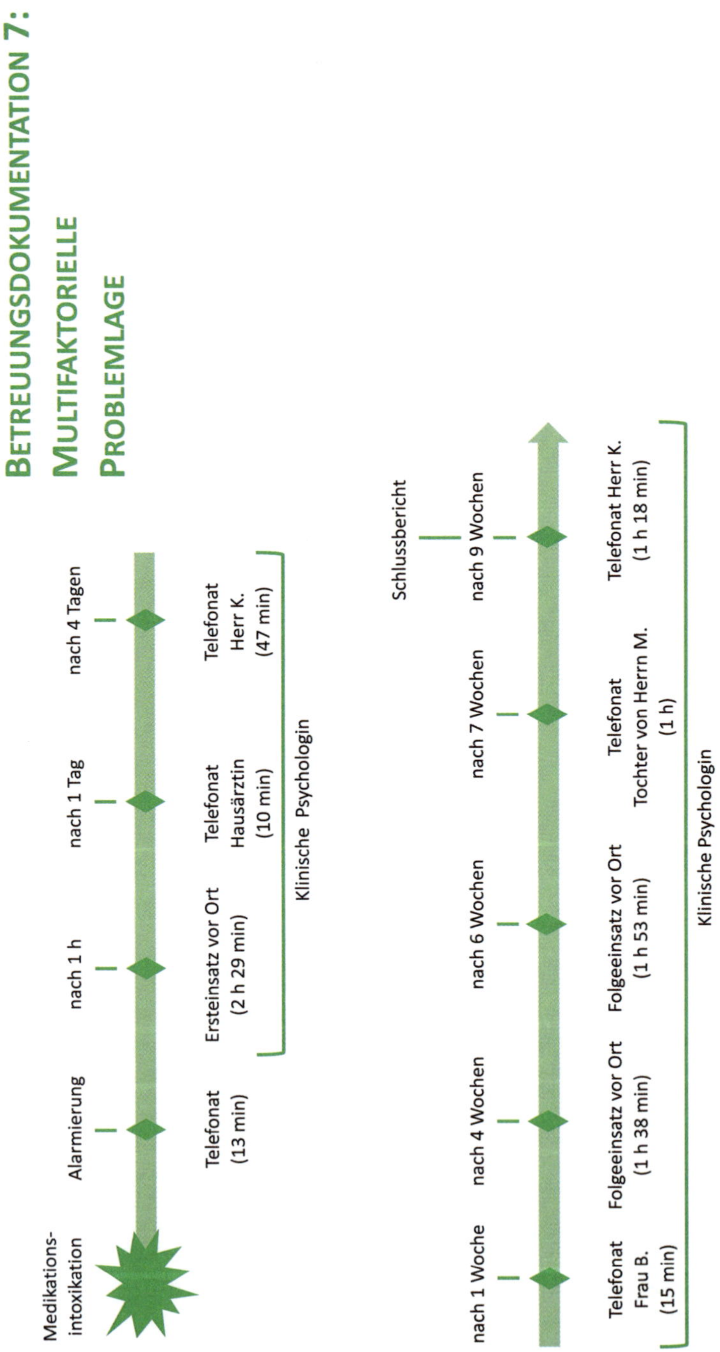

Anhang C: ☑ Checkliste der durchgeführten Interventionen

Sicherheitsfördernde Interventionen

- ☐ Bereitstellen eines sicheren Ortes
- ☐ Unterstützung bei
  - ☐ der polizeilichen Befragung
  - ☐ Überbringung von Todesnachrichten
  - ☐ Identifizierung einer verstorbenen Person
  - ☐ Abschiednahme vom Leichnam
  - ☐ Überführung des Leichnams
  - ☐ Suche und Zusammenstellung von wichtigen Dokumenten
  - ☐ Sonstiges: ______________________________
- ☐ Begleitung/Hilfestellungen im Kontakt mit
  - ☐ Familie oder Freund:innen
  - ☐ Bestattung
  - ☐ Reinigungsfirma/Tatortreinigung
  - ☐ Behörden
  - ☐ Rettungsdienst, Allgemeinmedizin, Akutpsychiatrie
  - ☐ Sonstiges: ______________________________
- ☐ Abklärung von
  - ☐ Selbstgefährdung
  - ☐ Fremdgefährdung
  - ☐ Suizidalität
  - ☐ NSSV/SVV[1]
- ☐ Kontaktaufnahme mit Polizei/Amtsarzt[2]
- ☐ Informationen zu Setting und weiteren Schritten
- ☐ Weitergabe von Visitenkarten, Foldern und Kontaktadressen

Ruhe fördernde Interventionen

- ☐ aktives Zuhören, Verständnis zeigen, nachfragen, Strukturierung
- ☐ Verbalisierung von Erlebtem
- ☐ emotionale Ausdrucksmöglichkeiten fördern

1 NSSV: Nicht-suizidales selbstverletzendes Verhalten, also Handlungen, bei denen eine Person sich selbst absichtlich verletzt, ohne die Absicht zu haben, sich das Leben zu nehmen. Da im ersten Moment oftmals nicht einschätzbar ist, ob das selbstverletzende Verhalten tatsächlich in einem non-suizidalen Kontext stattfindet, kann man hier auch einfach von selbstverletzendem Verhalten (SVV) sprechen.

2 Im Falle einer akuten Selbstgefährdung, Fremdgefährdung oder Suizidalität ist es notwendig, unverzüglich zusätzliche professionelle Hilfe herbeizurufen. Dies kann die Kontaktaufnahme mit der Polizei oder dem Amtsarzt einschließen, um angemessene Maßnahmen zu ergreifen und die Sicherheit der betroffenen Person zu gewährleisten.

- ☐ Normalisierung der Gefühle und Situationen (z. B. Symptome als Bewältigungsstrategie benennen)
- ☐ Psychoedukation und Hilfestellungen im Umgang mit (Trauma-)Reaktionen
- ☐ Bereitstellung von Informationen
- ☐ Verminderung von Stressoren und Entlastung (z. B. Medienexposition)
- ☐ Förderung von Abstand und Distanzierung
- ☐ Bearbeitung und Entlastung von Schuld-/Schamgefühlen

Selbstwirksamkeit fördernde Interventionen

- ☐ Planung der nächsten Tage und Schritte
- ☐ Notfallplan erstellen
- ☐ Förderung der Handlungsfähigkeit und Wiedergewinnung von Kontrolle
- ☐ Ressourcenaktivierung/-aufbau
- ☐ Förderung von Selbstfürsorge und Fürsorge für andere
- ☐ Achtsamkeitsübungen, Entspannungsübungen, Reorientierung
- ☐ Rituale

Verbundenheit fördernde Interventionen

- ☐ Einbindung in tragfähige soziale Netzwerke
  - ☐ Familie
  - ☐ Freund:innen
  - ☐ Nachbarschaft
  - ☐ Vereine
  - ☐ religiöse/spirituelle Gemeinschaft
  - ☐ Arbeitskolleg:innen
- ☐ Stabilisierung der Bezugssysteme (Eingrenzung von Konflikten/Konfrontationen)
- ☐ Vermeidung von Isolation

Hoffnung fördernde Interventionen

- ☐ Zukunftsorientierung und Erarbeiten von positiven Perspektiven
- ☐ Beratung über
  - ☐ Förderungen in Notsituationen/Katastrophenhilfe
  - ☐ finanzielle Ansprüche, Pensionsantrag
  - ☐ Sozialbestattung
  - ☐ Sonstiges: ________________________________
- ☐ Weitervermittlung an benötigte Dienste
  - ☐ psychosoziale Beratungsstelle/n
  - ☐ Verbrechensopferhilfe
  - ☐ Trauerberatung, -begleitung, Hospiz
  - ☐ ambulante Psychotherapie

- ☐ stationäre Psychotherapie
- ☐ Bezirksverwaltungsbehörde/Fachbereich Soziale Arbeit
- ☐ Krankenhaus – Soziale Arbeit/Entlassungsmanagement
- ☐ Sonstiges: ____________________

Traumatherapeutische Interventionen (z. B. EMDR; Stabilisierungs-/Distanzierungsübungen; Screentechnik; Imaginationsübungen wie u. a. Tresorübung, Wohlfühl-Ort):

- ☐ ____________________
- ☐ Sonstige Interventionen: ____________________

Anmerkung: Die Checkliste besteht aus mehreren Interventionen, welche aufgrund der **praktischen Tätigkeit vor Ort** und damit im Sinne von **Erfahrungswerten** aufgenommen wurden. Ein großer Teil der genannten Interventionen entspricht außerdem Handlungs- bzw. Interventionsempfehlungen aus nachfolgender Literatur:

Hausmann, Clemens. (2021). *Interventionen der Notfallpsychologie. Was man tun kann, wenn das Schlimmste passiert* (2., überarbeitete Auflage). Wien: Facultas.

Hobfoll, Stevan E., Watson, Patricia, Bell, Carl C., Bryant, Richard A., Brymer, Melissa J., Friedman, Matthew J., Friedman, Merle, Gersons, Berthold P.R., de Jong, Joop T.V.M, Layne, Christopher M., Maguen, Shira, Neria, Yuval, Norwood, Ann E., Pynoos, Robert S., Reissmann, Dori, Ruzek, Josef I., Shalev, Arieh Y., Solomon, Zahava, Steinberg, Alan M., & Ursano, Robert J. (2007). Five Essential Elements of Immediate and Mid-Term Mass Trauma Intervention: Empirical Evidence. *Psychiatry: Interpersonal and Biological Processes, 70*(4), 283–315. https://doi.org/10.1521/psyc.2007.70.4.283.

Juen, Barbara, & Kratzer, Dietmar. (2012). *Krisenintervention und Notfallpsychologie. Ein Handbuch für KriseninterventionsmitarbeiterInnen und psychosoziale Fachkräfte.* Innsbruck: Studia.

Juen, Barbara, Siller, Heidi, & Gstrein, Susanne. (2011). Psychosoziale Interventionen für akut traumatisierte Personen und deren Wirksamkeit. *Journal für Psychologie, 19*(3), 1–28.

Lasogga, Frank, & Gasch, Bernd. (2008). *Notfallpsychologie. Lehrbuch für die Praxis.* Berlin, Heidelberg: Springer.

Lasogga, Frank, & Münker-Kramer, Eva. (2021). *Psychische Zweite Hilfe durch Notfallseelsorger und Kriseninterventionsteams* (2., überarbeitete Auflage). Edewecht: Stumpf und Kossendey.

Maercker, Andreas, & Bromberger, Florentine. (2005). Checklisten und Fragebogen zur Erfassung traumatischer Ereignisse in deutscher Sprache. *Trierer Psychologische Berichte, 32*(2), 1–40.

Anhang D: ☑ Checkliste der Risiko- und Schutzfaktoren

Allgemeines

- ☐ psychiatrische/psychotherapeutische Vorgeschichte
  - ICD-10-F-Diagnose bekannt: ______________________________
  - aktuell psychologische/psychotherapeutische/psychiatrische Behandlung
  - psychopharmakologische Medikation: ________________________
- ☐ mehrere Todesfälle innerhalb der letzten 12 Monate
- ☐ unsichere existenzielle oder materielle Lage bereits vor der Krisensituation

Schutzfaktoren

- ☐ Alltagsstruktur vor der Krisensituation
- ☐ unterstützendes soziales Netzwerk
- ☐ positives Selbstkonzept/internale Kontrollüberzeugung
- ☐ Zukunftsorientierung und Fokus auf Aufgaben
- ☐ Offenheit für Unterstützung
- ☐ Akzeptanz der Veränderung/des Verlustes
- ☐ Religiosität/Spiritualität

Risikofaktoren

- ☐ frühere Erfahrungen von Trauma, Missbrauch oder Gewalt
- ☐ chronische Erkrankung oder Beeinträchtigung
- ☐ Personenfaktoren
  - ☐ familiäre Vorbelastung für psychische Erkrankungen
  - ☐ Substanzmissbrauch oder Abhängigkeit von Drogen (inkl. Alkohol)
  - ☐ mangelnde Erfahrung/niedriger Entwicklungsstand/begrenztes Verständnis
  - ☐ Abhängigkeitsverhältnis (vom Hilfesystem oder von Helfer:innen)
  - ☐ schlechter Allgemeinzustand/Gesundheitszustand
- ☐ Situationsfaktoren
  - ☐ Informationsdefizit/kaum Informationen zur aktuellen Situation
  - ☐ fehlende Alltagsstruktur
  - ☐ (Zeugenschaft von) Bedrohung von Leib und Leben durch ein intensives Ereignis
  - ☐ subjektiv erlebte lange Dauer der Belastung
  - ☐ anhaltende Beeinträchtigung, Behinderung durch das Trauma
  - ☐ objektive Handlungsunfähigkeit, der Situation ausgeliefert sein
  - ☐ mangelnde Unterstützung peritraumatisch
  - ☐ vorsätzliches menschliches Fehlverhalten
  - ☐ fahrlässiges menschliches Fehlverhalten
  - ☐ starkes Öffentlichkeits-/Medieninteresse

- ☐ materielle, existenzielle Bedrohung als Folge
- ☐ unversorgte Angehörige/Haustiere

☐ Akutreaktionen

- ☐ Gefühl von Hoffnungslosigkeit, Hilflosigkeit, Ohnmacht
- ☐ Erschütterung grundlegender Werte und Überzeugungen
- ☐ Panikattacken, Gefühle der Angst oder des Kontrollverlustes
- ☐ Vermeidung von Gefühlen oder Situationen, rationalisierendes Verhalten
- ☐ Hyperarousal (anhaltende Übererregbarkeit, Unruhe, Überwachheit)
- ☐ Albträume, Ein- und/oder Durchschlafstörungen
- ☐ Nicht-wahrhaben-Wollen des Geschehens
- ☐ wiederkehrende Erinnerungen, Intrusionen, Flashbacks
- ☐ Teilnahmslosigkeit, emotionale Taubheit
- ☐ Depersonalisation oder Derealisation
- ☐ Scham-/Schuldgefühle
- ☐ passive Todeswünsche ☐ Suizidgedanken ☐ suizidale Pläne
- ☐ Selbstgefährdung: NSSV/SVV[3] ☐ Suizidhandlungen ☐ suizidale Einengung
- ☐ Fremdgefährdung

☐ Soziales Umfeld

☐ Schuldzuweisung durch das Umfeld

☐ Fehlen von tragfähigen sozialen Bindungen

☐ erzwungene Trennung von Familienmitgliedern

☐ Sonstige Risiko-/Schutzfaktoren: ________________________________

Anmerkung: Die Checkliste besteht aus mehreren Faktoren, welche aufgrund der **praktischen Tätigkeit vor Ort** und damit im Sinne von **Erfahrungswerten** aufgenommen wurden. Zusätzlich lassen sich die Faktoren auch **in nachfolgender Literatur** finden:

Angenendt, Jörg, Riering, Anne, Röhrich, Babette, Südkamp, Norbert P., & Berger, Mathias. (2012). *Freiburger Arbeitsunfallstudie II (FAUST-II).* Screeninggestützte Früherkennung psychischer Gesundheitsstörungen nach schweren Arbeitsunfällen. Trauma und Berufskrankheit (2). https://doi.org/10.1007/s10039-011-1790-4.

Becker-Nehring, Katharina, Witschen, Imke, & Bengel, Jürgen. (2012). Schutz- und Risikofaktoren für Traumafolgestörungen: Ein systematischer Review. *Zeitschrift für Klinische Psychologie und Psychotherapie, 41*, 148–165. https://doi.org/10.1026/1616-3443/a000150.

Brewin, Chris R., Andrews, Bernice, & Valentine, John D. (2000). Meta-analysis of risk factors for posttraumatic stress disorder in trauma-exposed adults. *J Consult Clin Psychol, 68*(5), 748–766. https://doi.org/10.1037//0022-006x.68.5.748.

3 NSSV: Nicht-suizidales selbstverletzendes Verhalten, also Handlungen, bei denen eine Person sich selbst absichtlich verletzt, ohne die Absicht zu haben, sich das Leben zu nehmen. Da im ersten Moment oftmals nicht einschätzbar ist, ob das selbstverletzende Verhalten tatsächlich in einem non-suizidalen Kontext stattfindet, kann man hier auch einfach von selbstverletzendem Verhalten (SVV) sprechen.

Deutschsprachige Gesellschaft für Psychotraumatologie e.V. (2019). *S2k-Leitlinie: Diagnostik und Behandlung von akuten Folgen psychischer Traumatisierung.* https://www.awmf.org/uploads/tx_szleitlinien/051-027l_S2k_Diagnostik_Behandlung_akute_Folgen_psychischer_Traumatisierung_2019-10.pdf (13.04.2022).

Hausmann, Clemens. (2021). *Interventionen der Notfallpsychologie. Was man tun kann, wenn das Schlimmste passiert* (2., überarbeitete Auflage). Wien: Facultas.

Hobfoll, Stevan E., Watson, Patricia, Bell, Carl C., Bryant, Richard A., Brymer, Melissa J., Friedman, Matthew J., Friedman, Merle, Gersons, Berthold P.R., de Jong, Joop T.V.M, Layne, Christopher M., Maguen, Shira, Neria, Yuval, Norwood, Ann E., Pynoos, Robert S., Reissmann, Dori, Ruzek, Josef I., Shalev, Arieh Y., Solomon, Zahava, Steinberg, Alan M., & Ursano, Robert J. (2007). Five Essential Elements of Immediate and Mid-Term Mass Trauma Intervention: Empirical Evidence. *Psychiatry: Interpersonal and Biological Processes, 70*(4), 283–315. https://doi.org/10.1521/psyc.2007.70.4.283.

Juen, Barbara, & Kratzer, Dietmar. (2012). *Krisenintervention und Notfallpsychologie. Ein Handbuch für KriseninterventionsmitarbeiterInnen und psychosoziale Fachkräfte.* Innsbruck: Studia.

Kast, Verena. (1999). *Trauern. Phasen und Chancen des psychischen Prozesses.* Stuttgart: Kreuz.

Lasogga, Frank, & Münker-Kramer, Eva. (2021). *Psychische Zweite Hilfe durch Notfallseelsorger und Kriseninterventionsteams* (2., überarbeitete Auflage). Edewecht: Stumpf und Kossendey.

Maercker, Andreas, & Bromberger, Florentine. (2005). Checklisten und Fragebogen zur Erfassung traumatischer Ereignisse in deutscher Sprache. *Trierer Psychologische Berichte, 32(2),* 1–40.

Rahm, Dorothea, Otte, Hilka, Bosse, Susanne, & Ruhe-Hollenbach, Hannelore. (1993). *Einführung in die Integrative Therapie. Grundlagen und Praxis.* Paderborn: Junfermann.

Skodol, Andrew E. (2010). The resilient personality. In John W. Reich, Alex J. Zautra, & John Stuart Hall. (Hrsg.), *Handbook of adult resilience* (S. 112–125). New York: Guilford Press.

Anhang E: Informationen für Jugendliche

Adaptiert und ergänzt (ursprüngliche Quellen: Hausmann, 2021, S. 436f.; Walraven-Thissen, 2019)

Es kann sein, dass du dich aktuell nicht wohlfühlst oder das Gefühl hast, dass du allein sein willst. Bitte lies dir diese Blätter kurz durch und sprich dann mit Erwachsenen und anderen Jugendlichen. Oft reicht es auch aus, wenn du einfach Zeit mit ihnen verbringst, um dich wieder wohlzufühlen. Manchmal hilft es auch, wenn du mit Menschen sprichst, die in einer ähnlichen Situation wie du sind oder waren. Suche aber bitte trotzdem das Gespräch mit einer anderen, außenstehenden Person, wenn du merkst, dass es dir immer schlechter geht.

Manche wollen nicht darüber reden, was passiert ist, weil sie glauben, dass …

… andere nicht zuhören wollen oder keine Zeit für sie haben.
… andere sich aufregen werden, wenn sie hören, was genau passiert ist.
… sie andere nicht mit dem Erlebten belasten wollen.
… man selbst schwach oder ängstlich wirkt, wenn man um Hilfe bittet.

Wenn du Sorgen hast, rede mit deiner Familie und/oder deinen Freundinnen und Freunden. Sie wollen für dich da sein und du wirst dich besser fühlen, wenn du Zeit mit ihnen verbringst.

Was du JETZT tun kannst:

- Sag einem Familienmitglied, dass du reden möchtest. Im besten Fall sagst du auch, was passiert ist und wie es dir jetzt geht. Das muss aber nicht sein, manchmal reicht es auch, wenn jemand anderer da ist, weiß, dass dir das wichtig ist, und einfach nur Zeit mit dir verbringt.
- Es ist in Ordnung, wenn deine Gefühle jetzt gerade durcheinander sind.
- Auch wenn etwas Schlimmes passiert ist, darfst du Spaß haben und auf andere Gedanken kommen. Dein Körper schafft es nicht, die ganze Zeit traurig zu sein.
- Nimm Kontakt mit Freundinnen und Freunden oder Familienmitgliedern auf – über Telefon, Internet, Skype, Zoom oder Ähnliches. Im Internet teile dich aber eher in kleinen, geschlossenen Gruppen mit und nicht in großen, allgemeinen Chats oder Foren.
- Gruppenunternehmungen können jetzt sehr beruhigend wirken (Sport, Vereine etc.).
- Wenn du anderen hilfst, kann es dir danach auch besser gehen.

Was meistens auch gut hilft:

- Wieder den normalen Wochenplan aufnehmen, z. B. Schule besuchen oder dem Hobby nachgehen, alles das, was du normalerweise auch immer tust.
- Konzentriere dich auf Dinge, die du gut kannst und die in der Vergangenheit gut geholfen haben.
- Lieblingsessen zu sich nehmen und viel schlafen.
- Spielen hilft gut. Du kannst auch online spielen, schau aber, dass du trotzdem auch draußen spielst oder zumindest viel Bewegung machst (z. B. spazieren oder deinen Lieblingssport ausüben).
- Lieblingsmusik hören.
- Tagebuch oder Briefe schreiben, die du nie abschickst; auch eine Notiz-App am Handy kann hilfreich sein.
- Mehr Zeit für schulische Aufgaben einplanen; es kann sein, dass du dich anfangs nicht so gut konzentrieren kannst.
- Andere um Hilfe bitten, wenn du vorübergehend Unterstützung brauchst.

Was gar nicht hilft:

- Vermeiden, daran zu denken, was passiert ist – Ablenkung hilft besser!
- Streiten – auch wenn man manchmal seinem Ärger Luft machen will.
- Freundinnen, Freunden und Familie ausweichen oder nicht um Unterstützung bitten, wenn du sie brauchst.
- Nichts mehr unternehmen, das Spaß macht. Gib deinem Körper die Chance, neue Energie zu tanken!
- Riskante Dinge tun (zu hoch hinaufklettern, gefährlich über die Straße gehen, rücksichtslos im Straßenverkehr fahren). Meistens ist das ein Versuch, die Wut, Verzweiflung bzw. Hilflosigkeit zum Ausdruck zu bringen, aber es schadet dir oft mehr!
- Mehr Alkohol und Drogen konsumieren, als du gewohnt bist.

Anhang F: Informationen für Betroffene

Adaptiert und ergänzt (ursprüngliche Quelle: Hausmann, 2021, S. 430 f.)

Jeder Mensch hat seine eigenen Möglichkeiten, mit Stress und Belastungen umzugehen. Bei einem solchen Ereignis, das Sie erlebt haben, kann es sein, dass Sie mit ihren Bewältigungsstrategien an Grenzen stoßen, was zu starken emotionalen und körperlichen Reaktionen führen kann. So geht es vielen Menschen in Ihrer Situation, das sind **normale Reaktionen eines normalen Menschen auf ein nicht normales/extremes Ereignis!** Häufig beobachten Menschen nach belastenden Ereignissen bei sich folgende Reaktionen:

- Erschöpfung, Müdigkeit
- Kopf- oder Bauchschmerzen
- Magen- oder Verdauungsbeschwerden, Appetitlosigkeit
- Schlaf-, Gedächtnis- und Konzentrationsschwierigkeiten
- Gedanken an das belastende Ereignis oder Albträume, Angst, Schreckhaftigkeit
- Leistungsabfall, Schwierigkeiten in der Entscheidungsfindung
- Schwierigkeiten beim Entspannen, Nervosität, Unsicherheit
- Herzrasen, Zittern, Schwindelgefühle
- Gereiztheit, Ärger, Konflikte
- Traurigkeit, Schuldgefühle
- Rückzug von anderen Menschen, Gefühle der Einsamkeit

Diese Reaktionen können einige Zeit andauern. Geben Sie sich einige Tage Zeit, und es sollte bald Besserung eintreten. Wenn die Reaktionen zeitweise kurzfristig wieder auftreten, dann ist das völlig normal und kein Grund zur Besorgnis. Suchen Sie das Gespräch mit Angehörigen, Freundinnen und Freunden und im Bedarfsfall mit einer psychosozialen Fachkraft.

Was können Sie jetzt tun?

- Reden Sie mit anderen oder verbringen Sie Zeit mit netten Menschen.
- Suchen Sie den Kontakt zu Ihren Haustieren.
- Schreiben Sie belastende Gedanken oder Fragen nieder.
- Versuchen Sie Unterstützung anzunehmen.
- Planen Sie Ihren Alltag. Gehen Sie Ihrer Alltagsroutine und Hobbys nach (z. B. Sport).
- Achten Sie darauf, ausreichend zu trinken, zu essen und zu schlafen.
- Setzen Sie sich kleine Ziele und erledigen Sie Routinearbeiten.
- Unterlassen Sie riskante Tätigkeiten und konsumieren Sie nicht mehr Alkohol und Drogen, als Sie es gewohnt sind.

- Nehmen Sie sich Zeit für sich. Wenn Sie traurig sind oder weinen müssen, drücken Sie diese Gefühle an einem für Sie passenden Ort aus.
- Schränken Sie soziale Medien und Internetkonsum ein.

Möglicherweise tauchen in den nächsten Wochen weitere Fragen auf. Bitte wenden Sie sich hierfür an:

Opfernotruf: Die Hotline **0800 112 112** ist 365 Tage im Jahr, rund um die Uhr, eine zentrale Anlaufstelle für Opfer von Straftaten in Österreich. https://www.weisser-ring.at/

Telefonseelsorge: Die Telefonseelsorge ist unter **142** an 365 Tagen im Jahr rund um die Uhr erreichbar. https://www.telefonseelsorge.at/

Ö3-Kummernummer: Die Ö3-Kummernummer ist täglich von 16 bis 24 Uhr unter **116 123** erreichbar. https://oe3.orf.at/kummernummer/

Rat auf Draht – Beratung für Kinder und Jugendliche: Die Nummer ist unter **147** ohne Vorwahl aus ganz Österreich, rund um die Uhr, anonym und kostenlos erreichbar. https://www.rataufdraht.at/

Frauenhelpline: Sie ist täglich rund um die Uhr unter **0800 222 555** oder online unter frauenhelpline.at erreichbar. https://www.frauenhelpline.at/

Kriseninterventionszentrum: Das Zentrum hilft unter **01 406 95 95** von Montag bis Freitag, 10 bis 17 Uhr. https://kriseninterventionszentrum.at/

Männernotruf: Dieser ist täglich rund um die Uhr unter **0800 246 247** oder online unter maennernotruf.at erreichbar. https://maennernotruf.at/

Anhang G: Informationen für Eltern und Kinder

Adaptiert und ergänzt (ursprüngliche Quellen: Hausmann, 2021, S. 434 f.; Karutz & Lasogga, 2016)

Was Eltern tun können:

- Geben Sie Ihrem Kind Zeit und Raum. Jedes Kind ist individuell und durchlebt eigene Bewältigungs- und Trauerphasen.
- Versichern Sie Ihrem Kind immer wieder, dass Sie es lieben und unterstützen.
- Nehmen Sie es in den Arm oder berühren Sie es, wenn Sie keine Worte finden.
- Sprechen Sie mit Ihrem Kind auf eine Weise, die es verstehen kann. Beantworten Sie Fragen wahrheitsgemäß, aber dennoch kindgerecht.
- Kinder sind im Hier und Jetzt orientiert und brauchen oftmals Bewegung.
- Verwenden Sie keine (Not-)Lügen!
- Brechen Sie Gespräche über das Ereignis nicht ab. Setzen Sie immer wieder Gesprächsangebote, aber fordern Sie diese nicht zwingend ein.
- Erlauben Sie Ihrem Kind, seine Gefühle auszudrücken. Nicht jedes Kind weint, manche Kinder sind zornig oder reagieren scheinbar teilnahmslos.
- Informieren Sie Kindergarten/Schule über die Geschehnisse.
- Geben Sie Ihrem Kind kleine Aufgaben, um die Selbstkontrolle zu stärken und das Gefühl der Hilflosigkeit zu vermindern.
- Bieten Sie Ihrem Kind Schutz vor belastenden Anblicken oder Situationen. Manchmal kann es deshalb auch notwendig sein, dass Sie den Medienkonsum Ihres Kindes reduzieren.
- Besprechen Sie mit anderen Erwachsenen, wie es Ihnen geht.

Nehmen Sie professionelle Unterstützung von Klinischen Psycholog:innen oder Psychotherapeut:innen in Anspruch, wenn Sie vor großen Fragen stehen oder den Eindruck haben, mit der Situation nicht gut zurechtzukommen. Das Spektrum an möglichen Reaktionen ist sehr weitreichend, oft zeigen sich normale Reaktionen eines normalen Menschen auf ein nicht normales/extremes Ereignis!

Was das Kind selbst tun kann:

- Sprich über dein Erlebnis mit Menschen, die dich gernhaben, wenn du kannst und willst.
- Vielleicht fällt es dir schwer, über die Erlebnisse zu sprechen. So geht es vielen Kindern, das ist okay. Die Erwachsenen hören dir auch später wieder zu.

- Wahrscheinlich erlebst du sehr viele Gefühle, wie z.B. Schmerz, Wut, Traurigkeit, Schuldgefühle, Angst oder sogar ein Gefühlschaos. Das ist ganz normal, das ist bei sehr vielen Menschen in dieser Situation so.
- Wenn du traurig bist und weinst, ist das vollkommen in Ordnung.
- Wenn du Angst hast, dann kann es dir besser gehen, wenn du spielst, mit jemandem sprichst, mit einem Kuscheltier kuschelst oder einfach nur bei Erwachsenen bist. Probiere das mal aus!
- Wenn schlechte Erinnerungen kommen, erzähle sie anderen Menschen. Dadurch werden die Erinnerungen immer weniger schlimm.

Anhang H: Informationen für Angehörige

Adaptiert und ergänzt (ursprüngliche Quelle: Hausmann, 2021, S. 432 f.)

Folgendes können Sie tun, um in den nächsten Tagen Ihrem Angehörigen zu helfen:

- Verbringen Sie viel Zeit mit ihm/ihr und bleiben Sie in seiner/ihrer Nähe. Hören Sie zu.
- Bieten Sie Unterstützung an. Betonen Sie, dass Sie ihn/sie unterstützen und verstehen wollen.
- Helfen Sie im Alltag, z. B. beim Kochen oder Einkaufen, aber reißen Sie keine Aufgaben an sich.
- Geben Sie ihm/ihr Privatsphäre und Rückzugsmöglichkeit.
- Bewegung hilft, die Anspannung zu reduzieren. Bieten Sie an, gemeinsam spazieren zu gehen.
- Nehmen Sie Ärger oder ähnliche Gefühle nicht persönlich.

Verwenden Sie Ausdrücke wie …

- Es ist vorbei. Du bist hier in Sicherheit. *(Nur, wenn das tatsächlich zutrifft)*
- Ich bin froh, dass du jetzt hier bist.
- Es ist gut, dass wir darüber reden.
- Es ist in Ordnung, wenn du nichts sagst.
- Ich bleibe bei dir.
- Es ist in Ordnung, wenn du weinst.
- Das sind normale Reaktionen, wenn so etwas passiert ist.
- Du wirst nicht verrückt.

Sagen Sie auf keinen Fall …

- Du musst deinen Schmerz unterdrücken.
- So etwas darfst du gar nicht denken.
- Steigere dich nicht so hinein.
- Ich weiß, wie du dich fühlst.
- Du musst das akzeptieren.
- Sei froh, dass du noch lebst und du dein Leben weiterleben kannst.
- Wer weiß, ob es nicht sein Gutes hat.
- Ich bin sicher, es war Gottes Wille.
- Du wirst darüber hinwegkommen. Das Leben geht weiter.
- Die Zeit heilt alle Wunden.

Anhang I: Weitere Intervention: »Meine Oasen in der Wüste«

Oasen sind fruchtbare Plätze in einer Wüste, an denen es aufgrund von Wasservorkommen auch Nutzpflanzen mitten in der Wüste gibt. Wir alle fühlen uns manchmal, als wären wir mitten in einer Wüste, und wir haben das Gefühl, dass wir kurz vor dem Verdursten stehen. Oft hilft es in schwierigen Zeiten, wenn Ressourcen niedergeschrieben sind oder werden, um sie sich bei völliger Perspektivenlosigkeit vor Augen zu halten – wie Oasen in der Wüste. Daher stellen Sie sich bitte folgende Fragen und beantworten Sie diese auf diesem Blatt:

Das habe ich schon geschafft …

Das sind meine Hobbys und Stärken …

Das entspannt mich oder kann ich gut genießen …

Das gibt mir Kraft oder Halt …

Das lenkt mich gut ab …

Diese Person oder Institution unterstützt mich, gibt mir Sicherheit und hilft mir …

Diese Person hat mir früher geholfen und ich erinnere mich gerne daran zurück …

Anhang J: Todesfall – Was passiert jetzt?

Aktuelle Informationen zu den Themen Todesfall, Totenbeschau, Grabererwerb, Bestattung, Meldungen nach dem Todesfall, Verlassenschaftsverfahren etc. finden sich auf der behördenübergreifenden Plattform oesterreich.gv.at. Für die vorliegenden Informationen geschah der Zugriff am 12. 04. 2023.

A) Todesfall in einer Wohnung

Bei einem Todesfall in einer Wohnung ist unverzüglich eine Ärztin/ein Arzt (Gemeindeärztin/-arzt) zu verständigen, die/der die Totenbeschau vornimmt. Oftmals geschieht das bereits über die Rettung und es ist eine Notärztin oder ein Notarzt vor Ort, die/der ein Protokoll und ein EKG nach Feststellung des Todes übergibt. Sie erhalten nach der Totenbeschau durch die Gemeindeärztin/den Gemeindearzt ein Formular »Anzeige des Todes« und die darin enthaltene »Todesbescheinigung«. Diese dienen einerseits der Eintragung im Sterbebuch beim Standesamt, andererseits dem Bestattungsunternehmen für die Durchführung der Bestattung. Sollten Sie vorab nicht den Notruf gewählt, sondern gleich mit einem Bestattungsunternehmen Kontakt aufgenommen haben, so übernimmt dieses oft die Veranlassung der Totenbeschau und die Anzeige des Todesfalls beim Standesamt.

B) Todesfall in einem Krankenhaus/Pflegeheim

Die Totenbeschau wird durch eine Ärztin/einen Arzt vor Ort durchgeführt. Die Leitung der jeweiligen Institution informiert das Standesamt (Anzeige des Todes) sowie die Angehörigen. Dort wird auch das Formular »Anzeige des Todes« ausgestellt und in der Regel an das zuständige Standesamt weitergeleitet. Erkundigen Sie sich bezüglich der Vorgehensweise bei der Leitung der Institution. Auch das Bestattungsunternehmen kann Ihnen diese Erledigung oft abnehmen. Informieren Sie sich über die damit verbundenen Kosten. Erkundigen Sie sich, wo Sie die Kleidung abgeben sollen, mit der die verstorbene Person bei der Einsargung bekleidet werden soll. Klären Sie ab, wie mit den Gegenständen der verstorbenen Person umgegangen wird, wie und wie lange diese aufbewahrt werden, welche Kosten dafür anfallen und bis wann die Räumlichkeiten geräumt werden müssen.

C) Todesfall an einem öffentlichen Ort

Tritt der Tod an einem öffentlichen Ort ein, werden Sie von der zuständigen Sicherheitsbehörde verständigt. Dabei wird Ihnen auch mitgeteilt, wohin die verstorbene Person gebracht wurde. Meistens ist dies die lokale Leichenhalle auf dem Friedhof, wo dann auch die Totenbeschau durchgeführt wird. Bei unklarer Todesursache oder offensichtlichem Tod durch Fremdverschulden erfolgt die Überstellung in das nächstgelegene gerichtsmedizinische Institut oder Krankenhaus, wo eine Obduktion durchgeführt wird. Im Idealfall nehmen Sie unverzüglich Kontakt mit einem Bestattungsunternehmen auf. Erkundigen Sie sich beim Bestattungsunternehmen, wo Sie die Kleidung abgeben sollen, mit der die verstorbene Person bei der Einsargung bekleidet werden soll. Sie bekommen dann das Formular »Anzeige des Todes«, welches dem Standesamt bei der Anzeige des Todesfalles zur Eintragung im Sterbebuch vorgelegt werden muss. In vielen Fällen wird das Bestattungsunternehmen Ihnen diese Erledigung abnehmen. Erkundigen Sie sich über die damit verbundenen Kosten.

In den Fällen A)–C): Nach der Totenbeschau und Freigabe durch die Ärztin/den Arzt kann die verstorbene Person zum Friedhof gebracht und dort in einem eigenen Raum im geschlossenen Sarg aufgebahrt werden. Manchmal ist auch eine Aufbahrung der verstorbenen Person zu Hause erwünscht. Ob das möglich ist, hängt vom jeweiligen Landesgesetz (Bestattungsgesetz) und von Gemeindeverordnungen ab.

Beachten Sie bitte nun auch die »Todesfall – Unterlagen-Checkliste für Angehörige« auf S. 246! Einige Abmeldungen erledigt gleich das Standesamt für die Hinterbliebenen: die Abmeldung bei der österreichischen Meldebehörde (Melderegister), beim Hauptverband der Sozialversicherungsträger, bei der Staatsbürgerschaftsstelle, beim Führerscheinregister, beim zentralen Personenstandsregister und bei der konsularischen Vertretungsbehörde in Österreich für Nicht-Staatsbürger:innen.

☑ **Erforderliche Unterlagen im Todesfall**

- ☐ »Anzeige des Todes«, »Todesbescheinigung« (ausgestellt von Totenbeschauärztin/-arzt)
- ☐ eigener amtlicher Lichtbildausweis
- ☐ Personaldokumente der verstorbenen Person (soweit vorhanden):
- ☐ Geburtsurkunde
- ☐ Staatsbürgerschaftsnachweis
- ☐ Meldezettel
- ☐ bei verheirateten Personen: Heiratsurkunde
- ☐ bei eingetragener Partnerschaft: Partnerschaftsurkunde
- ☐ bei Verwitweten: Sterbeurkunde
- ☐ bei Geschiedenen: Scheidungsurteil
- ☐ bei aufgelöster eingetragener Partnerschaft: Urteil über Auflösung
- ☐ eventuell urkundlicher Nachweis akademischer Grade
- ☐ für nicht-österreichische Staatsbürger:innen: Reisepass

Die **Eintragung ins Sterbebuch** nimmt die Standesbeamtin/der Standesbeamte vor. Es werden dann die **ergänzte »Todesbescheinigung«**, eine Sterbeurkunde bzw. eine Abschrift aus dem Sterbebuch sowie eine »Todesbestätigung« (nur gültig für Sozialversicherungszwecke) ausgestellt. Die **ergänzte Todesbescheinigung benötigt das Bestattungsunternehmen** für eine Überführung sowie die Durchführung der Bestattung.

Anhang K: Todesfall – Unterlagen-Checkliste für Angehörige

Vor allem materielle Wertgegenstände, Finanzen etc. sind aufgrund des Verlassenschaftsverfahrens zu beachten und der gerichtlich bestellten Notarin/dem gerichtlich bestellten Notar mitzuteilen!

- ☐ Giro-, Pensionskonto (Bankstelle)
- ☐ Wertpapiere, Sparbücher, Bausparverträge
- ☐ Grundbuch (Bezirksgericht, Notar:in)
- ☐ Miete (Vermieter:in)
- ☐ (Begräbnis-)/(Lebens-)Versicherung (Versicherung)
- ☐ minderjährige Kinder: Waisenpension (Sozialversicherung)
- ☐ Arbeitgeber:in bzw. vorgesetzte Person (Arbeitgeber:in, Finanzamt)
- ☐ Pensionsbezug/Pflegegeldbezug (Pensionsversicherungsanstalt)
- ☐ sonstige Bezugsauszahlung (bezugsauszahlende Stelle)
- ☐ PKW-Ab-/Ummeldung (Versicherung, Zulassungsstelle)
- ☐ Handyverträge (Handytarif-Anbieter)
- ☐ Abos, Vereinsmitgliedschaften (Zeitschrift, Vereine etc.)
- ☐ Gas, Strom, Fernwärme (Gas-, Strom-, Fernwärmelieferant)

Anmerkung:

____

____

____

____

	ja	nein
Sind alle offenen Rechnungen bezahlt?	☐	☐
Muss Post nachgesendet werden?	☐	☐
Sind Haustiere und Pflanzen versorgt? Ist der Kühlschrank geleert?	☐	☐
Sind alle Daueraufträge storniert oder umgemeldet?	☐	☐
Sind Haushalts-/PKW-/Rechtsschutzversicherung etc. bezahlt?	☐	☐
Ist der digitale Nachlass verwaltet (Online-Mitgliedschaften, Facebook etc.)	☐	☐

Anmerkung:

____

____

____

____

Anhang L: Adaptierte Zielanalyse im Rahmen der psychosozialen Akutbetreuung

Diese adaptierte Zielanalyse ist als Leitfaden zu Beginn der psychosozialen Akutbetreuung sinnvoll. Die Fragen sollen nicht strukturiert vorgegeben werden, sondern wie eine gedankliche Folie im akuten Einsatzgeschehen beachtet werden. Die Fragen dienen vor allem dazu, die Konzentration auf die 10 Akutinterventionen der Akutbetreuung (Hausmann, 2021, S. 166) sowie die Elemente früher Interventionen nach Hobfoll et al. (2007) zu richten und im Sinne der Betroffenen zu intervenieren.

Will die betroffene Person auch eine Unterstützung durch die psychosoziale Fachkraft (Psycholog:innengesetz)? ja ☐ nein ☐

Warum braucht es die psychosoziale Fachkraft?

____

____

____

Befindet sich die betroffene Person in Sicherheit? Wenn nein, wo befindet sich ein für die Person subjektiv sicherer Ort (und ist dieser auch objektiv sicher)?

____

____

____

	ja	nein
Ist die Person zeitlich, örtlich und zu sich selbst orientiert?	☐	☐
Kann ich mir genügend Zeit zum Zuhören nehmen?	☐	☐
Ist es zu einer (Re-)Traumatisierung gekommen?	☐	☐
Besteht psychologische/psychotherapeutische/psychiatrische Behandlung?	☐	☐
Nimmt die betroffene Person regelmäßig Medikamente ein?	☐	☐
Besteht akute Selbst- oder Fremdgefährdung?	☐	☐
Sind Kinder oder schutzbedürftige Personen involviert?	☐	☐

Wer kann unterstützend zur Seite stehen? Wer hilft aktuell in der Krisensituation?

____

____

____

Wie sieht die Gesamtsituation aktuell aus? Wie geht die betroffene Person mit der Situation um?

____

____

____

Was kann ich, als psychosoziale Fachkraft, zur Problemlösung/Veränderung beitragen?

____

____

____

Welche Fragen tauchen bei der betroffenen Person auf? Welche Information benötigt sie?

____

____

____

Was ist geschehen? Welche Belastungen oder Überforderungen werden aktuell deutlich? Was hat »das Fass zum Überlaufen« gebracht?

____

____

____

Was kann die Person jetzt tun? Handlungsfähigkeit aktivieren – konkrete, kleine Tätigkeiten!

____

____

____

Welche konkreten Schritte für die nächsten Stunden und Tage müssen geplant werden? (Realismus!)

____

____

____

Welche bisherigen Lösungsversuche gibt es? Was hat früher schon einmal geholfen?

____

____

____

Was fällt der betroffenen Person im Leben besonders schwer?

____

____

____

Was hilft der betroffenen Person beim Entspannen, gibt ihr Kraft oder tut ihr gut? (Haustiere? Natur?)

____

____

____

Anhang M: Merkblatt Witwen-/Witwerpension Österreich, Deutschland und Schweiz

Österreich

Anspruchsvoraussetzungen (gelten auch für eingetragene Partner:innen):
- Tod des Gatten oder der Gattin
- aufrechte Ehe zum Zeitpunkt des Todes des Gatten oder der Gattin
- nach Scheidung
  - Anspruch, sofern der verstorbene geschiedene Gatte oder die verstorbene geschiedene Gattin unterhaltspflichtig war oder Unterhalt geleistet hat
- Vorliegen einer Mindestanzahl an Versicherungsmonaten des verstorbenen Gatten oder der verstorbenen Gattin – Ausnahme Pensionsbezug der verstorbenen Person

Fristen (gelten auch für eingetragene Partner:innen):
- Die Witwen-/Witwerpension gebührt ab dem auf den Todestag folgenden Tag, sofern die Antragstellung innerhalb von sechs Monaten nach dem Tod des Gatten oder der Gattin gestellt wird.

Zuständige Stelle (gilt auch für eingetragene Partner:innen):
- Der Antrag ist bei der Pensionsversicherungsanstalt einzubringen – elektronisch, schriftlich, persönlich.

Erforderliche Unterlagen (gelten auch für eingetragene Partner:innen):
- Formular »Witwen-/Witwerpension – Antrag«
- Nachweise über die Einkünfte der verstorbenen Person
- Nachweise über die Einkünfte der Witwe oder des Witwers

Weitere Informationen und Details finden Sie unter:
https://www.oesterreich.gv.at/

Deutschland

Anspruchsvoraussetzungen (gelten auch für Lebenspartner:innen):
- Tod des Gatten oder der Gattin
- aufrechte Ehe zum Zeitpunkt des Todes des Gatten oder der Gattin
- nach Scheidung
  - Anspruch, wenn die Ehe vor 01.07.1977 geschieden wurde, nicht wieder geheiratet wurde, erhalt von oder Anspruch auf Unterhalt ein Jahr

vor dem Tod, Erfüllung der Mindestversicherungszeit von fünf Jahren oder Tod durch einen Arbeitsunfall oder Rentenbezug der verstorbenen Person

- Vorliegen einer Mindestversicherungszeit von fünf Jahren des verstorbenen Gatten oder der verstorbenen Gattin – Ausnahmen: Tod durch Arbeitsunfall, Rentenbezug der verstorbenen Person
- keine neuerliche Ehe

Fristen (gelten auch für Lebenspartner:innen):

- Bei Rentenbezug der verstorbenen Person gebührt die Witwen-/Witwerrente frühestens ab dem auf den Sterbemonat folgenden Monat.
- Ohne Rentenbezug gebührt die Witwen-/Witwerrente ab dem Todestag des verstorbenen Gatten oder der verstorbenen Gattin.
- Antragstellung 12 Kalendermonate ab dem Todestag

Zuständige Stelle (gilt auch für Lebenspartner:innen):

- Der Antrag ist bei der Deutschen Rentenversicherung einzubringen – elektronisch, schriftlich, persönlich.

Erforderliche Unterlagen (gelten auch für Lebenspartner:innen):

- allgemeine Unterlagen
  - Rentenversicherungsnummer der Witwe oder des Witwers
  - Personendokument (Personalausweis, Reisepass, Geburtsurkunde oder Stammbuch in Kopie)
  - Information zu Kranken- oder Pflegeversicherung
  - Steueridentifikationsnummer
  - Kontodaten (IBAN, BIC)
- spezielle Unterlagen
  - Sterbeurkunde der verstorbenen Person
  - Heiratsurkunde
  - Angaben zu den Einkünften der Witwe oder des Witwers
  - letzte Rentenanpassungsmitteilung der verstorbenen Person
  - ohne Rentenbezug – alle Rentenunterlagen

Weitere Informationen und Details finden Sie unter:
https://www.deutsche-rentenversicherung.de/

Schweiz

Anspruchsvoraussetzungen:

- Verheiratete Frauen haben Anspruch bei
  - Tod des Gatten oder der Gattin.
  - Zum Zeitpunkt der Verwitwung haben sie ein oder mehrere Kinder oder das 45. Altersjahr zurückgelegt und sind mindestens fünf Jahre verheiratet gewesen.
- Geschiedene Frauen haben Anspruch bei
  - Tod des geschiedenen Gatten oder der geschiedenen Gattin;
  - Kindern und 10-jähriger Dauer der geschiedenen Ehe oder wenn sie zum Zeitpunkt der Scheidung älter als 45 Jahre waren und die geschiedene Ehe mindestens 10 Jahre gedauert hat oder das jüngste Kind 18 Jahre alt wird, nachdem die geschiedene Mutter 45 Jahre alt geworden ist.
  - Werden keine der Voraussetzungen erfüllt, besteht Anspruch bis zum 18. Geburtstag des jüngsten Kindes.
- Männer – verheiratet oder geschieden – haben Anspruch, solange die Kinder minderjährig sind. Sobald das jüngste Kind 18 Jahre alt ist, erlischt der Anspruch.
- Ein volles Beitragsjahr der verstorbenen Person muss vorliegen.

Fristen:

- Die Witwen-/Witwerrente gebührt ab dem auf den Todestag folgenden Monat, sofern die Antragstellung innerhalb von sechs Monaten nach dem Tod des Gatten oder der Gattin gestellt wird.
- Der Anspruch auf Witwen-/Witwerrente kann bei der zuständigen Ausgleichskasse angemeldet werden. Das Anmeldeformular »318.371 – Anmeldung für eine Hinterlassenenrente« kann bei der Ausgleichskasse und deren Zweigstellen oder unter http://www.ahv-iv.ch/ bezogen werden.

Zuständige Stelle:

- Der Antrag ist bei der Ausgleichskasse einzubringen – elektronisch, schriftlich, persönlich.

Erforderliche Unterlagen:

- Diese können im Zuge der Nutzung des Anmeldeformulars »318.371 – Anmeldung für eine Hinterlassenenrente« bei der Ausgleichskasse und deren Zweigstellen oder unter http://www.ahv-iv.ch/ eingesehen werden.

Anhang N: Merkblatt Waisenpension Österreich, Deutschland und Schweiz

Österreich

Anspruchsvoraussetzungen:

- Tod eines versicherten Elternteils oder der Eltern
- Es muss eine Mindestversicherungszeit der verstorbenen Person in der Pensionsversicherung in Abhängigkeit vom Alter vorliegen.
- Kindeseigenschaft im Sinne des ASVG muss gegeben sein.

Fristen:

- Die Waisenpension gebührt ab dem auf den Todestag folgenden Tag, sofern die Antragstellung innerhalb von sechs Monaten nach dem Tod eines Elternteils gestellt wird.

Zuständige Stelle:

- Der Antrag ist bei jenem Versicherungsträger einzubringen – elektronisch, schriftlich, persönlich –, bei dem die verstorbene Person in den letzten fünfzehn Jahren überwiegend versichert war.

Erforderliche Unterlagen:

- Formular »Waisenpension (bis 18 Jahre) – Antrag« oder »Waisenpension (ab 18 Jahre) – Antrag«
- Sterbeurkunde
- Geburtsurkunde der verstorbenen Person, sofern noch kein Pensionsbezug bestand
- Staatsbürgerschaftsnachweis der Witwe oder des Witwers
- Heiratsurkunde oder Scheidungsurteil
- Geburtsurkunde der Waisen
- Vaterschaftsnachweis bei unehelichen Kindern
- Adoptionsurkunde oder Adoptionsvertrag bei Wahl-/Adoptivkindern
- Nachweis über die Eheschließung mit dem leiblichen Elternteil und eine Bestätigung über die Hausgemeinschaft bei Stiefkindern
- Sterbeurkunde des anderen Elternteils oder Adoptivelternteils bei Vollwaisen

Weitere Informationen und Details finden Sie unter:
https://www.oesterreich.gv.at/

Deutschland

Anspruchsvoraussetzungen:

- Tod eines Elternteils oder der Eltern
- leibliche oder adoptierte Kinder der verstorbenen Person
- Stiefkinder und Pflegekinder, die im Haushalt der verstorbenen Person lebten
- Enkel und Geschwister, die im Haushalt der verstorbenen Person lebten oder überwiegend von ihr unterhalten wurden
- Vorliegen einer Mindestversicherungszeit von fünf Jahren des verstorbenen Gatten oder der verstorbenen Gattin – Ausnahmen: Tod durch Arbeitsunfall, Rentenbezug der verstorbenen Person
- keine neuerliche Ehe

Fristen:

- Bei Rentenbezug der verstorbenen Person gebührt die Waisenrente frühestens ab dem auf den Sterbemonat folgenden Monat.
- Ohne Rentenbezug gebührt die Waisenrente ab dem Todestag des verstorbenen Elternteils oder der verstorbenen Eltern.

Zuständige Stelle:

- Der Antrag ist bei der Deutschen Rentenversicherung einzubringen – elektronisch, schriftlich, persönlich.

Erforderliche Unterlagen:

- allgemeine Unterlagen
  - Rentenversicherungsnummer der verstorbenen Person
  - Personendokument (Personalausweis, Reisepass, Geburtsurkunde oder Stammbuch in Kopie)
  - Information zu Kranken- oder Pflegeversicherung
  - Steueridentifikationsnummer
  - Kontodaten (IBAN, BIC)
- spezielle Unterlagen
  - Sterbeurkunde des verstorbenen Elternteils
  - Geburtsurkunde der Waise
  - bei Waisen über 18 Jahre: Nachweis über die laufende Schul- bzw. Berufsausbildung oder Bescheinigung über einen Freiwilligendienst
  - bei Zivil- oder Wehrdienst: eine Dienstzeitbescheinigung
  - Versicherungsnummer der Waise

Weitere Informationen und Details finden Sie unter:
 https://www.deutsche-rentenversicherung.de/

Schweiz

Anspruchsvoraussetzungen:

- Tod eines Elternteils oder der Eltern
- Vorliegen eines vollen Beitragsjahres der verstorbenen Person
- Das Kind ist jünger als 18 Jahre oder zwischen 18 und 25 Jahren und befindet sich in Ausbildung.

Fristen:

- Die Waisenrente gebührt ab dem auf den Todestag folgenden Monat.
- Der Anspruch auf Waisenrente kann bei der zuständigen Ausgleichskasse angemeldet werden. Das Anmeldeformular »318.371 – Anmeldung für eine Hinterlassenenrente« kann bei der Ausgleichskasse und deren Zweigstellen oder unter http://www.ahv-iv.ch/ bezogen werden.

Zuständige Stelle:

- Der Antrag ist bei der Ausgleichskasse einzubringen – elektronisch, schriftlich, persönlich.

Erforderliche Unterlagen:

- Diese können im Zuge der Nutzung des Anmeldeformulars »318.371 – Anmeldung für eine Hinterlassenenrente« bei der Ausgleichskasse und deren Zweigstellen oder unter http://www.ahv-iv.ch/ eingesehen werden.

Anhang O: Finanzielle Unterstützung in Notsituationen Österreich, Deutschland und Schweiz

Österreich

- Licht ins Dunkel: Soforthilfefonds
  - Es kann über https://lichtinsdunkel.orf.at/ das Unterstützungsansuchen bezogen sowie ausgefüllt werden, welches von der Gemeinde bestätigt werden muss. Die Beibringung von etwaigen Unterlagen ist nicht erforderlich.

- Jeweiliges Bundesland nach Katastrophenschaden:
  - Zunächst sind die Gemeinde und Versicherung über das Ausmaß der entstandenen Schäden in Kenntnis zu setzen.
  - In der Folge besichtigt eine Schadenskommission den entstandenen Schaden und füllt gemeinsam mit den Betroffenen das Schadensprotokoll aus. Dieses muss vollständig ausgefüllt und sowohl von allen Kommissionsmitgliedern als auch von den Betroffenen unterfertigt werden.
  - Das Schadensprotokoll wird danach an die jeweilige Landesregierung weitergeleitet und die Beihilfe wird ausgezahlt.
  - Weitere Informationen finden Sie unter:
    - https://www.oesterreich.gv.at/themen/gesundheit_und_notfaelle/katastrophenfaelle/Seite.2950046.html
    - https://transparenzportal.gv.at/tdb/tp/situation/npo/klima-und-umwelt-energie-und-bauen/katastrophenbeihilfe/alle

- Familienhärteausgleich:
  - Dieser kann beantragt werden, wenn eine unverschuldete finanzielle Notsituation besteht, welche durch ein besonderes Ereignis ausgelöst wurde. Voraussetzungen sind der Bezug von Familienbeihilfe und unzureichende weitere finanzielle Mittel, um die Situation auszugleichen.
  - Das Antragsformular kann über https://www.bundeskanzleramt.gv.at/agenda/familie/familienhaerteausgleich/basisinformationen-zum-familienhaerteausgleich.html bezogen werden. Außerdem können hier weitere Informationen eingesehen werden.

- WEISSER RING Verbrechensopferhilfe:
  - Diese bietet finanzielle Hilfe in Notfällen nach Straftaten. Weitere Informationen können über https://www.weisser-ring.at/opferhilfe/ eingesehen werden.

Deutschland

- Zur finanziellen Unterstützung in Notlagen ohne eigenes Verschulden besteht die Möglichkeit, bei verschiedenen Stiftungen Ansuchen zu stellen. Eine Übersicht der Stiftungen finden Sie unter: https://foerdermittel-wissenswert.de/stiftungen-fuer-einzelfallhilfe/
- Zudem werden finanzielle Unterstützungen in verschiedenen Bereichen seitens des Staates gewährt. Eine Übersicht finden Sie unter: https://www.amtlich-einfach.de/DE/ThemenBuerger/SteuernFinanzen/Finanzprobleme/FinanzielleProbleme_node.html - 30
- Speziell zum Thema Sozialhilfe finden Sie weitere Informationen unter: https://www.bmas.de/DE/Soziales/Sozialhilfe/Leistungen-der-Sozialhilfe/leistungen-der-sozialhilfe.html - docf437a09c-5acd-4184-8466-9308f9c11f03bodyText5

Darüber hinaus bieten verschiedene Organisationen finanzielle Unterstützungen in Notlagen an, z. B. Deutsches Rotes Kreuz und Arbeiterwohlfahrt.

Schweiz

- Zur finanziellen Direkthilfe in Notlagen ohne eigenes Verschulden besteht die Möglichkeit, bei verschiedenen Stiftungen Ansuchen zu stellen. Eine Übersicht der Stiftungen finden Sie unter:
  - https://www.wg-andoh.ch/aktuelles/stiftungen/
  - https://ethz.ch/content/dam/ethz/main/education/finanzielles/files-de/stiftungsverzeichnis-schweiz.pdf
- Speziell zum Thema Sozialhilfe für Auslandsschweizer:innen finden Sie weitere Informationen unter:
  - https://www.eda.admin.ch/eda/de/home/das-eda/organisation-deseda/direktionen-abteilungen/konsularische-direktion/sozialhilfe-ausland.html
- Informationen zur Sozialhilfe in der Schweiz finden Sie unter: https://rl.skos.ch/lexoverview-home/lex-RL_A_3?effective-from=20210101

Darüber hinaus bieten sowohl das Schweizerische Rote Kreuz als auch jeder Kanton für sich verschiedene finanzielle Unterstützungsmöglichkeiten an.

Literaturverzeichnis

Andreatta, Pia, & Unterluggauer, Karin. (2012). Schuld, Schuldgefühle und Suizidalität infolge von Schuld. In Juen Barbara & Kratzer Dietmar (Hrsg.), *Krisenintervention und Notfallpsychologie. Ein Handbuch für KriseninterventionsmitarbeiterInnen und psychosoziale Fachkräfte* (S. 197–215). Innsbruck: Studia.

Angenendt, Jörg, Riering, Anne, Röhrich, Babette, Südkamp, Norbert P., & Berger, Mathias. (2012). Freiburger Arbeitsunfallstudie II (FAUST-II). Screeninggestützte Früherkennung psychischer Gesundheitsstörungen nach schweren Arbeitsunfällen. *Trauma und Berufskrankheit (2).* https://doi.org/10.1007/s10039-011-1790-4.

Armitage, Richard. (2021). Bullying in children: impact on child health. *BMJ Paediatrics Open 2021; 5:e000939.* https://doi.org/10.1136/bmjpo-2020-000939.

Baer, Udo, & Frick-Baer, Gabriele. (2008). *Vom Trauern und Loslassen.* Weinheim: Beltz.

Becker-Nehring, Katharina, Witschen, Imke, & Bengel, Jürgen. (2012). Schutz- und Risikofaktoren für Traumafolgestörungen: Ein systematischer Review. *Zeitschrift für Klinische Psychologie und Psychotherapie, 41*, 148–165. https://doi.org/10.1026/1616-3443/a000150.

Bernegger, Alexandra, Kienesberger, Klemens, Carlberg, Laura, Swoboda, Patrick, Ludwig, Birgit, Koller, Romina, Inaner, Michelle, Zotter, Melanie, Kapusta, Nestor, Aigner, Martin, Haslacher, Helmuth, Kasper, Siegfried, & Schosser, Alexandra. (2018). The Impact of COMT and Childhood Maltreatment on Suicidal Behaviour in Affective Disorders. *Scientific Reports, 8*(1), *692.* https://doi.org/10.1038/s41598-017-19040-z.

Bobillier, Franziska. (2022). *Trauernde Kinder und Jugendliche psychologisch begleiten. Ein Handbuch für die Praxis.* Bern: Hogrefe Verlag.

Bracha, Haim Stefan (2004). Freeze, Flight, Fight, Fright, Faint: Adaptationist Perspectives on the Acute Stress Response Spectrum. *CNS Spectrums, 9*(9), 679–685. https://doi.org/10.1017/s1092852900001954.

Branson, Dana C. (2019). Vicarious trauma, themes in research, and terminology: A review of literature. *Traumatology, 25*(1), 2–10. https://doi.org/10.1037/trm0000161.

Brewin, Chris R., Andrews, Bernice & Valentine, John D. (2000). Meta-analysis of risk factors for posttraumatic stress disorder in trauma-exposed adults. *J Consult Clin Psychol, 68*(5), 748–766. https://doi.org/10.1037//0022-006x.68.5.748.

Bundesinstitut für Arzneimittel und Medizinprodukte (BfArM) im Auftrag des Bundesministeriums für Gesundheit (BMG) unter Beteiligung der Arbeitsgruppe ICD des Kuratoriums für Fragen der Klassifikation im Gesundheitswesen (KKG). (2023a). ICD-10-GM Version 2024, Systematisches Verzeichnis, Internationale statistische Klassifikation der Krankheiten und verwandter Gesundheitsprobleme, 10. Revision, Stand: *15. 09. 2023.* Abgerufen von https://klassifikationen.bfarm.de/icd-10-gm/kode-suche/htmlgm2024/index.htm#V (08. 12. 2023).

Bundesinstitut für Arzneimittel und Medizinprodukte (BfArM) im Auftrag des Bundesministeriums für Gesundheit (BMG) unter Beteiligung der Arbeitsgruppe ICD des Kuratoriums für Fragen der Klassifikation im Gesundheitswesen (KKG). (2023b). ICD-10-GM Version 2024, *Systematisches Verzeichnis, Internationale statistische Klassifikation der Krankheiten und verwandter Gesundheitsprobleme, 10. Revision, Stand: 15. 09. 2023 – F43.2 Anpassungsstörungen.* https://klassifikationen.bfarm.de/icd-10-gm/kode-suche/htmlgm2024/block-f40-f48.htm (13. 12. 2023).

Bundesinstitut für Arzneimittel und Medizinprodukte (BfArM) im Auftrag des Bundesministeriums für Gesundheit (BMG) unter Beteiligung der Arbeitsgruppe ICD des Kuratoriums für Fragen der Klassifikation im Gesundheitswesen (KKG). (2023c). *ICD-11 in Deutsch – Entwurfsfassung: Internationale Klassifikation der Krankheiten 11. Revision – ICD-11 für Mortalitäts- und Morbiditätsstatistiken, Stand: 15. 09. 2023 – 6B42 Verlängerte Trauerstörung.* https://www.bfarm.de/DE/Kodiersysteme/Klassifikationen/ICD/ICD-11/uebersetzung/_node.html (13. 12. 2023).

Bundesinstitut für Arzneimittel und Medizinprodukte (BfArM) im Auftrag des Bundesministeriums für Gesundheit (BMG) unter Beteiligung der Arbeitsgruppe ICD des Kuratoriums für Fragen der Klassifikation im Gesundheitswesen (KKG). (2023d). ICD-10-GM Version 2024, *Systematisches Verzeichnis, Internationale statistische Klassifikation der Krankheiten und verwandter Gesundheitsprobleme, 10. Revision, Stand: 15. 09. 2023 – F32.- Depressive Episode.* https://klassifikationen.bfarm.de/icd-10-gm/kode-suche/htmlgm2024/block-f30-f39.htm (13. 12. 2023).

Bundesinstitut für Arzneimittel und Medizinprodukte (BfArM) im Auftrag des Bundesministeriums für Gesundheit (BMG) unter Beteiligung der Arbeitsgruppe ICD des Kuratoriums für Fragen der Klassifikation im Gesundheitswesen (KKG). (2023e). ICD-10-GM Version 2024, *Systematisches Verzeichnis, Internationale statistische Klassifikation der Krankheiten und verwandter Gesundheitsprobleme, 10. Revision, Stand: 15. 09. 2023 – F50.0- Anorexia nervosa.* https://klassifikationen.bfarm.de/icd-10-gm/kode-suche/htmlgm2024/block-f50-f59.htm (13. 12. 2023).

Bundesinstitut für Arzneimittel und Medizinprodukte (BfArM) im Auftrag des Bundesministeriums für Gesundheit (BMG) unter Beteiligung der Arbeitsgruppe ICD des Kuratoriums für Fragen der Klassifikation im Gesundheitswesen (KKG). (2023f). ICD-10-GM Version 2024, *Systematisches Verzeichnis, Internationale statistische Klassifikation der Krankheiten und verwandter Gesundheitsprobleme, 10. Revision, Stand: 15. 09. 2023 – F98.4- Stereotype Bewegungsstörungen.* https://klassifikationen.bfarm.de/icd-10-gm/kode-suche/htmlgm2024/block-f90-f98.htm (13. 12. 2023).

Bundesinstitut für Arzneimittel und Medizinprodukte (BfArM) im Auftrag des Bundesministeriums für Gesundheit (BMG) unter Beteiligung der Arbeitsgruppe ICD des Kuratoriums für Fragen der Klassifikation im Gesundheitswesen (KKG) (2023g). ICD-10-GM Version 2024, *Systematisches Verzeichnis, Internationale statistische Klassifikation der Krankheiten und verwandter Gesundheitsprobleme, 10. Revision, Stand: 15. 09. 2023 – F41.0 Panikstörung.* Abgerufen von https://klassifikationen.bfarm.de/icd-10-gm/kode-suche/htmlgm2024/block-f40-f48.htm (20. 12. 2023).

Bundesinstitut für Arzneimittel und Medizinprodukte (BfArM) im Auftrag des Bundesministeriums für Gesundheit (BMG) unter Beteiligung der Arbeitsgruppe ICD des Kuratoriums für Fragen der Klassifikation im Gesundheitswesen (KKG) (2023h). ICD-10-GM Version 2024, *Systematisches Verzeichnis, Internationale statistische Klassifikation der Krankheiten und verwandter Gesundheitsprobleme, 10. Revision, Stand: 15. 09. 2023 – Organische, einschließlich symptomatischer psychischer Störungen (F00-F09).* Abgerufen von https://klassifikationen.bfarm.de/icd-10-gm/kode-suche/htmlgm2024/block-f00-f09.htm (20. 12. 2023).

Bundesinstitut für Arzneimittel und Medizinprodukte (BfArM) im Auftrag des Bundesministeriums für Gesundheit (BMG) unter Beteiligung der Arbeitsgruppe ICD des Kuratoriums für Fragen der Klassifikation im Gesundheitswesen (KKG) (2023i). ICD-10-GM Version 2024, *Systematisches Verzeichnis, Internationale statistische Klassifikation der Krankheiten und verwandter Gesundheitsprobleme, 10. Revision, Stand: 15. 09. 2023 – F60.4 Histrionische Persönlichkeitsstörung.* Abgerufen von https://klassifikationen.bfarm.de/icd-10-gm/kode-suche/htmlgm2024/block-f60-f69.htm (20. 12. 2023).

Bundesinstitut für Arzneimittel und Medizinprodukte (BfArM) im Auftrag des Bundesministeriums für Gesundheit (BMG) unter Beteiligung der Arbeitsgruppe ICD des Kuratoriums für Fragen der Klassifikation im Gesundheitswesen (KKG) (2023j). ICD-10-GM Version 2024, *Systematisches Verzeichnis, Internationale statistische Klassifikation der Krankheiten und verwandter Gesundheitsprobleme, 10. Revision, Stand: 15. 09. 2023 – F21 Schizotype Störung.* Abgerufen von https://klassifikationen.bfarm.de/icd-10-gm/kode-suche/htmlgm2024/block-f20-f29.htm (20. 12. 2023).

Bundesministerium für Finanzen/oesterreich.gv.at-Redaktion. (2023). *Todesfall.* https://www.oesterreich.gv.at/themen/gesundheit_und_notfaelle/todesfall.html (24. 06. 2023).

Bundesministerium für Soziales, Gesundheit, Pflege und Konsumentenschutz (BMSGPK). (Hrsg.) (2021). *Supervisionsrichtlinie – Kriterien für die Durchführung der psychotherapeutischen Supervision durch Psychotherapeutinnen und Psychotherapeuten.* https://www.sozialministerium.at/dam/jcr:1eca6c74-ce3f-4d71-b500-0f06d704982a/Supervisionsrichtlinie.pdf (01. 11. 2022).

Bundesministerium für Soziales, Gesundheit, Pflege und Konsumentenschutz (BMSGPK). (Hrsg.) (2022). *Maßnahmen zur Qualitätssicherung – Qualitätssicherung im Rahmen der Klinischen Psychologie und Gesundheitspsychologie.* https://www.sozialministerium.at/Themen/Gesundheit/Medizin-und-Gesundheitsberufe/Berufe-A-bis-Z/Klinische-Psychologin,-Klinischer-Psychologe.html (09. 04. 2023).

Bundesministerium für Soziales, Gesundheit, Pflege und Konsumentenschutz (BMSGPK). (2022). *Suizid und Suizidprävention in Österreich. Bericht 2022.* Wien. https://www.sozialministerium.at/Themen/Gesundheit/Nicht-uebertragbare-Krankheiten/Psychische-Gesundheit/Suizid-und-Suizidprävention-SUPRA.html (09. 04. 2023).

Butcher, James N., Mineka, Susan & Hooley, Jill M. (2009). *Klinische Psychologie* (13., aktualisierte Auflage). München: Pearson Studium.

Butollo, Willi, & Pfoh, Gabriele. (2016). *Wenn Zeit alleine nicht heilt. Komplizierte Trauer begleiten.* Ostfildern: Patmos Verlag.

Branson, Dana C. (2019). Vicarious trauma, themes in research, and terminology: A review of literature. *Traumatology, 25*(1), 2–10. https://doi.org/10.1037/trm0000161.

Cannon, Walter Bradford. (1975). *Wut, Hunger, Angst und Schmerz: eine Physiologie der Emotionen.* Aus d. Engl. übers. von Helmut Junker. Hrsg. von Thure Uexküll. München/Berlin/Wien: Urban und Schwarzenberg. Erste engl. Ausgabe 1915.

Ciompi, Luc. (1993). Krisentheorie heute – eine Übersicht. In Ulrich Schnyder, & Jean D. Sauvant (Hrsg.), *Krisenintervention in der Psychiatrie* (S. 13–26). Bern: Huber.

Deutsche Gesellschaft für Anästhesiologie und Intensivmedizin e.V. (DGAI). (2022). *S3-Leitlinie »Behandlung akuter perioperativer und posttraumatischer Schmerzen« – 29. 11. 2022: aktualisierte Version der Langfassung.* AWMF online – Portal der wissenschaftlichen Medizin, AWMF-Register Nr. 001–025. https://register.awmf.org/assets/guidelines/001-025l_S3_Behandlung-akuter-perioperativer-posttraumatischer-Schmerzen_2022-11.pdf (28. 06. 2023).

Deutschsprachige Gesellschaft für Psychotraumatologie e. V. (2019). *S2k-Leitlinie: Diagnostik und Behandlung von akuten Folgen psychischer Traumatisierung.* https://register.awmf.org/assets/guidelines/051-027l_S2k_Diagnostik_Behandlung_akute_Folgen_psychischer_Traumatisierung_2019-10.pdf (13. 04. 2022).

Didato, Giuseppe, Di Giacomo, Roberta, Rosa, Giuseppa Jolanda, Dominese, Ambra, de Curtis, Marco, & Lanteri, Paola. (2020). Restless Legs Syndrome across the Lifespan: Symptoms, Pathophysiology, Management and Daily Life Impact of the Different Patterns of Disease Presentation. *International Journal of Environmental Research and Public Health, 17*(10), *3658.* https://doi.org/10.3390/ijerph17103658.

Dietz, Eric, Schädler, Julia, Püschel, Klaus, & Ondruschka, Benjamin. (2022). Die Abgrenzung der Fremdtötung von der eigenverantwortlichen Selbsttötung: Doppelsuizid, erweiterter Suizid oder Homizid-Suizid?. *Rechtsmedizin 32*, 282–288. https://doi.org/10.1007/s00194-021-00537-x.

FEUERwehrOBJEKTIV. (2010). Was tun nach dem Brand? Informationsblatt für brandgeschädigte Haushalte. *FEUERwehrOBJEKTIV*, Beilage in Heft 7. https://www.feuerwehrobjektiv.at/wp-content/uploads/2018/01/broschuere-kalte-brandstelle.pdf (07. 11. 2022).

Foerster, Klaus. (2009). »Erweiterter Suizid« Ein problematischer Begriff? *Nervenarzt 80,* 1078–1084. https://doi.org/10.1007/s00115-009-2832-z.

Fricke, Alexander. (2015). *Schusstodesfälle im Land Berlin von 2000–2009 – eine retrospektive Studie. Dissertation.* https://d-nb.info/1071088238/34 (12. 12. 2022).

Gasch, Bernd. (2008). Umgang mit Medien. In Frank Lasogga, & Bernd Gasch (Hrsg.), *Notfallpsychologie. Lehrbuch für die Praxis* (S. 413–416). Berlin: Springer.

Gerngroß, Johanna. (2014). *Notfallpsychologie und psychologisches Krisenmanagement.* Stuttgart: Schattauer.

Gray, Jeffrey Alan. (1987). *The Psychology of fear and stress* (2. Auflage). *Cambridge: Cambridge University Press.*

Gray, Jeffrey Alan & McNaughton, Neil. (2003). *The Neuropsychology of Anxiety: An Enquiry Into the Function of the Septo-hippocampal System.* Oxford: Oxford University Press.

Hainbuch, Friedrich. (2013). Progressive Muskelentspannung. München: Gräfe und Unzer.

Hausmann, Clemens. (2005). *Handbuch Notfallpsychologie und Traumabewältigung. Grundlagen, Interventionen, Versorgungsstandards* (2., aktualisierte Auflage). Wien: Facultas.

Hausmann, Clemens. (2021). *Interventionen der Notfallpsychologie. Was man tun kann, wenn das Schlimmste passiert* (2., überarbeitete Auflage). Wien: Facultas.

Hellen, Florence, Lange-Asschenfeldt, Christian, Huckenbeck, Wolfgang, & Hartung, Benno. (2014). Der »erweiterte Suizid«. *Nervenarzt 85,* 1144–1150. https://doi.org/10.1007/s00115-013-3942-1.

Hobfoll, Stevan E., Watson, Patricia, Bell, Carl C., Bryant, Richard A., Brymer, Melissa J., Friedman, Matthew J., Friedman, Merle, Gersons, Berthold P.R., de Jong, Joop T.V.M, Layne, Christopher M., Maguen, Shira, Neria, Yuval, Norwood, Ann E., Pynoos, Robert S., Reissmann, Dori, Ruzek, Josef I., Shalev, Arieh Y., Solomon, Zahava, Steinberg, Alan M., & Ursano, Robert J. (2007). Five Essential Elements of Immediate and Mid–Term Mass Trauma Intervention: Empirical Evidence. *Psychiatry: Interpersonal and Biological Processes, 70*(4), 283–315. https://doi.org/10.1521/psyc.2007.70.4.283.

Janoff-Bulma, Ronnie. (1989). Assumptive Worlds and the Stress of Traumatic Events. *Social Cognition, 7*(2), 113–136. https://doi.org/10.1521/soco.1989.7.2.113.

Juen, Barbara, & Kratzer, Dietmar. (2012). *Krisenintervention und Notfallpsychologie. Ein Handbuch für KriseninterventionsmitarbeiterInnen und psychosoziale Fachkräfte*. Innsbruck: Studia.

Juen, Barbara, Kratzer, Dietmar, & Beck, Thomas. (2012). Das Basis Modell der Krisenintervention. In Barbara Juen, & Dietmar Kratzer (Hrsg.), *Krisenintervention und Notfallpsychologie. Ein Handbuch für KriseninterventionsmitarbeiterInnen und psychosoziale Fachkräfte* (S. 27–45). Innsbruck: Studia.

Juen, Barbara, Siller, Heidi, & Gstrein, Susanne. (2011). Psychosoziale Interventionen für akut traumatisierte Personen und deren Wirksamkeit. *Journal für Psychologie, 19*(3), 1–28.

Juen, Barbara, Warger, Ruth, & Nindl, Sandra. (2015). Akute Krisen und Traumatisierungen bei Kindern und Jugendlichen. In Johanna Gerngroß (Hrsg.), *Notfallpsychologie und psychologisches Krisenmanagement* (S. 125–146). Innsbruck: Studia.

Juen, Barbara, Warger, Ruth, Nindl, Sandra, Werth, Manuela, Walter, M. Hildegard, & Kratzer, Dietmar. (2017). Akute Notfallfolgen, Reaktionen und Bedürfnisse bei Kindern und Jugendlichen. In Harald Karutz, Barbara Juen, Dietmar Kratzer, & Ruth Warger (Hrsg.), *Kinder in Krisen und Katastrophen. Spezielle Aspekte psychosozialer Notfallversorgung* (S. 65–78). Innsbruck: Studia.

Karutz, Harald, & Lasogga, Frank. (2016). *Kinder in Notfällen. Psychische Erste Hilfe und Nachsorge*. Edewecht: Stumpf und Kossendey.

Karutz, Harald, Juen, Barbara, Kratzer, Dietmar, & Warger, Ruth. (Hrsg.) (2017). *Kinder in Krisen und Katastrophen. Spezielle Aspekte psychosozialer Notfallversorgung*. Innsbruck: Studia.

Kast, Verena. (1999). *Trauern. Phasen und Chancen des psychischen Prozesses*. Stuttgart: Kreuz.

Keil, Geert. (2000). *Handeln und Verursachen*. Frankfurt am Main: Klostermann.

Kierein, Michael. (o. D.). *Fachaufsicht und Weisungsbindung von klinischen PsychologInnen, GesundheitspsychologInnen und PsychotherapeutInnen*. Bundesministerium für Gesundheit und Frauen. https://www.boep.or.at/download/541036a26461354467660000/weisungsgebundenheit.pdf (09.04.2023).

Korczak, Dieter, Kister, Christine, & Huber, Beate. (2010). Differentialdiagnostik des Burnout-Syndroms. *Schriftenreihe Health Technology Assessment, 105*. https://portal.dimdi.de/de/hta/hta_berichte/hta278_bericht_de.pdf.

Kunz, Stefanie, Scheuermann, Ulrike, & Schürmann, Ingeborg. (2009). *Krisenintervention. Ein fallorientiertes Arbeitsbuch für Praxis und Weiterbildung*. München: Beltz Juventa.

Lasogga, Frank. (2008). Psycho-soziale Notfallhilfe (PSNH). In Frank Lasogga, & Bernd Gasch (Hrsg.), *Notfallpsychologie. Lehrbuch für die Praxis* (S. 96–111). Berlin: Springer.

Lasogga, Frank. (2008). Psycho-sozialer Notfallhelfer. In Frank Lasogga, & Bernd Gasch (Hrsg.), *Notfallpsychologie. Lehrbuch für die Praxis* (S. 181–195). Berlin: Springer.

Lasogga, Frank. (2008). Überbringen einer Todesnachricht. In Frank Lasogga, & Bernd Gasch (Hrsg.), *Notfallpsychologie. Lehrbuch für die Praxis* (S. 347–356). Berlin: Springer.

Lasogga, Frank, & Gasch, Bernd. (2008). *Notfallpsychologie. Lehrbuch für die Praxis*. Berlin, Heidelberg: Springer.

Lasogga, Frank, & Münker-Kramer, Eva. (2021). *Psychische Zweite Hilfe durch Notfallseelsorger und Kriseninterventionsteams* (2., überarbeitete Auflage). Edewecht: Stumpf und Kossendey.

Leitner, Anton. (2010). *Handbuch der Integrativen Therapie*. Wien: Springer.

Maercker, Andreas, & Bromberger, Florentine. (2005). Checklisten und Fragebogen zur Erfassung traumatischer Ereignisse in deutscher Sprache. *Trierer Psychologische Berichte, 32*(2), 1–40.

Maercker, Andreas & Schützwohl, Matthias. (1998). Erfassung von psychischen Belastungsfolgen: Die Impact of Event Skala – revidierte Version (IES-R). *Diagnostica, 44*, 130–141.

Maercker, Andreas. (1994). Peritraumatic Dissociative Experiences Questionnaire (Peritraumatische Dissoziative Erfahrungen-Fragebogen) in der deutschen, von Originalautoren autorisierten, Übersetzung. Unveröffentlichtes Manuskript, TU Dresden. https://www.psychologie.uzh.ch/dam/jcr:9a580e93-85b4-4b12-aa97-fb2778d9d855/PDEQ_Fragebogen.pdf (08.05.2023).

Maercker, Andreas. (1998). Posttraumatische Stress Skala-10 (PTSS-10) – deutsche Version modifiziert nach Schüffel und Schade. Unveröffentlichtes Manuskript, Universität Zürich.

Marmar, Charles R., Weiss, Daniel S., Schlenger, William E., Fairbank, John A., Jordan, Kathleen B., Kulka, Richard A., & Hough, Richard L. (1994). Peritraumatic dissociation and posttraumatic stress in male Vietnam theater veterans. *American Journal of Psychiatry, 151*, 902–907. https://doi.org/10.1176/ajp.151.6.902.

Mitchell, Jeffrey T., Everly, George S., & Müller-Lange, Joachim. (2019). *Critical Incident Stress Management – Handbuch Einsatznachsorge. Psychosoziale Unterstützung nach der Mitchell-Methode* (3., aktualisierte Ausgabe). Edewecht: Stumpf und Kossendey.

Mullins, Niamh, Kang, JooEun, Campos, Adrian I., Coleman, Jonathan R. I., Edwards, Alexis C., Galfalvy, Hanga, …, & Starnawska, Anna. (2021). Dissecting the shared genetic architecture of suicide attempt, psychiatric disorders and known risk factors. *Biological Psychiatry, 91*(3), 313–327. https://doi.org/10.1016/j.biopsych.2021.05.029.

Münker-Kramer, Eva. (2015). *Traumazentrierte Psychotherapie mit EMDR (Wege der Psychotherapie).* München: Ernst Reinhardt.

ÖBVP (o. D.). FACHSPEZIFIKA. https://www.psychotherapie.at/psychotherapeutinnen/bildung/fachspezifika (09. 04. 2023).

Österreichischen Plattform Krisenintervention/Akutbetreuung (2009). *Leitfaden der Plattform Krisenintervention – Akutbetreuung.* https://krisenintervention.org/images/Dokumente/Leitfaden.pdf (09. 04. 2023).

Österreichisches Rotes Kreuz – Landesverband Tirol. (2021). *Wie können Sie Kindern nach dem Tod naher Bezugspersonen helfen?* https://krisenintervention.tsn.at/sites/default/files/2021-03/trauer_folder_kinder_5.pdf (16.01.2024).

Otzelberger, Manfred. (2002). *Suizid. Das Trauma der Hinterbliebenen.* München: dtv.

Petzold, Hilarion G. (2003). *Integrative Therapie. Modelle, Theorien und Methoden für eine schulenübergreifende Psychotherapie.* Band 1: Klinische Philosophie. Paderborn: Junfermann.

Pöldinger, Walter. (1982). Erkennung und Beurteilung der Suizidalität. In: Christian Reimer (Hrsg.), *Suizid. Ergebnisse und Therapie* (S. 13–23). Springer: Berlin/Heidelberg. https://doi.org/10.1007/978-3-642-68093-9_2.

Prein, Martin. (2019). *Letzte Hilfe Kurs. Weil der Tod ein Thema ist.* Wien, Graz: Styria.

Prigerson, Holly G., Horowitz, Mardi J., Jacobs, Selby C., Parkes, Colin M., Aslan, Mihaela, Goodkin, Karl, Raphael, Beverley, Marwit, Samuel J., Wortman, Camille, Neimeyer, Robert A., Bonanno, George A., Block, Susan D., Kissane, David, Boelen, Paul, Maercker, Andreas, Litz, Brett T., Johnson, Jeffery G., First, Michael B., & Maciejewski, Paul K. (2009). Prolonged grief disorder: psychometric validation of criteria proposed for DSM-V and ICD-11. *PLoS Med, 6*(8), e1000121. https://doi.org/10.1371/journal.pmed.1000121.

Rahm, Dorothea, Otte, Hilka, Bosse, Susanne, & Ruhe-Hollenbach, Hannelore. (1993). *Einführung in die Integrative Therapie. Grundlagen und Praxis.* Paderborn: Junfermann.

Reddemann, Luise. (2001). *Imagination als heilsame Kraft. Zur Behandlung von Traumafolgen mit ressourcenorientierten Verfahren.* Stuttgart: Klett-Cotta.

Reichel, René. (2018). *Vom Sinn des Sterbens. Gedanken und Anregungen für den Umgang mit Sterben und mit Sterbenwollen.* Wien: Facultas.

Ringel, Erwin. (2015). *Der Selbstmord. Abschluss einer krankhaften psychischen Entwicklung.* Magdeburg: Dietmar Klotz.

Scherber, Laura. (2019). Phantomschmerz: Schmerz-Abgrenzung im Vorfeld. *Österreichische Ärztezeitung,* 21. https://aerztezeitung.at/2019/oaz-artikel/medizin/phantomschmerz-schmerzabgrenzung-stumpfschmerz/ (27.06.2023).

Schnyder, Ulrich, & Sauvant, Jean D. (Hrsg.) (1993). *Krisenintervention in der Psychiatrie.* Bern: Huber.

Schreiber, Merritt. (2010). *The PsySTART Rapid Mental Health Triage and Incident Management System.* Center for Disaster Medical Sciences, Department of Emergency Medicine, University of California, Irvine School of Medicine. https://smrrc.org/PDF%20files/psystart-cdms02142012.pdf (08. 05. 2023).

Schubbe, Oliver. (2004). *Traumatherapie mit EMDR. Ein Handbuch für die Ausbildung.* Göttingen: Vandenhoeck & Ruprecht.

Schwarzer, Andreas, Zenz, Michael, & Maier, Christoph. (2009). Phantomschmerzen – Pathomechanismen und Therapieansätze. *Anasthesiologie Intensivmedizin Notfallmedizin Schmerztherapie, 44*(3), 174–180. https://doi.org/10.1055/s-0029-1215547.

Seibl, Regina, Baumgartner, Martin, Grabenhofer-Eggerth, Alexander, Grill, Wolfgang, Hruby,

Karl, Kapitany, Thomas, Krisper, Sigrid, Nowotny, Monika, Plener, Paul & Schrittwieser, Ulrike. (2021). *SUPRA – Empfehlungen für Suizid-Postvention in psychosozialen und medizinischen Einrichtungen.* Wien: Gesundheit Österreich.

Selye, Hans. (1991). *Stress beherrscht unser Leben. Das Standardwerk des Pioniers der Stressforschung.* München: Heyne Verlag.

Shah, Hanne. (2017). Kinder bei Beerdigungen. In Harald Karutz, Barbara Juen, Dietmar Kratzer, & Ruth Warger. (Hrsg.), *Kinder in Krisen und Katastrophen. Spezielle Aspekte psychosozialer Notfallversorgung* (S. 319–323). Innsbruck: Studia.

Shapiro, Francine. (2012). *EMDR – Grundlagen und Praxis: Handbuch zur Behandlung traumatisierter Menschen.* Paderborn: Junfermann.

Skodol, Andrew E. (2010). The resilient personality. In John W. Reich, Alex J. Zautra, & John Stuart Hall (Hrsg.), *Handbook of adult resilience* (S. 112–125). New York: Guilford Press.

Sonneck, Gernot. (2000). *Krisenintervention und Suizidverhütung.* Wien: Facultas.

Sonneck, Gernot, Kapusta, Nestor, Tomandl, Gerald, & Voracek, Martin. (2012). *Krisenintervention und Suizidverhütung.* Wien: Facultas.

Stroebe, Margaret & Schut, Henk. (1999). The dual process model of coping with bereavement: rationale and description. *Death Studies,* 23(3), 197–224.

Teismann, Tobias, & Dorrmann, Wolfram. (2021). *Suizidalität* (2., aktualisierte Auflage). Göttingen: Hogrefe.

Voracek, Martin, & Loibl, Lisa Marielle. (2007). Genetics of suicide: a systematic review of twin studies. *Wiener Klinische Wochenschrift, 119*(15–16), 463–475. https://doi.org/10.1007/s00508-007-0823-2.

Wagner, Birgit. (2014). *Komplizierte Trauer: Grundlagen, Diagnostik und Therapie.* Berlin Heidelberg: Springer.

Walraven-Thissen, Andrea. (2019). *Was tun nach einem Suizid?. Praxishandbuch zur Suizid-Postvention für Einsatzkräfte, Care-Teams, Pflege-, Gesundheits- und Seelsorgeberufe.* Bern: Hogrefe.

Wandrey, Jan. D, Schäfer, Michael, Erlenwein, Joachim, & Tafelski, Sascha. (2022). Praxis der perioperativen Prävention von Phantomschmerz: eine deutschlandweite Umfrage. *Anaesthesiologie, 71*(11), 834–845. https://doi.org/10.1007/s00101-022-01188-7.

Wanka, Volker, & Weiß, Stefan. (2016). *Medikamente im Rettungsdienst. Wirkstoff: Adrenalin (Epinephrin).* Stuttgart: Thieme. https://eref.thieme.de/referenz-webapp/images/supmat/292010101_Adrenalin.pdf (15.02.2023).

Wicki, Werner. (1992). Psychologie des Humors: eine Übersicht. *Schweizerische Zeitschrift für Psychologie, 51,* 151–163.

Wilson, Donald A., Best, Aaron R., & Sullivan, Regina M. (2004). Plasticity in the Olfactory System: Lessons for the Neurobiology of Memory. *The Neuroscientist, 10*(6), 513–524. https://doi.org/10.1177/1073858404267048.

Wirtz, Markus Antonius. (2021). *Dorsch. Lexikon der Psychologie* (20., überarbeitete Auflage). Bern: Hogrefe. https://dorsch.hogrefe.com/stichwort/lebensereignisse-kritische (10.11.2022).

Wolfersdorf, Manfred, Mauerer, Christian, & Franke Christoph. (2001). Suizidalität und Antriebssteigerung: Provokation und/oder Prävention von Suizidgefahr durch Psychopharmaka. In: Thomas Bronisch, Werner Felber, & Manfred Wolfersdorf (Hrsg.), *Neurobiologie suizidalen Verhaltens* (S. 303–323). Regensburg: S. Roderer Verlag.

Wolke, Dieter, & Lereya, Suzet Tanya. (2015). Long-term effects of bullying. *Arch Dis Child 2015, 100, 879–885.* https://doi.org/10.1136/archdischild-2014-306667.

Zimbardo, Philip G., & Gerrig, Richard J. (2008). *Psychologie* (18., aktualisierte Auflage). München: Pearson Studium.

Stichwortverzeichnis

Raum für Notizen

Raum für Notizen

Raum für Notizen

Raum für Notizen

Raum für Notizen